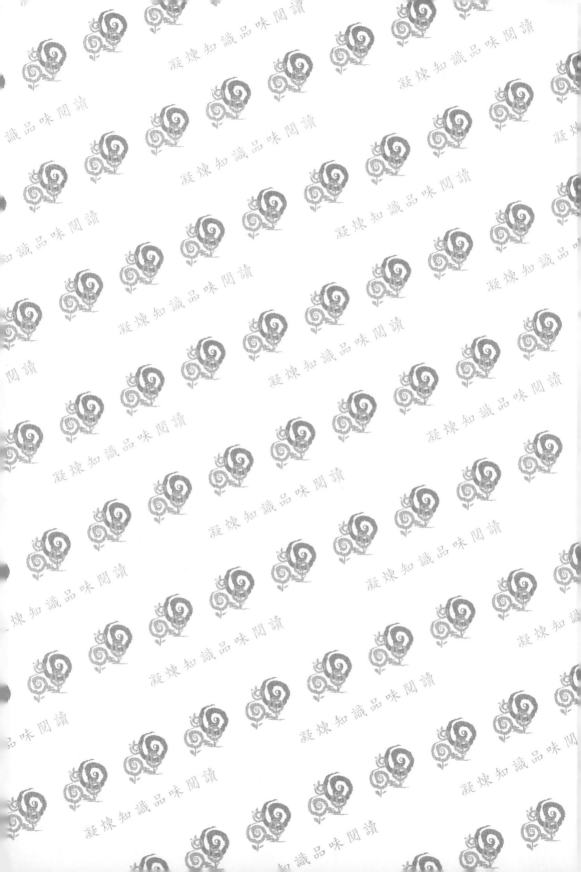

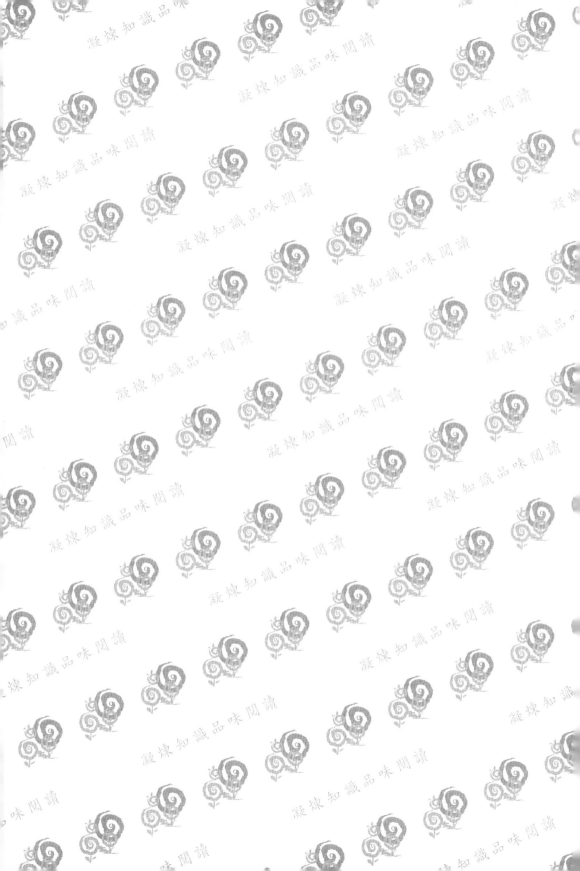

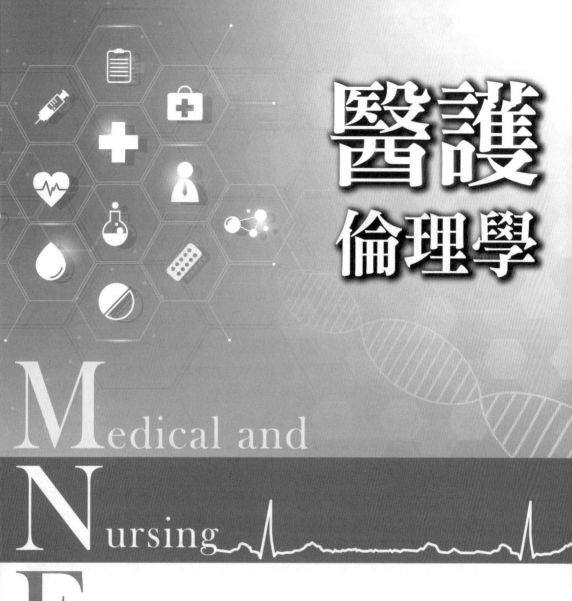

醫護
倫理學

Medical and

Nursing

Ethics

五南圖書出版公司 印行

自序

　　在醫師和護理人員的養成教育中，人文和倫理素養與醫學和護理專業素養同樣重要，因此如何提供一本符合目前社會變遷和具備完整倫理知識內涵的醫護倫理學，特別顯得重要。筆者從過去撰寫「護理倫理學」的經驗，以及三十多年來從事護理倫理學教學過程，不斷接觸一些相關的醫護倫理大作，除了對護理倫理有更深的體會外，認為醫護本是一體，護理倫理本來就是刻意從醫學倫理畫分而來，為使醫護人員以同樣的倫理原則與標準服務病患，本書特以「醫護倫理學」命名，將與從事醫療照護有關的倫理理論、倫理原則、倫理規則以及臨床上常見的倫理與法律議題作有系統的介紹。

　　本書分成十篇 31 章，茲將各篇重要內容分別說明於下：

　　第一篇：簡單介紹倫理道德及醫學倫理的定義，醫護倫理學的發展及修習醫護倫理學的理由。

　　第二篇：從「倫理學及其分類」切入，將倫理學及其分類作一簡單介紹，之後並分別介紹義務論、效益論和德行論等三種倫理理論。

　　第三篇：將臨床應用最廣的生物醫學四大倫理原則──自主原則、不傷害原則、行善原則和公平原則，分別詳加介紹。並將 2016 年公布的「病人自主權利法及其臨床應用」和「醫病共享決策」放入自主原則中，讓讀者了解尊重病人自主的重要性以及「預立醫療決定書」的簽署流程。並運用「醫病共享決策模式」，讓病人在治療過程中能因知情，而作適當選擇，最後能與醫療人員共同作成決策。

　　第四篇：將每位醫護人員都應嚴加遵守的倫理規則提出說明，包括誠實、尊重隱私、保密和忠誠等。

　　第五篇：分別就「病人權利與義務」與「醫護人員的責任與義務」詳加解說，使醫護人員在執行醫療照護行動時，能尊重病人的權利，並善盡

醫護人員應盡的義務。此外，為防止日漸增加的病人暴力，特別將新修訂的醫療法第二十四條和第一〇六條，對暴力的懲處加以介紹，期望病人能尊重醫護人員，而醫護人員也能善盡醫療照護責任。

第六篇：是醫護人員應遵守的「專業倫理規範」，分別將各國的醫學倫理規範和最新版的護理倫理規範以及其他醫事專業的倫理規範詳加列舉，以作為醫護人員執業的行為指南。

第七篇：是當醫護人員遭遇倫理困境或倫理衝突事件時應如何進行「倫理決策」，本篇特列舉三種倫理決策模式供作參考，並列舉實例說明，以增進了解和運用。

第八篇：主題為「專業倫理教育的省思——以護理專業為例」，先說明醫護學門發展醫護倫理學的理由，再進入「護理的迷思與正思——探討好的護理的內涵」，最後提出專業倫理教學的內容規劃和教學方法的選擇等。

第九篇：從目前大家所關心的醫病關係切入，探討醫病關係不良的原因，以及如何建立良好的醫病或護病關係。並介紹醫療糾紛的發生和處理，以及如何預防等。

第十篇：特以臨床常見的倫理爭議議題，一一作更深入的探討，重要爭論議題包括代理孕母、器官移植、醫學研究與人體試驗、人類基因科技、安樂死和安寧緩和醫療、病人約束、精神病患的強制就醫以及墮胎等共八個議題。

本書涵蓋內容廣泛，應可作為醫學生和護生以及其他醫事相關科系學生學習與醫護人員執業之重要參考資料。

筆者雖以最嚴謹的態度撰寫本書，不過疏漏在所難免，敬請各位先進不吝指正。

臺北醫學大學名譽教授

2023.1.6

目錄

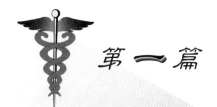

第一篇

緒　　論

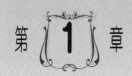

簡 介

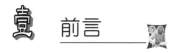

壹 前言

　　醫護倫理學是應用倫理學的一支，而應用倫理學是屬於倫理學的一支，但倫理學又屬於哲學，也被稱為道德哲學（moral philosophy）。所以醫護倫理學可以說是醫學與護理之哲學應用，醫護倫理學既是應用倫理學，就不能只是哲學學者間的討論，它必須與醫學與護理的社會文化價值觀以及關懷結合在一起，因此，醫護倫理課程應該由具醫學或護理專長者再接受倫理學訓練，以使對生命倫理議題作深入淺出的探討（施，2012；黃，2012）。

　　應用倫理學於 1960 年代在美國興起，快速發展至今，已有全球化的態勢。「倫理學」本來關心的就是實際而具體的問題，自古希臘以來，西方倫理學家即一直將道德理論應用在具體的情境，例如討論說謊、自殺或戰爭等在某些狀況下是否應該或合理（朱，2000）。醫學倫理學的研究和應用在 1950 年代即已開始，而「護理倫理學」之研究起步較晚，約在 1980 年代才普遍被英美護理界重視，臺灣則在 1990 年代才普遍列入護理科系課程之中。

貳　修習醫護倫理學的理由

1. 醫護倫理係爲使醫護專業人員符合社會期待，滿足大眾需求：McGlothlin（1964）強調醫學與護理是一種專業，認爲「專業」是以「人」的福祉爲目標，應制定「倫理的標準」爲其指引。

2. 醫護倫理是對醫護專業團體成員的社會控制：Curtin（1982）認爲專業應有其專屬的「倫理原則和規則」，作爲專業人員在執行工作時遵循的「行爲指導原則」。

3. 修習醫護倫理學是爲突破執業時所面對的倫理困境：Wilkinson（1988）認爲學習倫理知識，可以幫助醫護人員作「倫理判斷」，突破倫理困境，提供高品質的醫療照護。

 ## 參　修習專業倫理應有的態度

每一種專業均應有其執業的倫理標準，倫理標準是來自人類的判斷和思考，倫理思考的目的是在倫理問題上，學習作個有理性的人。追問倫理理由，並不是追問自以爲是的理由，而是追問在任何有理性的人考慮之下依舊會成立的理由，也就是能隨時準備接受任何人質疑、批判，如果別人的主張較正確、較合理，須有修改自己或甚至全盤接受別人觀點的雅量。如果認爲自己觀點才正確、合理，就必須有堅持自己意見的勇氣。要能作到適切的倫理思考，就要能有效地、正確地追問倫理理由，反駁別人的理由以驗證自己的理由。培養上述邏輯推理能力，需有倫理推理實例，以及反覆不斷的討論與分享經驗。

道德與倫理

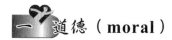 道德（moral）

　　道德係源自拉丁文，本意為「習俗和人的品格」。

　　中文的解釋為「道」，係指天地人物所共有的法則。「德」就是「得」，係指天地人物所得於道者。而「道德」則是指萬物的法則，是各種行為規範，強調人與人之間的關係（林，2003）。

二　倫理（ethics）

　　倫理源自於希臘文（ethos），本意為「風格、習慣或精神氣質」，在西方文化中泛指與道德行為有關的行為、特質與動機（黃，2012）。中文的解釋為「倫」是指輩、群或次序，亦即人群關係。「理」就是道理。而「倫理」係指人群關係應有的行為法則，是一種有關辨別對與錯的行為素養，它涵蓋道德層面（林，2003）。倫理也是一種「自律性道德」，係個人能堅守某種內在行為準則，不管在什麼情況下都能堅守原則，矢志不移。康德（Kant）亦提出只有自律的道德，才是真正的道德（楊，1987）。

　　綜合而言，倫理和道德就是指人本身和人的行為應有的性質與法則。

醫學倫理（medical ethics）

　　醫學倫理是一種認知、態度和修養。「認知」幫助醫護人員在不同的醫療照護選擇中作最好的決定。「態度」是醫病關係或護病關係上不可或缺的，必須隨時加以警惕，務必用同理心對待病患。而「修養」則是醫護人員本身在責任重大的職責與繁多事務的忙碌中，對自己的期許（戴、

沈，2002）。

伍　醫學倫理學與護理倫理學的發展

　　護理倫理學的發展一直跟隨醫學倫理學的腳步走。

　　醫護倫理學的研究對象與範圍，則是隨著醫學科學的發展和醫學功能的不斷擴大而不斷改變。從醫學倫理學的歷史發展觀之，可以清楚看出有三次大的變化。

　　1. 最初，主要以醫—病關係為研究方向，研究內容與範圍以醫師的品德為主，即醫師對待病人所應持有的態度，完全由醫德與義務論著眼。

　　2. 十六世紀後，醫學領域不斷擴大，基於醫學科學與醫療實踐的需要，開始發展解剖學、實施臨床實驗，各種物理、化學和生物的檢查也不斷發展，醫學倫理問題已無法單純從醫師的美德與義務的觀點加以解決，必須從該實驗、該檢查是否值得作、有什麼意義、其後果如何等方面考慮。因此，有所謂的「價值觀」，強調醫師的行為，其道德性不僅要從義務方面、醫師個人品德方面、醫師與病人的具體關係考慮，還應從該行為究竟能給病人帶來什麼後果等，自醫療行為與社會的關係來考慮，已在傳統醫學倫理學中注入價值觀概念。

　　3. 1970 年代以後，醫學科學又向前跨大好幾步，例如器官移植、人工生殖、代理孕母、安樂死、基因工程以及複製人等，帶給醫界的衝擊更大，在這些新的醫療科技面前，醫師們該如何因應？除了原來秉持的義務論和價值論之外，還應從社會公益來考量。

　　因此醫學倫理學也從傳統醫學倫理學走向生命倫理學。生命倫理學是在跨學科和跨文化條件下，應用倫理學方法探討生命科學和醫療保健中的倫理問題，它包括理論、臨床、研究、政策和文化等領域，是生命科學和醫療保健領域政策和立法的基礎（邱，2000）。

　　上述之醫學倫理學發展過程，正反映了人類倫理思想的進步和人類對生命認識的轉變。最初的道德論，是與當時整個道德哲學的義務論和人

們對生命所持的神聖不可侵犯的觀點密切相連的。醫學倫理學的現代發展，則與當前整個道德哲學的價值觀、功利主義和人們對生命所持的生命價值論息息相關，而生命倫理學則包含生命價值、生活品質以及社會公益（杜，2000）。

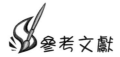

參考文獻

一、中文文獻

朱健民（2000）。應用倫理學在臺灣的發展。*應用倫理研究通訊*，13，1-6。

杜治政（2000）。*醫學倫理學探析*。鄭州市：河南醫科大學。

邱仁宗（2000）。護理倫理學：國際的視角。*中華護理雜誌*，35(9)，569-573。

林火旺（2003）。*倫理學*。臺北市：五南。

施富金譯（2012）。原文序於施富金等合譯，*最新護理倫理：倫理兩難與實務應用*。臺北市：華騰。

黃玉珠（2012）。倫理學與倫理困境介紹，於施富金等合譯。*最新護理倫理：倫理兩難與實務應用（初版）*，P.1-2。臺北市：華騰。

楊祖漢（1987）。*儒學與康德的道德哲學*。臺北市：文京。

戴正德、沈戊忠（2002）。用心，讓醫療更有感覺。*臺灣醫學人文學刊*，3(1&2)，110-127。

二、英文文獻

Curtin, L. L. (1982). Ethics in nursing practice. *Nursing Management*, 19 (5), 7-9.

Fowler, M. D. M. & Lavine-Ariff, J. (1987). Ethics at the bedside: *A source book for the critical care nurse*. Philadelphia: J. B. Lippincott.

McGlothlin, M. J. (1964). *The professional school*. New York: Center for applied research in education.

Wilkinson, J. M. (1988). Moral distress in nursing practice: experience and effect. *Nursing Forum*, 23 (1), 16-18.

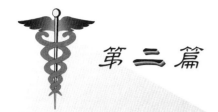

第二篇

倫理學分類
　及倫理理論

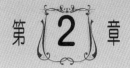

倫理學及其分類
Ethics and its classification

壹　倫理學（ethics）

　　倫理學是哲學的一個分支，是研究道德根基或理由的學問，主要在研究人類行為的是非，試圖經由理性的探究，發現可以普遍適用的原理或規則，以作為倫理判斷的指針，並使人類行為有所規範，故又稱道德哲學（moral philosophy）。英國哲學家羅素（Russell, 1959）對哲學所作的外延定義為：「所有確定的知識屬於科學，所有超越確定知識的教條屬於神學，其間的無人之境屬於哲學」，因此，哲學或倫理學是「不確定的，也不是教條」，亦即「雖不能以經驗驗證，但卻是可以自由討論、自由懷疑的研究領域」。

　　學習倫理學是要幫助一個人在每天無數的價值判斷與決定過程中，作出合乎人性的抉擇，以促使個人本有善性的實現及人類社會良好關係的滿全（辛，2001；沈，1996）。

貳　倫理學的分類

　　倫理學可分為規範倫理學和非規範倫理學（見圖 2-1）。

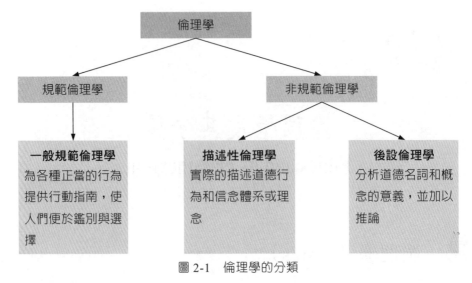

圖 2-1　倫理學的分類

資料來源：Fowler, M. D. M. & Levine-Ariff, J.(1987). *Ethics at the bedside: A source book for the Critical Care Nurse*, pp.28-29.

規範倫理學（normative ethics）

　　規範倫理學是對道德觀念和道德判斷進行系統性了解，並對道德原則的合理性加以探討，其目的主要在建構有關行為規範的基本原則，提供倫理規範標準，以作為人們日常生活中面臨道德問題時的行動指南，使人們便於鑑別和選擇（林，2003；黃，2012；Beauchamp & Childrenss, 2001）。其中心論題是「拿什麼來作為決定善惡或好壞的標準」，又分為義務論、目的論和德行論三類（圖 2-2）：

(一)義務論（deontological theory）

　　認為評估行為的對或錯，不是完全由行為所造成的結果決定，而是由行為本身所具有的特點決定。強調所採取的行動是對或錯，係依據其內在本質，與道德原則的一致性，以及行動的原則而定，又稱為道義論。

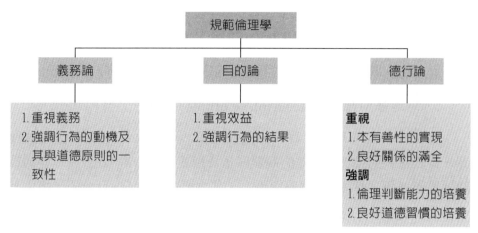

圖 2-2 規範倫理學

資料來源：作者自行繪製。

(二)目的論（teleological theory）

目的論是一以目標為導向的理論，認為一個行為的對錯係依行為的結果來判斷，其完全決定在該行為所實現的目的或結果，又可分為倫理利己主義（ethical egoism）和效益論（utilitarianism）。

(三)德行論（virtue ethics）

德行論則認為，義務論和目的論評估行為的方向都是不正確的，因為它們都是孤立地探討行為的對錯，而事實上最重要的問題不是「我應該作什麼」，而是「我應該要成為什麼樣的人」，基於個人想要成就的人格特質，努力培養相對應的氣質傾向，較偏重於個人選擇及如何採取行動（林，2003；黃，2012）。其所重視的是未來具有良好能力可以發揮，而且在發揮自我能力的過程中，也注意良好關係的建立。特別強調道德判斷的訓練勝過對義務的學習，良好習慣的培養遠勝於強調自律（沈，1996）。

二、非規範倫理學（non-normative ethics）

非規範倫理學又分爲描述性倫理學和後設倫理學兩類：

(一)描述性倫理學（descriptive ethics）

描述性倫理學是一種實際描述道德行爲和信念體系或理念的倫理學，即表述人們自己所相信的倫理理念及相關行動（黃，2012）。亦稱爲描述性道德學（descriptive morals），其主要在研究不同社會的道德主張和實踐，從而發現有關人類行爲、態度的重要事實，其所處理的主要問題是某一個社會或文化實際上在實行何種道德規範，或具有何種道德實踐（林，2003）。

(二)後設倫理學（metaethics）

後設倫理學係指分析道德名詞和概念的意義，並加以推論的倫理學，又稱爲超倫理學或形上倫理學，它是回答基本倫理問題：「什麼是應該存在的或善本身是什麼？」必須的理論基礎。其不僅能夠幫助人們決定其行爲的結果將會是些什麼，而且能告訴我們在所有可能的結果之中，何者爲善結果或惡結果。

參、結語

雖然具有倫理學知識的人不一定會成爲一個道德人，但是一個人如果缺乏道德思辨和分析能力，即使想要從事道德行爲，也常會因爲判斷錯誤而事與願違。

透過各倫理學者對倫理議題的探討，可以讓我們認清自己的道德觀是接近傳統倫理道德理論中的哪一種特殊派別，也可以知道各類主張的優缺點，並有能力對各種流行的倫理觀進行優劣評估，使倫理道德、倫理教育不再淪爲只是教條式的灌輸，而是在倫理判斷能力的培養，並進而養成國人遵守倫理道德的好習慣。

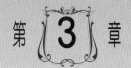

倫理理論
Ethical theory

　　倫理學家所強調的是對是非善惡的探求，學習倫理學可以培養人們用理性的態度去思考、探索，以提升人與人之間的關係，並幫助人類達到至善的境界，而倫理理論正是理性思考的重心，茲將最常被討論的義務論、效益論與德行論介紹如下。

壹 義務論（deontology）

　　義務論又稱作道義論，deontology 一詞源自希臘文「deon」，係指義務、責任、哲理或論述。義務論強調行為本身的正當性，認為義務是絕對的，所重視的是「行為的本質」，不重視行為本身的價值及其所導致的結果。

一、學派

㈠康德的義務論

　　最有名的義務論論述，係由十八世紀德國哲學家康德（Kant, 1724-1804）所提出，茲引用 Norman（1998）和 Paton（1964）對康德義務論的介紹如下：

　　康德將人類至高的道德法則稱爲絕對律令（categorical imperative），是一種良心的道德律，凡是合乎律則的行爲本身就是善，他是第一個把責任（duty）當成道德核心概念的哲學家，他認爲決定一個行動之道德價值的是「道義責任」，強調道德的先決條件是善意志（good will）。所謂善意志，係指依照道德要求去選擇行爲的意識傾向。

　　康德進一步闡述善意志和義務論之間的關係，特提出下列三個道德命題：

　　1. 第一個命題：有道德價值的行爲必須是因義務而爲

　　康德強調行爲的動機決定行爲的道德價值，只有基於義務而行動的行爲，才是道德上有價值的行爲。

　　2. 第二個命題：一個因義務而爲的行爲，其道德價值不在於由此行爲所達成的目的，而在於決定此行爲的準則

　　康德強調「準則」的意義和重要性，他主張準則就是一個人所採取行爲策略的道德法則。準則往往會成爲一個人的行事風格，也是構成一個人生活處世基本態度的基礎。康德認爲當一個行爲依義務而爲時，此一行爲即具有道德價值，而決定一個行爲是否爲義務的依據，則是「實踐該行爲的動機是否對所有理性的人都是有效的，而不是基於任何個人的主觀目的」。

　　3. 第三個命題：義務是尊敬法則的必然行爲

　　康德認爲尊敬法則是一種道德情感，這種道德情感等同於個人對善義務的意識，亦即認爲一個人知道自己的義務要求爲何，和感受到對這個義務的尊敬是相同的，因此當一個人尊敬法則等於意識到法則，當一個人因法則而行就等於因尊敬法則而行。

　　不過，康德對生而爲人的眾多責任也畫分爲下列兩種：

　　1. 完全的責任：完全不可逃避，隨時要身體力行的。

　　2. 不完全的責任：可以依個人價值作選擇。

　　後來洛斯（Ross, 1877-1940）進一步指出在完全的責任下，還應依事件之情境分出表面義務與實際義務。

　　康德認爲個別情境的判斷，永遠應依據規則來建立，是一規則義務論者。

(二)洛斯的直覺論

1. 洛斯（Ross, 1930）是義務論的另一個重要代表人物，他的學說一般稱之為直覺主義（intuitionism）。他的理論之所以被稱為直覺主義，是因為他認為某一個或某些道德概念是根本的、直接的，因為這一個或這些概念是不可被定義的，也就是說，我們對它或它們的掌握是靠直覺。洛斯的直覺論所關心的問題是：「行為是否都具有一些一般特質？使對的行為稱之為對？」亦即所謂道德上「對的行為」，是不是因為它們都共同具有相同的性質？不過，他並不認為決定行為的對錯只有單一標準，他認為決定一個行為的對錯，應根據很多的特性，而且強調一個行為的對錯，不是決定於行為所產生的結果，而是在於行為本身。

2. 洛斯提出一個倫理學上極為創新的概念，即表面義務（prima facie duty）。表面義務所指的並不是看起來是義務，而實際上卻不是，而是指行為實際擁有的某些特性，所以是有關行為的客觀事實，強調的是有關行為的客觀事實，而不是表象。一個表面義務有可能成為一個實際義務，只要在一個行為所有的特性當中，如果沒有其他表面義務比這個表面義務更重要時，則這個表面義務就成為實際義務。

3. 洛斯提出下列七種表面義務：

(1)忠誠（duties of fidelity）：指一旦對任何人有所承諾，就有遵守諾言的義務。

(2)不傷害別人（duties of not injuring others）：每個人都不希望自己被傷害，所以也不應該去傷害別人。

(3)行善（duties of beneficence）：每一個人都應有最起碼的善行，亦即應該幫助別人。

(4)公平或正義（duties of justice）：每一個人都應主持公平、正義，也有實踐公平、正義的義務。

(5)補償（duties of reparation）：這是基於對過去錯誤行為的回應，若我們曾經傷害別人或侵害別人權益，就有尋求補償的義務。

(6)感恩（duties of gratitude）：如果個人曾經接受別人的幫助，對

施恩者就有感恩的義務。

(7) 自行改進（duties of self-improvement）：每個人都可以藉由增進自己的德行和智力，改善自我的條件。

洛斯認為透過上列表面義務，可以作為我們判斷行為對或錯的依據。洛斯強調判斷一個行為是否為道德上具有正當性，並不是由單一原則所決定，至少上述七種表面義務，就代表決定行為對錯的七個相關原則。此外，洛斯認為我們每個人都具有直覺的能力，當一個行為具有兩種以上決定道德對錯的衝突特性時，我們可以依自己的直覺來決定何種行為是我的義務，為行為義務論者。

義務論又分為行為義務論與規則義務論兩種：

(一)行為義務論（act deontology）

1. 行為義務論者認為個人之行為是否合於道德，完全靠直覺、良心和上帝的戒律來判定。

2. 行為義務論者主張「義務」的判斷，基本上都是像「在這個情境下我將如何作」的個別律，又稱為「情境義務論」。

3. 認為「每一個情境都是不同的」、「沒有所謂的標準來決定個別情境下何者為對？何者為錯？」認為「個別判斷是最基本的」。

4. 認為「在每一個特殊情境下，我們應能夠看出或決定何者為對，或是一種義務，不必訴諸任何規則」。

5. 特別強調「個別情境」和「經驗」。

(二)規則義務論（rule deontology）

1. 規則義務論者主張「對和錯的標準在於一條或一組規則」。認為某些特別的行為應以規則予以約束。

2. 認為「規則」是最基本的，不是由個別情境歸納而來的，強調「個別情境的判斷永遠必須依據規則來決定」。

3. 特別強調「一般在作倫理道德的判斷、推理或選擇等，必定已隱含了規則或原則的引用」。

三 義務論的指引原則
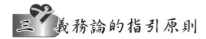

義務論的指引原則包括：

(一)基本倫理原則

1. 自主原則（principle of autotomy）
係指尊重病人作決定的權利，對於具侵襲性的檢查與治療或人體實驗，都應事先取得病人的同意。
2. 行善原則（principle of beneficence）
對病人有正面意義的醫療相關活動都值得我們去作。
3. 不傷害原則（principle of non-maleficence）
在提供醫療照護活動時，應保護病人，避免病人受傷害。
4. 公平正義原則（principle of justices）
應讓病人有公平使用醫療資源的機會。

(二)古聖先賢的訓示

1. 孔子的仁、恕及智、仁、勇三達德。
2. 孟子的仁、義、禮、智四德。
3. 五倫：君臣有義、朋友有信、長幼有序、夫婦有別、父子有親。
4. 四維：禮、義、廉、恥。
5. 八德：忠、孝、仁、愛、信、義、和、平。

(三) 宗教的戒律

1. 舊約聖經的十誡。
2. 佛教的五戒。
3. 道教、回教……等的戒律。

四　義務論的重點

1. 義務論者認為行為本身的對或錯是絕對的。
2. 強調行為的正當性，亦即行為動機之純正，而不重視行為的結果。
3. 其整體概念是任何原則應符合下列條件：
(1) 倫理的規則應有普遍的適用性；例如基督十誡、佛門五戒均含有道德義務精神在內，故均具有普遍適用性。
(2) 尊重「人」的絕對價值與尊嚴，應將「人」當目的，避免以「人」為手段。
(3) 人們因了解其普遍的正當性而自願接受。

貳　效益論（utilitarianism）

效益論係由英國哲學家邊沁（Bentham, 1748-1832）和米爾（Mill, 1806-1873）所倡導，又稱為功利論或實用主義；效益論係以行為產生的整體結果決定行為的道德正當性。效益論者主張一個行為的好壞或一個行為的價值係取決於其所帶來的結果，結果愈好，表示該行為的善性愈高，價值也愈大。更具體的說，一個道德上對的行為就是在所有可能選擇的行為之中，其結果能產生最大量的善或最小量的惡的行為。其與利己主義不同之處，在於利己主義強調行為者利益的最大化，而效益論則強調人類社會，甚至宇宙整體善的最大化（辛，2001；林，2003）。

學 派

十八世紀前後，一方面由於政治思想上自由放任主義的高漲，另方面又因爲經濟思想上特別強調純粹個人利益的結果，因而促發功利思潮的發展。

㈠邊沁的功利思想

邊沁（Bentham）認爲追求快樂而逃避痛苦是人的本性，但是快樂應該共享，利己之外還應兼顧利他，所以效益論也是利他的快樂主義。邊沁主張「我們應重視最大多數人的最大快樂」，例如我們是否應該興建核能電廠、垃圾掩埋場應建在哪裡等問題，我們在決定這些問題該如何解決時，所考慮的是應該採取哪一種政策對社會整體較會產生最好的結果。

邊沁主張道德和立法都必須以其能否增進人類的幸福——即最大多數人的最大幸福爲判斷，其特別強調效益原則（principle of utility）；所謂效益原則，係指人類所有行爲的道德目的，就是促進最大善餘額或最小惡餘額，以此爲人類行爲對、錯或義務的唯一最終目標原理，就是效益原則。他認爲人的快樂或痛苦，係由下列四種制裁所引起。

1. 道德或民衆的制裁
指由興論的讚賞或批評所引起的快樂或痛苦。
2. 政治的制裁
指由政治權力或政治鬥爭所引發的快樂或痛苦。
3. 宗教的制裁
指由於所信仰之宗教的賞罰所引發的快樂或痛苦。
4. 自然的制裁
指自然界的各種變化所引發的快樂或痛苦。

邊沁主張個人的各項行動，只需依照效益原則即可，不必特別考慮其他規則，爲行爲效益論者。

(二)米爾的功利思想

米爾（Mill）是邊沁的學生，進一步指出快樂應有層次之別，精神上的快樂應高於肉體或物質上的快樂。所以人性的尊嚴、道德與知識之崇高性應予維護，使其永久不衰。若應用於醫療服務上，則醫護人員除了滿足病患的基本需求外，更應維護病人之人性尊嚴與生命品質。他在邊沁的四種制裁之外，加上第五種制裁——良心的制裁。

米爾認為各單獨的行動應由一定的規則（rule）來判定，為規則效益論者。

 分類

效益論又可分為行為效益論和規則效益論兩種：

(一)行為效益論（act utilitarianism）

行為效益論者主張人的行為應是理性且自主的，不應該用規則來強行約束，應依情況和病人的不同而有個別的決定，主張「當我們面對某一種行為作倫理或道德判斷時，所需要考慮者，僅限於此行為的效益」。認為「當此行為在當時的情況下，會產生最大效益，則屬於我們應該去作的行為」。其特別強調「個別行為的因果關係」，即「行為動機與行為效果的關係」。

(二)規則效益論（rule utilitarianism）

規則效益論者認為「為避免不明確或個人偏差而造成錯誤的選擇，應該制定規則來保障社會的利益」，而在制定規則時就應考慮到大多數人的最大利益。強調「規則」在倫理學上的重要地位，主張應依規則來決定何者該作，即「不問哪一個行為，而問哪一個行為規則能產生最大的善」。不過基於效益論的精神，特別強調「規則的選擇、維持、修改、替代，都必須依據效益原則，而不是其他任何原則」，認為「只有使人人完全或至

少大部分地遵守固定的規則，而不是隨時作決定，才能產生最大的普遍善」。

三 行為效益論與規則效益論的道德判斷方式

　　行為效益論完全以行為的實際最大效益（即直接依據效益原則判斷）作為道德判斷標準。而規則效益論在特殊判斷和採取行動時，會遵守固定的規則，在有倫理規則依據之下，再依據效益原則作判斷。例如當某一個人體實驗研究在進行時，若研究者是行為效益論者，則只需認為研究結果可以為大多數人帶來福音，他就開始進行人體實驗研究。但研究者若為規則效益論者，則在確定研究結果可為大多數人帶來福音後，他還會先向病人作詳細說明，以取得其同意，而且在人體實驗過程中，會特別注意保護病人，避免病人受到傷害。後者在人體實驗過程中特別遵守自主原則和不傷害原則，而不是只有依據效益原則（見圖 3-1）。

四 效益論的重點（戴、李，2000；余，1997）

(一)重視行為的結果

效益論者是以行為的結果來衡量事件的總價值。

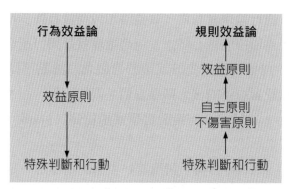

圖 3-1　行為效益論與規則效益論的道德判斷方式

㈡注重整體利益

效益論者注重整體，重視整體利益的最大化。

㈢結算快樂的淨值

效益論者最重視的是，對於行為結果最大幸福與最大快樂的淨值。

效益論突破了傳統快樂主義自我、自私的主張，以尋求大眾利益為主，為利他的快樂主義，所以行為的好壞標準，在於行為的後果能否達到幸福。

 # 德行論（virtue ethics）

德行論又稱為幸福論（eudaemonism），所重視的是在遵守義務以後，「我會變成什麼樣的人，能力是否卓越？關係是否和諧？」其最主要探討的問題在於「我應該成為一個怎樣的人？」（沈，1996）

一、德行論的發展緣由

1. 規範倫理學的重要理論，一般均以效益論和義務論為主，但由於這兩種理論在道德問題上都產生一些困難，因此引起許多倫理學者對德行倫理學的關注。德行論學者認為，效益論和義務論有許多相同之處，其都將義務或責任視為道德的核心概念，道德推理就是如何運用道德原則，兩者差異只是在於道德義務是先於或後於善概念的論點不同，將德行視為次要的，必須預設對或善的概念則是它們共同的主張。而德行論則是由對或善的概念導出，其可追溯到希臘哲學家柏拉圖（Plato）和亞里斯多德（Aristotle）。

2. 史達克（Stocker, 1998）認為美好生活的指標之一是「行為者的動機和證成其行為的理由之間的和諧」，亦即「可以使行為者產生行為動機

的東西，就是該行爲者認爲有價值者」。由於效益論和義務論者並不處理行爲的動機、動機結構及其對倫理生活的限制，它們要求行爲者從事的行爲，往往和行爲者認爲有價值者無關，甚至產生衝突，所以史達克批評他們犯了道德上的精神分裂症（moral schizophrenia），史達克認爲造成上述情況的原因，主要是效益論和義務論只重視義務和道德原則，認爲道德生活的主要工作就是應用原則，主要的問題就是「我應該作什麼？」當人們面臨道德抉擇時，先決定哪一個道德原則可以指引「我應該作什麼？」如果出現衝突的道德原則時，就尋找更高層次的原則來解決，不過效益論和義務論所提供的道德原則不是過於抽象，就是模糊不清，無法從事實際生活的道德決定（林，2003；Statman, 1997）。

　　德行論者所重視的不只是行爲，而且重視情感、人格以及道德習慣，認爲行爲者除了應知道自己「應該作什麼？」之外，還應該擁有必要的氣質傾向、動機和情感。強調應以理想的人格典範作爲道德核心，而不是只要求行爲合乎義務。

二　德行論者的主張

　　德行論有兩個重要的主張（Trianosky, 1997），其代表人物包括柏拉圖（Plato）、亞里斯多德（Aristotle）和麥肯泰爾（MacIntyre）。

　　1. 至少有些德行的判斷可以單獨地確認其有效性，不必訴諸於有關行爲正當性的判斷。

　　2. 一個對的行爲最終之所以爲對，是因爲它以善的性格爲其前提。

三　學派

(一)柏拉圖之德行論（Plato, 1955）

　　柏拉圖的主要論點是：「有道德的人比沒有道德的人最後結果爲佳」，他認爲：「一個道德上對的行爲就是正義者會實踐的行爲，而並不

是正義者所作的每一個行爲都會帶來好結果」，其強調的是「道德之所以產生好的結果，不是基於個別行爲」，而是基於「正義」的品格，與效益論者的主張，強調行爲的對與錯以最後結果爲依歸是不同的。

(二)亞里斯多德對德行的闡述

亞里斯多德（Aristotle, 384-322 B.C.）認爲「德行是一種習慣養成的氣質傾向」，它不只是天生的特質或氣質，而是經由學習而得來，是性格的特性，而不是指心理學上的人格特質，它是在某種情況中會從事某一種行爲的特殊傾向，而不只是以某種方式思考或感覺。強調人格的德行養成及如何培養德行卓越的人，所以道德重點是在塑造每一個人都具有優良的德行，使每一個人都能成爲有道德的人，都具有善的動機傾向，而不是謹守著某些道德教條。

(三)麥肯泰爾的德行論點

麥肯泰爾（MacIntyre, 1981）是近代最重要的德行論學者。

1. 他認爲傳統上對德行的主張有下列特點：

(1) 不同時代的思想家對德行有不同的看法，在西方傳統較難找到單一的核心德行觀念。

(2) 不只是不同思想家對德行的看法不同，而且對於哪些德行比較重要，也有不同的優先順序。

(3) 德行和社會秩序的關係，也因時代而有所改變。

2. 他將德行觀歸納爲下列三類：

(1) 德行是一種品質，可使人們成功地執行社會角色，即執行依社會功能的角度所作定義的角色，其係從康德的義務論轉回到亞里斯多德的德行論倫理學。在東方則是轉回到孔孟的「德性論」倫理學。

(2) 德行可使人們完成特殊的人生目的，不論是自然的或超自然的，亦即人們可追求依據德行而爲的幸福生活。

(3) 德行是邁向成功的手段，亦即人們若能接受道德或社會生活的某

些樣貌，並身體力行，最後一定可以功成名就。

四 德行論的重點（沈，1996；鄭、林，1999）

1. 德行的發展極致是人的能力的全面表現。
2. 德行論者重視人本來所具有的良好能力的發揮，強調道德判斷能力的培養。
3. 德行論者強調「實踐智慧」的養成，知道在怎樣的情況下，如何判斷是非善惡，以追求卓越和諧關係。

護理專業長期關注生命倫理的發展，直到最近十多年來才特別重視德行論，將其視為美德倫理，並將具美德倫理素養的護理人員形容為優秀護理人員（黃，2012）。

肆 結語

義務論和效益論係以「行為的傾向」為主題，強調「行為者應該作」的部分，行為者所問的問題是：「我應該作什麼？」所以義務論和效益論者都認為倫理學的核心是道德規則和義務。但德行論者則重視道德人格的養成，認為一個人如果具有仁慈的德行，他在日常生活中就會「習慣」地從事仁慈的行為，所以義務和規則並不重要。

法蘭克納（Frankena, 1989）認為「強調德行而完全拋棄道德規則是盲目的」，因為我們仍需要道德規則作為評價一個人是否有德的標準，他也強調「只有原則或道德規則而沒有人格特質是無能的」。因此，從前面分析，我們不難了解，三種道德理論應有其互補之處，以規則和道德原則為主的義務論和效益論，其所重視的是一種要求、束縛，這些要求適用於每一個人，可以使人們避免從事侵犯他人、破壞社會安寧與秩序的行為，這種普遍的義務和要求，可以使人們各司其職、安守本分。以德行為主的德

行論則要求人們應具有品格、氣質，重點在人，以人格典範作爲追求的目標。但是在現實社會中不可能每個人都是聖人，所以德行論的要求不如義務論和效益論嚴苛，不過，社會也不能缺乏人格典範，因此以上三種應該並行，以謀求社會安定，使社會更臻完美。

問題討論

一、2003 年 4-6 月 SARS 流行期間，有些醫護人員拒不回醫院參與病人照護，請問：

   1. 在道義上醫護人員是否有照護病人的義務？

   2. 在醫學教育和護理教育中，是否應加強德行的養成教育？應如何進行？

二、某小兒科許醫師對早產兒肺功能發育很有興趣，從文獻探討得知某一種藥物對促進早產兒肺表面張力素之成熟會有助益，於是許醫師即提出研究計畫，開始其試驗性醫療，由於許醫師認爲研究成果對大多數早產兒有益，所以並未考慮太多與倫理有關的問題，請從效益論之行爲效益論與規則效益論觀點提出批判。

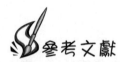

參考文獻

一、中文文獻

辛幸珍（2001）。道德倫理理論在醫學倫理之實際應用。*臺灣醫學人文學刊*，1(4)，78-85。

余桂霖（1997）。論功利主義。*復興崗學報*，60，61-90。

沈清松（1996）。倫理學理論與專業倫理教育。*通識教育*，3(2)，1-18。

林火旺（2003）。倫理學。臺北市：五南。

黃玉珠（2012）。倫理學與倫理困境介紹，於施富金等合譯。*最新護理倫理：倫理兩難與實務應用*（初版）（p.1-2 至 1-5）。臺北市：華騰。

鄭榮輝、林陳涌（1999）。生物倫理與科學教育。*科學教育月刊*，244，4。

戴正德、李明濱（2000）。*醫學倫理導論*。臺北市：教育部。

二、英文文獻

Beauchamp, T. L. & Childress, J. F. (2001). *Principles of biomedical ethics*. (5th ed.) Oxford: Oxford University press.

Frankena, W. (1989). A critique of virtue-based ethical system. In Pojman, L. (ed.) *Ethical theory*, p.307. California: Wadsworth Pub. Co.

MacIntyre, A. (1981). *After Virtue*. Indiana: University of Notre Dame press.

Norman, R (1998). *The Moral philosophers*. (2nd ed.)New York: Oxford University press.

Paton, H. J. (1964). *Groundwork of the metaphysic of Moral*. New York: Harper & Row.

Plato. (1955). *The Republic*. Penguin Books.

Ross, W. D. (1930). *The rights and the good*. Oxford: Oxford University press.

Russell, B. (1959). *The problem of philosophy*. New York: Oxford University press.

Statman, D. (1997). *Virtue ethics*. Washington D. C.: Georgetown University press.

Stocker, M. (1998). The schizophrenia of modern ethical theories. In Crisp, R. & Slote, M. (eds.) *Virtue Ethics*, p.66. Oxford: Oxford University press.

Trianosky, G. V. (1997). What is virtue ethics all about? In Statman (ed.) *Virtue ethic*, p.44. Washington D. C.: Georgetown University press.

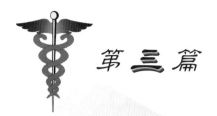

第三篇

生物醫學倫理原則

（Basic principles of bioethics）

生物醫學的四大倫理原則是 1979 年由布察（Beauchamp）和卻爾雷斯（Childress）所共同提出，並且被吉仁（Gillon, 1994）在英國和歐洲推廣應用，而且也被美國醫護界所普遍沿用，並漸漸發展為許多臨床專科醫學會和護理學會的醫學倫理指引。不過，另一方面也頗受哲學家的批評與質疑，可喜的是布察和卻爾雷斯兩位作者亦不斷針對哲學家的批評與質疑之處提出修正，目前該著作已發行至第五版，可說是當今最被醫護界廣泛採用的醫學倫理教科書之一。

在上一章我們已經對義務論、效益論和德行論詳加介紹，事實上布察和卻爾雷斯所提出的生物醫學倫理四原則中的行善（beneficence）和不傷害（non-maleficence）是取決於效益論。而尊重病人自主（autonomy）和公平（justice）則源自於義務論的主張。此外，尊重自主原則中的保密、守信、尊重個人隱私和誠實規則，則源自於德行論的主張。

布察和卻爾雷斯之生物醫學倫理原則之特點（蔡，2000）：

一、四原則方法採行以「道德原則」為基礎之「共有道德理論」，將基礎建立在共有道德之上。

二、四原則方法在邏輯上採行「連貫法論證」，並運用「反思平衡法」使思考連貫一致化，不但可以解釋經驗並決定什麼是應作的行為，同時經驗也可用來驗證、強化或修訂四原則的論點。

三、四原則方法採用「原則」作為論證的基本架構，係認為這些共有道德，不但具有初確約束力（prima facie binding），也可以被修正，可被視為初確原則（prima facie principles）；所謂初確原則係一種規範性指引，旨在陳述在此原則範圍內行為的可容許性、義務性以及何者為對、何者為錯？它並不是一絕對性原則，因此當發生原則間互相衝突時，即可加以協調、折衝或妥協。

四、四原則方法係採取「平衡與凌駕」的觀念來解決原則之間的衝突，其所強調的是對道德原則相對重要性的審議和批判，並應用洛斯（Ross, 1930）的理論，將表面義務（prima facie duty）從實際義務（actual obligations）中區別出來。表面義務指的是一種具有約束力必須被履行的道德義務，除非它在某特定狀況與另一表面義務相衝突，進而被凌駕取

代，否則就應該身體力行。當兩個或兩個以上的表面義務相衝突時，行為人應考慮彼此競爭的表面義務之相對權重，採用「平衡及凌駕法」，找出最大平衡點（the greatest balance），以決定在該情境或案例中何者為行為人之實際義務。

五、四原則方法也使用「特定化」以減少原則的抽象性和不確定性，使其概念及規範性可以進一步發展，使原則成為具體的行為指引，指導實際的道德判斷，以解決臨床實際情境中的問題。在考慮某個情境或案例是否可屬於該原則之應用範圍或解決道德原則間之衝突狀況時，原則的特定化是相當重要的。

第 **4** 章

自主原則
The principle of autonomy

第一節　尊重自主原則
（The principle of respect for autonomy）

　　尊重自主原則係指一個有自主能力的人由自己作決定的原則，應用於醫療照護上，係指一位具理性思考能力的病人，在完全了解醫療處置方針的利弊得失下，有權決定自己的行為，包括決定及選擇醫療專業人員和治療方式等。

　　自主原則是人性醫療的根本準則，其主要功能在於表現醫護人員對病人「自我決定權」的尊重，並鼓勵病人能更積極主動地參與治療決定。

壹　自主的概念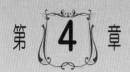

　　「自主」一字源於希臘字「autos」與「nomos」，其最早的解釋與應用較偏向於法律與政治面，具有「自決」與「自治」的涵義，後來逐漸擴及到哲學面與心理層面，具有自治（self-governance）、尊重隱私以及自我抉擇等涵義。雖然自古以來各家學者對「自主」的論述眾說紛紜，但基本上都同意凡具道德情操的理性個人應具有與生俱來的絕對價值，個人應

可自由決定行為與目標（Munson, 1991），也因此強調自主的意義本身應包含下列兩個要件（Beauchamp & Childress, 2001）。

1. 具自由意志，不受外界干擾。

2. 有行為能力以完成自己的意願。

吉仁（Gillon, 1985）認為自主可分為思想自主、意願自主及行動自主三大層面，而且強調自主應以理性作基礎，亦即一位理性的人，可以自由思考，以自己的自由意志作出自認為最正確或最符合自己利益的選擇，並付諸行動。而義務論學者康德（Kant）則比較強調「意願的道德自主」。他認為一個人應依照道德原則去作自我決定（楊，1987）。效益論學者米爾（Mill）則比較強調個人思想和行動的自主，他認為個人的社交和政治行動，只要不會對他人造成不良影響，應可不必加以限制（林，2003）。

醫療父權與病患自主

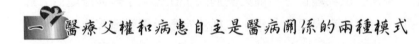
一、醫療父權和病患自主是醫病關係的兩種模式

茲分別說明如下：

㈠醫療父權（medical paternalism）

以前在封建時代流行父權主義（paternalism），家庭以父親為主體，家中大小事情均由父親作主，孩子的日常生活和教育以及有關醫療的決定權均操在父親手裡。因此在當時有關病患的治療決定，也比照父權主義作風，醫師和病患的關係類似父親與子女，有關醫療的執行，多是醫師主導，由醫師下命令，病患遵行之，亦即所謂的醫療父權又稱為醫主，醫主又可分為全醫主與半醫主兩種。

1. 全醫主（full paternalism）

全醫主強調醫療處置的執行基本上應建立在醫師專業知識與技能的發

揮，醫師也是獨立自主的個體，擁有其個人與執業的自由度，過去在父權主義時代，醫師的專業自主權並未受到特別限制，病人相對的處於劣勢，因此，在醫療重大決策上，完全由醫師主導，事先並未徵求病人本人同意，完全由病人的主治醫師全權決定。不過，過度的權威，往往可能形成威權式或逼迫式的醫療行為，就目前的社會思潮而言，很可能因此破壞醫病關係，進而影響醫療品質，因此全醫主的做法有必要重新定義，不應運用於所有病人（李，1997；盧，2022）。

2. 半醫主（weak paternalism）

半醫主又稱為弱醫主，係指醫師在重大的醫療決策上，在徵得病人本人或其家屬的同意或授權下，由主治醫師作原則性決定。在醫療決策過程中，醫師係以尊重病人的態度為出發點，在給予適度說明之後，取得病人的同意或在其授權下，由主治醫師為病人作出決定。

(二)病患自主（patien's autonomy）

病患自主是指在醫療決策上，首先由主治醫師以病患可以了解的方式，提供充分的說明，包括與疾病有關的知識、治療方法及可能引發的合併症或危險，協助病人選擇並作決定。病人的決定應是基於對自己和對健康的看法所作的個人性決定，尊重病人的決定就是尊重病人的自主權，也是醫護人員與病人關係的最高價值，是生物醫學倫理之自主原則的具體應用。臺灣係在1990年代開始向父權挑戰，朝向尊重病患自主的目標努力。

二、醫病關係的互動模式與病患自主

從薩西（Szasz）和霍蘭德（Hollander）於1975年所提出的醫病關係互動模式，可窺知在不同疾病或同一疾病不同病程，醫病關係間「醫主」與「病患自主」的分量亦不同，茲說明如下。

㈠主動─被動模式（activity-passivity model）

在醫病互動過程中，醫師被賦予完全主動的權威，而病人只是被動的遵守醫師的處置，醫師具有主導權與控制權，與古時候的父權主義類似，也類似目前的父母與嬰兒的關係。

此種互動模式目前仍應用於急診治療狀況下，例如嚴重外傷、昏迷以及手術中或麻醉中病人之意外狀況的處理。在上述情況下，採取的是極端的醫主。

㈡指導─合作模式（guidance-cooperation model）

在醫療互動過程中，病人主動求醫，醫師除了施予必要的醫療處置外，並提供疾病相關資訊以及指導病人如何配合醫師所提供的醫療建議，遵從醫師的囑咐去作，此種互動模式，有如目前父母與青少年之間的關係。醫師站在指導立場，秉持尊重病人的前提，協助病人扮演好「病人的角色」。目前大多應用在教育程度不是很高，也較無主見的病人。

㈢共同參與模式（mutual-participation model）

在醫病互動過程中，醫師以專家身分，視病人為獨立自主的個體，而病人也尊重醫師的專業權威，彼此採民主方式互動，尊重彼此的人格、價值觀。有關病人的醫療決策，係由醫師與病人共同討論後決定，其互動模式就如同成人對成人的關係，目前凡是教育程度較高、心智發展成熟、精神狀態正常而且穩定者，多採用此種互動模式，也是一種尊重自主權的醫病共享決策模式，將於第三節詳加介紹。

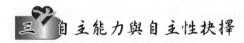

三　自主能力與自主性抉擇

㈠自主能力

尊重病患自主權的前提在「病人應具有自主能力」。一個人是否具有自主能力，係以民法的行為能力為基礎，所謂「行為能力」，係指能獨立

爲有效的法律行爲的能力。行爲能力至少應包括了解能力、判斷能力以及行使行爲能力之能力。

(二)病患自主能力標準

到目前爲止，醫界對自主能力的判斷標準仍未取得完全共識，大多依據民法對行爲能力的規定，分爲有行爲能力與無行爲能力（包括限制行爲能力）兩大類，而美國 Drane（1984）則針對不同的醫療實況提出計算尺模式（sliding scale model）來作爲判斷病人在「知情同意」時之自主能力，強調醫療抉擇的危險程度愈高，則對病人自主能力的要求標準也相對提高，此模式包括下列三項標準。

1. 第一層標準

當治療方法簡單、危險性不高，而且對病人也最有利時，採第一層標準；例如胃潰瘍併發出血病人，當送醫治療處於危急狀態，由於手術治療爲有效方法而且危險性低，雖然病人由於出血量多，認知能力可能會有問題。但在此種情境，病患只要知道治療之大致情況，而且意識清楚，定向力正常，即可代表其具有自主能力。

2. 第二層標準

針對慢性病或診斷不確定之病人，當其治療方法具某種程度的危險性，治療結果也不確定，或還有其他替代的治療方法時，對病人自主能力的要求，包括病人應具備了解各項可行治療方法之利弊得失以及抉擇能力。例如慢性腎衰竭正接受血液透析治療之病人，當爲其施行腎移植手術時，由於手術具有相當程度的危險性，移植後也可能發生排斥，所以病人在手術之前應能了解治療腎衰竭的方法及其優缺點，最後從中比較挑選並作成決定。

3. 第三層標準

若病人的診斷清楚，所推薦的治療方法亦具體有效，不接受該項治療則可能造成死亡，在此種情況下，病人必須具備正確評估所作抉擇的性質與結果的能力。最後不管病人的決定如何，都應能對自己選擇提出可理解的理由。例如嚴重心肌梗塞的病人，三條冠狀動脈幾乎90%阻塞，採用心

導管裝支架，風險極高，醫師建議其應接受冠狀動脈繞道手術，此種手術對嚴重心肌梗塞是目前最有效的治療，如果病人不接受此項手術，有可能造成死亡。此時，醫師在詳細說明手術的目的、重要性、成功率、可能的併發症或危險，以及不治療的可能結果後，病人應能具體評估，並對自己不管是接受或拒絕手術，都能對自己的選擇提出可理解的理由。

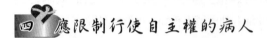 **四 應限制行使自主權的病人**

㈠ 未成年人

因年幼精神狀態尚未發育成熟。

㈡ 嚴重度高之精神疾病病人

因高嚴重度精神疾病致使精神狀態不健全。

㈢ 意識不清病人

因已喪失意識，無法合理判斷。

㈣ 具傳染性疾病病人

為保護其他人避免被感染，不能依病人個人意願決定是否接受治療，應被強制治療，例如 AIDS、SARS 等。

 # 知情同意（informed consent）

「知情同意」係從英文「informed consent」翻譯過來，國內仍有多種其他譯法，包括「告知同意」、「知曉同意」、「告知後同意」等。知情同意是病患行使自我決定權的基礎，醫師在善盡其說明義務，並取得病患之同意後，其實施之醫療行為才具有合法性。未經病患同意的醫療行

為，通常會被認為是一種專斷的醫療行為，具違法性。有人認為「告知說明」是醫療行為的輔助手段，也是醫療行為的一部分。由於目前醫療科技高度發展，內容非常複雜，醫師若未對其醫療行為詳加說明，一般病患實在很難了解其利弊得失，也無法就是否接受醫療處置作充分有效的考慮。因此，在尊重病患自主權原則之下，醫護人員應先履行告知說明義務，使與病患的同意相結合（曾，1998；Tingle & Cribb, 1998；Beauchamp & Childress, 2001；Thompson, Melia & Boyd, 1994）。

一　病患同意的目的

1. 保護病人作為「人」的主體性。
2. 避免詐欺或脅迫。
3. 鼓勵醫師仔細考量其決定。
4. 避免違反病患意思之醫療服務：對於門診、住院或急診病人，醫護人員可藉由注意事項的公告和口頭說明，讓病患了解就醫的相關事項及所提供的醫療處置內容，在病患充分了解後同意才採行，以避免違反病患意思的醫療處置。
5. 以同意作為醫療侵襲的阻卻違法事由：具侵襲性的檢查與治療是一種侵害行為，除非符合阻卻違法或其他免責要件，否則均屬違法行為。醫師為病患施行侵襲性檢查或治療，所以不具違法性，除了其係為業務正當行為外，也因為病患同意在先，而阻卻其違法性。

二　病患同意權的行使

㈠同意權的定義

同意權係指病人經告知，在完全了解後表示同意的權利。

(二) 同意權行使的法律依據（全國法規資料庫，2020）

1. 醫療法第六十三條規定

醫療機構實施手術，應向病人或其法定代理人、配偶、親屬或關係人說明手術原因、手術成功率或可能發生之併發症及危險，並經其同意，簽具手術同意書及麻醉同意書，始得為之。但情況緊急者，不在此限。

2. 醫療法第六十四條規定

醫療機構實施中央主管機關規定之侵入性檢查或治療，應向病人或其法定代理人、配偶、親屬或關係人說明，並經其同意，簽具同意書後，始得為之。但情況緊急者，不在此限。

3. 醫療法第七十九條規定

醫療機構施行人體試驗時，應善盡醫療上必要之注意，並應先取得接受試驗者之書面同意，受試驗者為無行為能力或限制行為能力人，應取得其法定代理人的同意。

(三) 同意的法律意義

取得病人的同意具有下列兩項法律意義：

1. 病人對於所接受的侵襲性檢查與治療，除了可獲得醫療處置帶來的好處外，也必須承受醫療處置所帶來對身體外形和器官功能的侵害，若未取得病人的同意，將被視為違法行為。

2. 病人係在具體個別的診療行為及侵襲範圍內同意，病人一旦同意，則在特定診療行為範圍內的侵襲程度以及可能伴隨發生的危險性，病人均有忍受的義務，但超越同意範圍的醫療行為，則不具同意效力。

(四) 同意權的行使

1. 病人對於以侵害身體為必要的侵襲性檢查、手術或治療，以及導致意識知覺喪失的麻醉或人體實驗，均具有事前同意的權利。病人同意權的行使是對病人自主權的尊重，醫療照護的基礎在於建立及尊重病人的自主性。醫護人員若能完全提供病人有關病情資料的知識：包括診斷與治療

方法以及其利弊得失，將更能鼓勵病人積極參與，真正發揮病人自我決定權。病人在行使同意權時，除了必須是「知情的」與「自願的」之外，還必須有能力可以作決定，亦即應具有「行為能力」。所謂行為能力，係指「能獨立為有效的法律行為的能力」。行為能力至少應包括了解能力、判斷能力以及行使行為的能力（Beauchamp & Childress, 2001）。

　　2. 我國民法對行為能力的規定：我國民法將行為能力分為下列三個層次（全國法規資料庫，2021a）：

　　⑴ 具行為能力：民法第十二條及十三條規定：「十八歲以上的成年人和未成年已結婚者，有行為能力」。（自 2023 年 1 月 1 日施行）。

　　⑵ 限制行為能力：民法第十三條規定：「滿七歲以上之未成年人，有限制行為能力」。

　　⑶ 無行為能力：民法第十三條規定：「未滿七歲之未成年人，無行為能力」。第十五條規定：「受監護宣告之人，無行為能力」。民法第十四條對受監護宣告規定如下：「對於因精神障礙或其他心智缺陷，致不能為意思表示或受意思表示，或不能辨識其意思表示之效果者，法院得因本人、配偶、四親等內之親屬、最近一年有同居事實之其他親屬、檢察官、主管機關或社會福利機構之聲請，為監護之宣告」。

此外，民法對無行為能力人和限制行為能力人在行使同意權時亦有下列相關規定：

　　⑴ 民法第七十五條及第七十六條規定：「無行為能力人之意思表示無效，應由法定代理人代為或代受意思表示」。

　　⑵ 民法第七十七條規定：「限制行為能力人為意思表示及受意思表示，應得法定代理人之允許。但純獲法律上之利益，或依其年齡及身分為日常生活所必需者，不在此限」。

三　告知說明與同意權行使

醫護人員之告知說明係病患自我決定權行使之基礎，對於具侵襲性的檢查與治療，醫師必須盡其告知說明義務，並取得病患同意，其實施之醫療行為才具合法性。茲將告知說明的論點及其內容分別說明如下。

(一)告知說明的論點

告知說明之論點如下（吳，1999；曾，1998）：

1. 理性的醫師說（reasonable doctor）

亦即依據專業原則（professional rule），凡一般理性的醫師，在具體的醫療範圍內，於合理判斷下應對病患說明的事項，就應說明之。

2. 理性的病患說（reasonable patient）

亦即依據病患原則（patient rule），凡在醫療過程中一般理性病患，所視為重要的醫療事項，就應說明之。

3. 具體病患說（concretely patient）

係指就病患之個別差異；例如年齡、身心狀況、人格特質、價值信念等，在醫師可預見的範圍內，就其醫療處置的具體事項，凡病患本人所視為重要的事項，就應說明之。

4. 折衷說（compromise）

係指一般理性病患所視為重要的醫療處置事項應加以說明外，還應在醫師可預見的範圍內，說明具體的個別病患視為重要的事項。

(二)告知說明應包含的內容

告知說明至少應包括下列內容（曾，1998；楊，2003；黃，1995）：

1. 病況的說明

主治醫師在診療病人後，對病患病情之輕重，擬建議實施的檢查項目，可能採取的治療方式以及預後等，都有告知及說明的義務。

2. 實施醫療處置的理由

在主治醫師決定實行某些特定的檢查與治療方法後，應將各項醫療處置的性質、內容、實施的理由，以及不實行可能產生的後果，以醫療上通用的方式向病患詳加說明，使病患充分了解。

3. 實施醫療處置的成功率及可能發生的危險

對於所實施之醫療處置的成功率及可能伴隨的危險及危險發生時防止的可能性均應加以說明。但遙遠的風險——例如風險的發生極其偶然或不容易避免的非定型性危險則不必說明。不過若醫學上已有統計資料，例如對某一種手術已證明約有 5% 的癱瘓率，則應加以說明。

4. 其他可能替代之醫療處置方案

有些疾病其醫療處置方法具有多種選擇性，醫師應將各種可能的處置方法一一告訴病人，內容包括：

⑴ 有無替代的醫療處置方法。

⑵ 替代的醫療處置方法所可能伴隨的侵害；包括侵害之性質、程度和範圍。

⑶ 替代的醫療處置之治療效果和有效程度。

⑷ 替代的醫療處置所可能引起的併發症和危險性。

⑸ 不採取此些替代方案的理由。

四、告知說明在臨床上的困難

在臨床上所遭遇到的難題如下（朱，1999；陳，1999；楊，2003）：

㈠ 醫療行為有其特殊性

醫療行為因具有下列特殊性，因此在實際應用時，常遭遇某種程度的困難。

1. 具高度不確定性

有些已經確定有效的醫療措施，並不能保證對所有病人都具有相同的

療效。有時也由於病人個人體質上的特異性，影響治療的效果，因此醫師在說明上往往會有所保留。

2. 具醫療專業性

醫療處置是複雜的知識與技術的結合，具有極高的專業性，有時即使詳細說明，病患並不一定能完全了解。

3. 具多種選擇性

由於醫療科技不斷研究創新，對各種疾病的診斷和治療方法，具有多樣性，即便給予詳細說明，病人往往沒有能力從中選擇最適當的方法。

4. 具危險性

大多數的檢查和治療，皆具有程度不等的侵襲性和危險性，若誠實告知病患，病患可能會拒絕接受。

(二)告知範圍與告知程度判斷的困難

到底哪些醫療處置的內容應詳細向病人說明？哪些風險應對病人揭露？往往有執行上判斷的困難。

(三)病人的決定能力

有些病人由於對風險理解力、判斷力較差，常無法作出理性決定。

(四)醫師的說明意願

診治病人人數的多寡、執業型態和醫療給付制度等，均可能妨礙醫師的說明意願，而且有時候醫師會將其視為是醫院管理官僚化中的不合理規定。

(五)絕症告知的困難

由於國情不同，目前病人和家屬，都還不習慣醫師直接告知病人有關罹患癌症的訊息。

五 同意權的臨床應用

(一)不需行使同意權的情況

遇有下列情況，則不必取得病患同意（Tingle & Cribb, 1998）：
1. 對生命和健康有急迫威脅時。
2. 專家認定其為緊急事件時。
3. 病人無同意能力，法律上認定之代理人又無法聯絡上時。
4. 醫師認為取得病人同意將對病人造成傷害時。
5. 病人已自動委託時。

(二)有效同意書的標準

一份具有法律效力的同意書，應包括下列意涵：
1. 病人有足夠的能力可以表示同意；病人應具行為能力，亦即年滿20 歲，而且精神狀態穩定。
2. 病人必須已經對所要實行的醫療處置完全了解；包括有關的重要內容、危險性及可能的結果。
3. 病人必須已經了解他有哪幾種方法可以選擇，包括不接受該項醫療處置的選擇。
4. 病人必須是在自願下同意，而且必須由本人（具行為能力者）或法定代理人（無行為能力和限制行為能力者）完成同意書簽署。

(三)同意書的格式

由消費者保護基金會所研擬的手術同意書，92 年 8 月 12 日被衛生署公布，於 93 年 1 月 1 日起全面推廣使用。

由於醫療糾紛層出不窮，衛生福利部已大幅修正「手術同意書及麻醉同意書格式」（見表 4-1），要求醫師需標註部定專科領域，揭露專業背景。醫師應先簽署醫師聲明，病人再簽同意欄，同意書簽署關係人將註明伴侶「不分性別」，已於 2017 年 11 月 20 日公告實施（林，2017；衛生福

利部，2017）。

表 4-1　手術同意書格式

○○醫院（診所）手術同意書

＊基本資料
病人姓名＿＿＿＿＿＿＿＿＿＿＿＿＿＿＿＿＿＿＿＿＿＿＿＿＿
病人出生日期＿＿＿＿＿＿＿＿年＿＿＿＿＿＿＿＿月＿＿＿＿＿＿日
病人病歷號碼＿＿＿＿＿＿＿＿＿＿＿＿＿＿＿＿＿＿＿＿＿＿＿＿

一、擬實施之手術（以中文書寫，必要時醫學名詞得加註外文）

　　1. 疾病名稱：

　　2. 建議手術名稱：

　　3. 建議手術原因：

二、醫師之聲明

　　1. 我已經盡量以病人所能了解之方式，解釋這項手術之相關資訊，特別是下列
　　　事項：

　　　□需實施手術之原因、手術步驟與範圍、手術之風險及成功率、輸血之可能
　　　　性

　　　□手術併發症及可能處理方式

　　　□不實施手術可能之後果及其他可替代之治療方式

　　　□預期手術後，可能出現之暫時或永久症狀

　　　□其他與手術相關說明資料，已交付病人

　　2. 我已經給予病人充足時間，詢問下列有關本次手術的問題，並給予答覆：

　　　(1)＿＿＿＿＿＿＿＿＿＿＿＿＿＿＿＿＿＿＿＿＿＿＿＿＿＿＿＿＿＿＿

　　　(2)＿＿＿＿＿＿＿＿＿＿＿＿＿＿＿＿＿＿＿＿＿＿＿＿＿＿＿＿＿＿＿

　　　(3)＿＿＿＿＿＿＿＿＿＿＿＿＿＿＿＿＿＿＿＿＿＿＿＿＿＿＿＿＿＿＿

手術負責醫師

姓名：　　　　　　　　　　　　簽名：

專科別：

（※ 衛生福利部授予之專科醫師證書科別；若無則免填）

日期：　　　年　　　　月　　　　日　　時間：　　　時　　　分

（表 4-1 續）

三、病人之聲明

　　1. 醫師已向我解釋，並且我已經了解施行這個手術的必要性、步驟、風險、成功率之相關資訊。

　　2. 醫師已向我解釋，並且我已經了解選擇其他治療方式之風險。

　　3. 醫師已向我解釋，並且我已經了解手術可能預後情況和不進行手術的風險。

　　4. 我了解這個手術必要時可能會輸血：我□同意　□不同意　輸血。

　　5. 針對我的情況、手術之進行、治療方式等，我能夠向醫師提出問題和疑慮，並已獲得說明。

　　6. 我了解在手術過程中，如果因治療之必要而切除器官或組織，醫院可能會將它們保留一段時間進行檢查報告，並且在之後會謹慎依法處理。

　　7. 我了解這個手術有一定的風險，無法保證一定能改善病情。

　　基於上述聲明，我同意進行此手術。

立同意書人姓名：　　　　　　　　　　簽名：

（※ 若您拿到的是沒有醫師聲明之空白同意書，請勿先在上面簽名同意）

關係：病人之　　　　　　　　　　　　（立同意書人身分請參閱附註三）

身分證統一編號／居留證或護照號碼：

住址：

電話：

日期：　　年　　月　　日　　　　時間：　　時　　分

附註：

一、手術的一般風險

　　1. 手術後，肺臟可能會有一小部分塌陷失去功能，以致增加胸腔感染的機率，此時可能需要抗生素、呼吸治療或其他必要的治療。

　　2. 除局部麻醉以外之手術，腿部可能產生血管栓塞，並伴隨疼痛和腫脹。凝結之血塊可能會分散並進入肺臟，造成致命的危險，唯此種情況並不常見。

　　3. 因心臟承受壓力，可能造成心臟病發作，也可能造成中風。

　　4. 手術過程仍可能發生難以預期的意外，甚至因而造成死亡。

二、立同意書人非病人本人者，「與病人之關係欄」應予填載與病人之關係。

三、手術同意書除下列情形外，應由病人親自簽名：

　　1. 病人為未成年人或因故無法為同意之表示時，得由法定代理人、配偶、親屬或關係人簽名。

2. 病人之關係人，係指與病人有特別密切關係之人，如伴侶（不分性別）、同居人、摯友等；或依法令或契約關係，對病人負有保護義務之人，如監護人、少年保護官、學校教職員、肇事駕駛人、軍警消防人員等。

3. 病人不識字，得以按指印代替簽名，惟應有二名見證人於指印旁簽名。

四、醫療機構應於病人簽具手術同意書後三個月內，施行手術，逾期應重新簽具同意書，簽具手術同意書後病情發生變化者，亦同。

五、手術進行時，如發現建議手術項目或範圍有所變更，當病人之意識於清醒狀態下，仍應予告知，並獲得同意，如病人意識不清醒或無法表達其意思者，則應由病人之法定或指定代理人、配偶、親屬或關係人代為同意。無前揭人員在場時，手術負責醫師為謀求病人之最大利益，得依其專業判斷為病人決定之，惟不得違反病人明示或可得推知之意思。

六、醫療機構為病人施行手術後，如有再度為病人施行手術之必要者，仍應重新簽具同意書。

七、醫療機構查核同意書簽具完整後，一份由醫療機構連同病歷保存，一份交由病人收執。

衛生福利部（2017，11 月 20 日），*衛生福利部公告修正手術同意書格式*，取自 https://www.mohw.gov.tw/cp-2657-6341-1.html

六　護理人員在知情同意過程中的角色

護理人員在知情同意過程中應扮演下列角色：

(一) 觀察者與支持者

觀察病人與醫師在說明和同意過程中之互動情形，提供必要的協助與支持。

(二) 引導者

協助病人了解醫療處置的目的、程序、結果及可能的危險等。

(三)協調者

當病人對醫療處置仍有存疑時，應協調各相關醫事同仁予以澄清、說明。

(四)代言人

站在病人立場，當病人的權益受侵犯時，代為主持公道與正義。

(五)監督者

追蹤知情同意過程，確保病人是在完全知情下，而且是主動自願的同意。

七、護理人員如何發揮告知說明功能

向病人說明並取得病人同意，雖是醫師的主要責任，但護理人員仍應協助醫師進行說明，以便取得病人的密切合作。

(一)了解病人的背景資料

護理人員應了解病人的年齡、教育程度、宗教信仰、價值觀、主要的支持系統以及目前的身心狀況，以便提供醫師作為告知說明的基礎。

(二)了解醫院的政策

有些醫院對各種醫療處置之告知說明有明確規範，並制定各種說明準則，應配合醫院的政策作適當的說明。

(三)了解我國相關的法律規定

我國醫療法第六十三條、第六十四條、第六十五條、第七十八至八十一條對手術、麻醉、人體實驗及病情、治療方針和預後情形之說明均有明確規定，應依規定詳細向病人說明，並取得病人的同意（全國法規資

料庫，2020）。

㈣應用醫學及科學知識向病人作最適當說明

在向病人說明各種醫療處置內容時，應依據實證醫學相關資料進行，儘量避免誇大，也不應過度樂觀或過度悲觀，所作的說明內容最好與主治醫師的說法一致。

㈤使用病人可以了解的說明方法

在醫師向病人說明之後，如果病人仍不太了解，護理人員應以淺顯易懂的方式，向病人補充說明，儘量避免使用醫學專有名詞。

㈥不斷澄清病人或家屬的疑慮

當病人反覆對相同或不同問題提出疑問時，應耐心加以說明，必要時，也可再請其主治醫師作更詳細解釋，以解除病人的疑慮。

㈦協助病人作重要決定

當病人無法對某一項醫療處置下決定時，應繼續提供相關資料，並深入了解其問題所在，必要時應邀請病況類似、恢復良好之病人前來現身說法，以增進病人的信心。

如果病人在決定之後想撤回其同意，即使是口頭的撤回，也應將此一訊息轉達給醫師知悉，並留意病人的撤回同意是被醫師所關注和尊重。

八　同意書之使用說明

㈠當病人具有行為能力而且識字時

醫師在詳細向病人說明，並回答病人提問之問題後，手術主治醫師應親自簽名並寫上日期與時間，病人則在「立同意書人」欄下簽名。

(二)當病人具有行為能力，但不識字時

當病人具有行為能力，但並不識字，無法看懂同意書中所列舉的內容，雖然主治醫師也以依據同意書中所列事項詳加說明，病人也表示完全了解，並同意接受，不過，為避免日後發生不必要的糾紛，最好請一位識字的家屬當見證人，由病人在「立同意書人」欄以畫「＋」代替簽名，並蓋上手印即可，見證人則在「見證人」欄下簽名，並留下住址、電話。

(三)當病人為無行為能力人或限制行為能力人時

1. 有法定代理人時

無行為能力人或限制行為能力人，若尚未具認知能力，則由法定代理人代為同意，在同意書上「立同意書人」欄下簽名，並註明與病患之關係，寫上日期和時間即可。若病人已有相當程度的認知能力，則除了取得法定代理人的同意外，也應取得病人的口頭同意。

2. 無法定代理人時

可向法院提出申請，由法院為其指定法定代理人或監護人，由指定的法定代理人或監護人在同意書之「立同意書人」欄下簽名，並註明與病患之關係，寫上日期與時間即可。

3. 意識不清、心智不健全或受監護宣告之人

意識不清、心智不健全或受監護宣告之人，由其法定代理人簽署同意書。

肆　結語

告知說明不但是醫護人員的法定義務，也是一項重要的倫理責任，善盡告知說明的責任，不但有助於病患與家屬對醫療處置的了解與配合，還可避免引發不必要的糾紛，醫護人員在進行告知說明時，應安排不被干擾的環境，選擇適當時機，以病人能了解的字句，循序漸進，並隨時觀察病

人的理解狀況和情緒反應。護理人員應依職權角色執行告知說明事項，宜注意勿作超越職責的說明。

問題討論

一、李老先生今年 73 歲，住在南部鄉下，以務農為生，罹患糖尿病已有 15 年之久，平時以服用口服降血糖劑控制，空腹血糖大多維持在 180～200mg/dl 之間。最近不小心被鋤頭割傷左腳拇趾，自己採草藥敷裏，五天後發現腳趾與腳掌腫脹厲害，家人送他就醫，醫師雖予擴創術治療，但腫脹情形並未減輕，反而逐漸向上擴展到腳踝，受傷處並出現壞疽現象，醫師認為應儘快施行左腳拇趾切除術，以免壞疽繼續向上蔓延，但李老先生不願意，經追問之下發現主要原因是擔心死後投胎會少一腳拇趾，在此種情況下，您將如何協助醫師取得其手術同意書？

二、郭女士今年 38 歲，是某大公司業務經理，剛結婚 1 年半，尚未懷孕，最近洗澡時發現在乳房中間有硬塊，乳頭有點凹陷，就醫後確定為乳癌（Breast Ca），醫師建議儘速施行根治式乳房切除方式，郭女士猶豫不決，考慮了三天，仍不願意填寫手術同意書，在此種情況下，您將如何協助郭女士作決定？

三、鄭志成今年 13 歲，國中一年級，在上學途中車禍受傷，送醫後經 X 光檢查發現左小腿脛骨骨折，醫師認為應採手術治療，請問應如何完成手術同意書的簽署？

第二節　病人自主權利法及其臨床應用

Charles 等人於 1997 年早就提出醫療人員若能藉由完整的資訊分享，提供病人共同參與討論的機會，在醫療決策過程中，將可落實「尊重病人自主權」的精神，並且強調自主權的行使，應視為病人的權利。基於此觀點，我國亦於 2015 年 12 月 18 日經立法院通過亞洲第一部「病人自主權利法」，由總統於 2016 年 1 月 6 日公布，已於 2019 年施行（全國法規資料庫，2021b）。

病人自主權利法立法的基本理念（本法第一條）

制定「病人自主權利法」（以下簡稱本法）的目的爲

1. 尊重病人醫療自主。
2. 保障病人善終權益。
3. 促進醫病關係和諧。

病人自主權利法中相關名詞之定義（本法第二條）

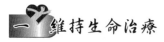 維持生命治療

係指心肺復甦術、機械式維生系統、血液製品爲特定疾病而設之專門治療、重度感染時所給予之抗生素等任何有可能延長病人生命之必要醫療措施。

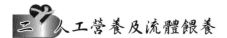 人工營養及流體餵養

係指透過導管或其他侵入性措施，餵養食物與水分。

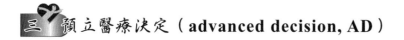 預立醫療決定（advanced decision, AD）

係指事先立下之書面意思表示，指明處於特定臨床條件時，希望接受或拒絕之維持生命治療、人工營養及流體餵養或其他與醫療照護、善終等相關意願之決定。

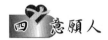 **意願人**

係指以書面方式為預立醫療決定之人。

醫療委任代理人（health care agent, HCA）

係指接受意願人書面委任，於意願人意識昏迷或無法清楚表達意願時，代理意願人表達意願之人。

預立醫療照護諮商（advaced care planning, ACP）

係指病人與醫療服務提供者、親屬或其他相關人士所進行之溝通過程，商討當病人處於特定臨床條件、意識昏迷或無法清楚表達意願時，對病人應提供之適當照護方式以及病人得接受或拒絕之維持生命治療與人工營養及流體餵養。

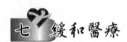 **緩和醫療**

係指為減輕或免除病人之生理、心理及靈性痛苦，施予緩解性、支持性之醫療照護，以增進病人生活品質。

病人自主權利法對有關病人「知情」、「選擇」
和「決定」等權利之規定

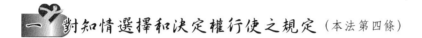 對知情選擇和決定權行使之規定（本法第四條）

1. 病人對於病情、醫療選項及各選項之可能成效與風險預後，有知情之權利。

2. 病人之法定代理人、配偶、親屬、醫療委任代理人或與病人有特別密切關係之人（以下統稱關係人），不得妨礙醫療機構或醫師依病人就醫療選項決定之作為。

二 對告知之規定（本法第五條）

1. 病人就診時，醫療機構或醫師應以其所判斷之適當時機及方式，將病人之病情、治療方針、處置、用藥、預後情形及可能之不良反應等相關事項告知本人。病人未明示反對時，亦得告知其關係人。

2. 病人為無行為能力人、限制行為能力人、受輔助宣告之人或不能為意思表示或受意思表示時，醫療機構或醫師應以適當方式告知本人及其關係人。

三 對同意權行使之規定（本法第六條）

病人接受手術、中央主管機關規定之侵入性檢查或治療前，醫療機構應經病人或關係人同意，簽具同意書，始得為之。但情況緊急者，不在此限。

肆 對「預立醫療決定」之規定

一 具完全行為能力之人，始得預立醫療決定（advanced decision, AD），並得隨時以書面撤回或變更之（本法第八條）

二 預立醫療決定，應符合下列規定（本法第九條）

1. 意願人經醫療機構提供「預立醫療照護諮商」，並經其於預立醫療決定上核章證明。
2. 經公證人公證或有具完全行為能力者二人以上在場見證。
3. 經註記於全民健康保險憑證（健保卡）。

意願人、二親等內之親屬至少一人及醫療委任代理人應參加「預立醫療照護諮商」。經意願人同意之親屬亦得參與。

意願人之醫療委任代理人，主責照護醫療團隊成員，以及意願人之受遺贈人、遺體或器官指定之受贈人和因意願人死亡而獲得利益之人，不得為預立醫療決定之見證人。

三 得依病人之預立醫療決定終止、撤除或不施行維生治療或人工營養及流體餵養之全部或一部之規定（本法第十四條）

㈠符合下列臨床條件之一，且有預立醫療決定者，才得以執行之

1. 末期病人。
2. 處於不可逆轉之昏迷狀況。
3. 永久植物人狀態。

4. 極重度失智。

5. 經中央主管機關公告之病人疾病狀況或痛苦難以忍受、疾病無法治癒，且依當時醫療水準無其他合適解決方法之情形。

(二)對執行符合上述臨床條件者之認定

由二位具相關專科醫師資格之醫師確診，並經緩和醫療團隊至少二次照會確認。

四 對醫療機構或醫師執行預立醫療決定之規定

1. 醫療機構或醫師依其專業或意願，無法執行病人預立醫療決定時，得不施行之。但應告知病人或關係人。

2. 醫療機構或醫師依本法第十四條規定終止、撤除或不施行維生等治療之全部或一部，不負刑事和行政責任。除有故意或重大過失且違反病人預立醫療決定者外，不負賠償責任。

3. 醫療機構或醫師對本法第十四條第一項第五款之病人，於開始執行預立醫療決定前，應向有意思能力之意願人確認該決定之內容及範圍（本法第十五條）。

4. 醫療機構或醫師終止、撤除或不施行維持生命治療或人工營養及流體餵養時，應提供病人緩和醫療及其他適當處置。醫療機構依其人員、設備及專長能力無法提供時，應建議病人轉診，並提供協助（本法第十六條）。

5. 醫療機構或醫師應將執行預立醫療決定內容和範圍，詳細記載於病歷；同意書、病人之書面意思表示及預立醫療決定應連同病歷保存（本法第十七條）。

伍　對指定「醫療委任代理人」的規定

一　醫療委任代理人之資格條件（本法第十條）

1. 年滿二十歲。（依民法第十二條修訂「滿十八歲成年」，自 2023 年 1 月 1 日施行）
2. 具完全行為能力。
3. 經其書面同意。
4. 應參與預立醫療照護諮商。

二　醫療委任代理人之限制

下列之人，除意願人之繼承人外，不得為醫療委任代理人（本法第十條）：
1. 意願人之受遺贈人。
2. 意願人遺體或器官指定之受贈人。
3. 其他因意願人死亡而獲得利益之人。

三　醫療委任代理人之權限

醫療委任代理人於意願人意識昏迷或無法清楚表達意願時，代理意願人表達醫療意願，其權限如下（本法第十條）：
1. 聽取病情、治療方針、處置、用藥、預後情形及可能之不良反應事項之告知。
2. 簽具手術或侵入性檢查或治療等之同意書。
3. 依病人預立醫療決定內容，代理病人表達醫療意願。
醫療委任代理人有二人以上者，均得單獨代理意願人。且在處理委任

事務時，應向醫療機構出具身分證明。

四 醫療委任代理人得隨時以書面終止委任。有下列情事
之一者，當然解任（本法第十一條）

　　1. 因疾病或意外，經相關醫學或精神鑑定，認定心智能力受損。
　　2. 受輔助宣告或監護宣告。

陸　預立醫療照護諮商

一 醫療照護諮商之目的

　　旨在由了解本法之醫療專業人員，提供醫療與法律資訊，並與病
人、病人家屬或其他重要關係人進行諮商、對話與溝通，使病人和其他參
與者充分了解本法所保障之病人自主權內容與範圍，協助病人在整體共融
關係下，自主訂定「預立醫療決定」或「指定醫療委任代理人」（本法第
三條、第九條）

二 醫療諮商參與者

　　1. 意願人本人是主要參與者。
　　2. 意願人之二親等內親屬至少應有一人參與，以獲得家人支持與諒
解。
　　3. 意願人指定之醫療委任代理人，亦可共同參與諮商，以輔助病人
實現自主權。

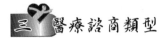 **醫療諮商類型**

(一)重大傷病型

係指意願人業經診斷罹患重大傷病,有可能出現「生不如死」的困境,期望在其意識清醒下,透過醫療照護諮商程序,以「預立醫療決定」。本類型之意願人已是病人,可由符合本法規定,且熟悉病人病情的醫療團隊執行。

(二)未雨綢繆型

係意願人在身體健康良好時,即針對未來可能之突發狀況預作安排;事先「預立醫療決定」或「指定醫療委任代理人」。本類型因意願人並非病人,可選擇任何符合本法規定之醫療機構進行。

 ## 病人自主權利法的臨床應用

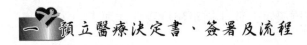 預立醫療決定書、簽署及流程

根據病人自主權利法的立法宗旨係在尊重病人醫療自主權、促進醫病關係和諧下,保障病人善終權益。凡是具行為能力人都可以在任何時候向醫院預約,進行「預立醫療照護諮商」除了本人必須親自參與外,也要有二親等內親屬至少一人參與,由醫師,護理師和社工師組成的團隊,說明「預定醫療決定書」的簽署流程以及「病人自主權利法」的規定,意願人就可以事前表達一旦未來「符合特定臨床條件」情況時,把選擇「希望」或「不希望」接受「維持生命治療」或「人工營養及流體餵養」的想法,寫在這份文件上,完成法定正式書面文件。

預立醫療決定書的格式分為三個段落和一份附件,其中

第一頁是本人以及見證人的簽署欄位。

第一部分是醫療照護選項的表達。

第二部分是完成預立醫療照護諮商的核章欄位。

附件為「預立委任代理人的委任書」，若意願人有想要指定醫療委任代理人再填寫即可。

二 預立醫療決定書填寫說明

以臺北市立聯合醫院範本為例（臺北市立聯合醫院，2022/5/20）

臺北市立聯合醫院是「病人自主權利法」立法後，試辦「預立醫療決定」的醫院之一，其以簡單易懂的圖示說明，讓民眾一看即懂，特推薦給大家參考。

㈠預立醫療決定書範例說明（表 4-2）

表 4-2　預立醫療決定書填寫說明

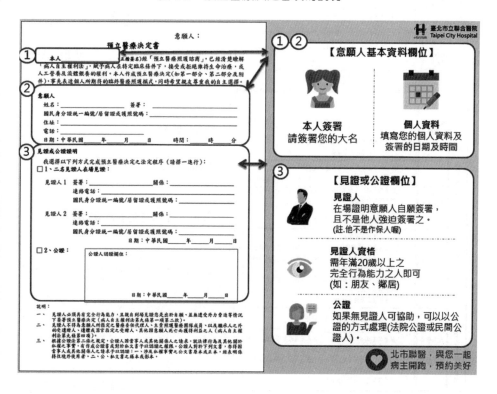

表 4-3　醫療照護選項說明

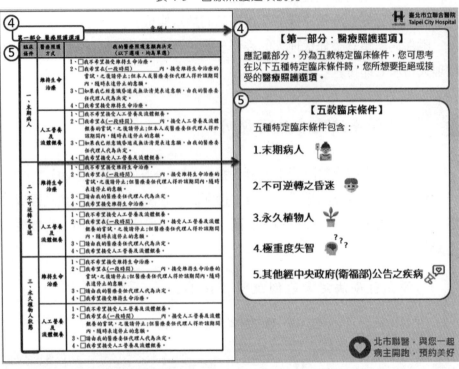

表 4-4　核章證明說明

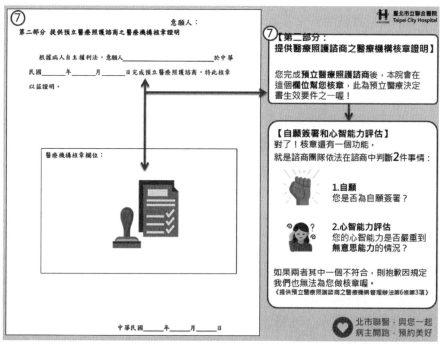

⑦

意願人：

臺北市立聯合醫院
Taipei City Hospital

第二部分 提供預立醫療照護諮商之醫療機構核章證明

根據病人自主權利法，意願人＿＿＿＿＿＿＿＿＿＿於中華

民國＿＿＿年＿＿＿月＿＿＿日完成預立醫療照護諮商，特此核章

以茲證明。

醫療機構核章欄位：

中華民國＿＿＿年＿＿＿月＿＿＿日

⑦【第二部分：
提供醫療照護諮商之醫療機構核章證明】

您完成**預立醫療照護諮商**後，本院會在
這個**欄位**幫您**核章**，此為預立醫療決定
書生效要件之一喔！

【自願簽署和心智能力評估】
對了！核章還有一個功能，
就是諮商團隊依法在諮商中判斷**2件**事情：

1.自願
您是否為自願簽署？

2.心智能力評估
您的心智能力是否嚴重到
無意思能力的情況？

如果兩者其中一個不符合，則抱歉因規定
我們也無法為您做核章喔。
《提供預立醫療照護諮商之醫療機構管理辦法第6條第3項》

北市聯醫，與您一起
病主開跑，預約美好

表 4-5　醫療委任代理人委任書

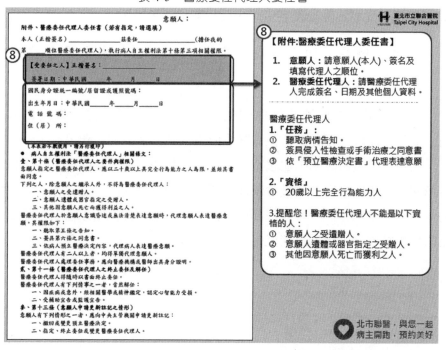

⑧

意願人：

臺北市立聯合醫院
Taipei City Hospital

附件、醫療委任代理人委任書（若有指定，請選填）

本人（正楷簽名）＿＿＿＿＿＿＿茲委任＿＿＿＿＿＿＿（擔任我的

第＿＿順位醫療委任代理人），執行病人自主權利法第十條第三項相關權限。

【受委任之人】正楷簽名：＿＿＿＿＿＿＿

簽署日期：中華民國＿＿＿年＿＿＿月＿＿＿日

國民身分證統一編號/居留證或護照號碼：

出生年月日：中華民國＿＿＿年＿＿＿月＿＿＿日

電 話 號 碼：

住（居）所：

【本表如不敷使用，請另行影印】

● 病人自主權利法「醫療委任代理人」相關條文：

壹、第十條（醫療委任代理人之要件與權限）
意願人指定之醫療委任代理人，應以二十歲以上具完全行為能力之人為限，並經其書
面同意。
下列之人，除意願人之繼承人外，不得為醫療委任代理人：
一、意願人之受遺贈人。
二、意願人遺體或器官指定之受贈人。
三、其他因意願人死亡而獲得利益之人。
醫療委任代理人於意願人意識昏迷或無法清楚表達意願時，代理意願人表達醫療意
願，其權限如下：
一、聽取第五條之告知。
二、簽具第六條之同意書。
三、依病人預立醫療決定內容，代理病人表達醫療意願。
醫療委任代理人有二人以上者，均得單獨代理意願人。
醫療委任代理人處理委任事務，應向醫療機構或醫師出具身分證明。

貳、第十一條（醫療委任代理人之終止委任及解任）
醫療委任代理人得隨時以書面終止委任。
醫療委任代理人有下列情事之一者，當然解任：
一、因疾病或意外，經相關醫學或精神鑑定，認定心智能力受損。
二、受輔助宣告或監護宣告。

參、第十三條（意願人申請更新註記之情形）
意願人有下列情形之一者，應向中央主管機關申請更新註記：
一、撤回或變更預立醫療決定。
二、指定、終止委任或變更醫療委任代理人。

⑧【附件:醫療委任代理人委任書】

1. **意願人**：請意願人(本人)、簽名及
　　填寫代理人之順位。
2. **醫療委任代理人**：請醫療委任代理
　　人完成簽名、日期及其他個人資料。

醫療委任代理人
1.「**任務**」：
① 聽取病情告知
② 簽具侵入性檢查或手術治療之同意書
③ 依「預立醫療決定書」代理表達意願

2.「**資格**」
① 20歲以上完全行為能力人

3.提醒您！醫療委任代理人不能是以下資
格的人：
① 意願人之受遺贈人。
② 意願人遺體或器官指定之受贈人。
③ 其他因意願人死亡而獲利之人。

北市聯醫，與您一起
病主開跑，預約美好

看完前述表單覺得內容複雜嗎？沒關係，你還需要到醫療機構去完成「預立醫療照護諮商」，裡面會有專業諮商人員跟你做解說，請詳見預立醫療照護諮商服務。

(二)誰會想要來簽？誰有資格簽署？

凡是對自己的醫療規劃、善終心願已有初步想法的人，就可以來簽署預立醫療決定書。簽這份文件的人不一定是只有慢性病、癌症、心肺哀竭或未期病人才需要簽。這份文件並非只有在生病的時候才能簽，只要你對於自己的醫療規劃已有想法了，都可以來簽署這份文件，保障自己在五款特殊臨床條件的醫療方針和處置。

簽署資格目前根據「病人自主權利法」的規定，符合下列情況的人才能簽署：

1. 具有行為能力的人（例如 18 歲以上，或未成年但已結婚的人）

2. 有健保卡的人（外籍人士有健保卡也可以簽）

3. 心智清楚，沒有被強迫來簽的情況（這是自主保障，不能由他人強迫你寫）

4. 沒有受到法院監護宣告的人（以前稱「禁治產」）

(三)要怎麼簽「預立醫療決定書」？自己印出來填寫就可以嗎？

由於寫這份文件涉及到你的生命保障，所以目前法律規定在簽署前，要到醫療院所預約進行預立醫療照護諮商，需要和二親等家人一起前來，由專業人員做說明，並讓家人知道你的想法。完成諮商後，才可以在諮商當下或帶回家寫，最後會幫你掃描上傳到健保卡內，這樣才有法律效力，而且到全國任何一家醫院都可以使用這一份文件！所以目前是無法自己印出填寫就好，因為這樣沒有法律上的效力。

㈣預立醫療決定書之簽署流程（圖 4-1）

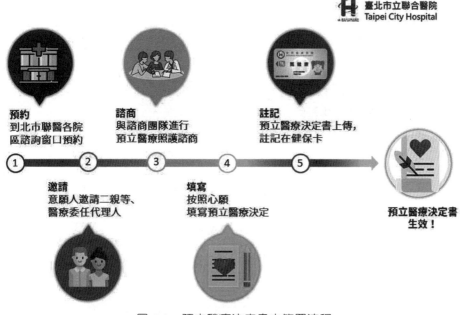

臺北市立聯合醫院
Taipei City Hospital

預約
到北市聯醫各院
區諮詢窗口預約
① ② ③ ④ ⑤

諮商
與諮商團隊進行
預立醫療照護諮商

註記
預立醫療決定書上傳，
註記在健保卡

邀請
意願人邀請二親等、
醫療委任代理人

填寫
按照心願
填寫預立醫療決定

**預立醫療決定書
生效！**

圖 4-1　預立醫療決定書之簽署流程

㈤預立醫療決定書之啓動？

　　預立醫療決定書不是上傳到健保卡註記生效後，因你發生意外或疾病昏迷時就會馬上啓動（使用）。

　　而是在你疑似有五種臨床特定條件任一個情況出現時，你（意識清楚時）、醫療團隊或家屬可以執行臨床條件確認程序，這個程序是需要「兩位相關專科醫師確認，並經緩和團隊至少兩次照會」的流程。

　　在確認你符合五款臨床條件任一個情況的時候，才會依醫療常規與家人、醫療委任代理人或關係人進行討論，是否要持續治療，還是要準備開始按照你的預立醫療決定書內的選擇去執行，啓動預立醫療決定書是一件嚴謹且慎重的過程，在啓動前也會希望你跟家人已經做好準備後，才按照你的意願執行。

　　所以要執行這一份文件不會在急診、緊急情況下，就立刻使用的。

你也可以參照下圖流程，了解預立醫療決定書生效的程序，以及啟動步驟（圖 4-2）：

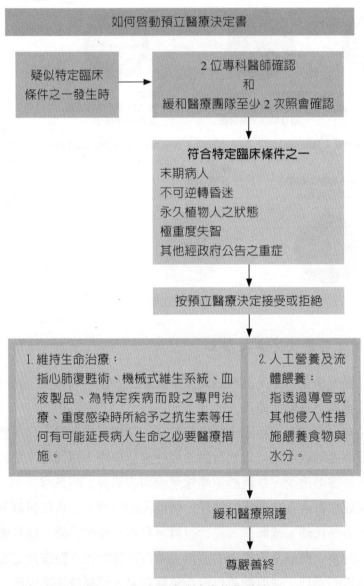

圖 4-2　預立醫療決定書的啟動流程

　　此外，即使簽好了預立醫療決定書，也登入健保卡內了，但與家人達成共識更是很重要的。因爲事情發生的當下，萬一有家人反對您的預立醫療決定，也會造成其他親友、醫療團隊執行上的困擾。

　　即便法律上有明確的保障，只是在情感層面上，有時候家庭間，對你的善終決定，可能還是會不捨、猶豫、焦慮和難過。所以最好把握機會跟親友多交流討論一下。以達到醫病與家庭間的和諧，維護自身善終與自主的安排。

㈥ 預立醫療決定書電子檔

　　衛生福利部早就正式公告預立醫療決定書。

　　若你想做好人生安排、醫療規劃或給家人一個圓滿的事前安排等準備，歡迎至衛福部網站下載預立醫療決定書或使用智慧型裝置掃描下列QRcode 來觀看吧！

（註：衛生福利部於 107 年 10 月 3 日公告預立醫療決定書法定格式）

　　本人（盧美秀）已於 2020 年 1 月 9 日在二個兒子的見證下簽署預立醫療決定書，特以此與大家分享我所簽署的預立醫療決定書和醫療照護選項，因爲已經做了確切的選擇與決定，所以沒有簽署醫療委任代理人委任書。

意願人：盧＿＿＿

預立醫療決定書

本人＿＿盧＿＿＿＿＿（正楷簽名）經「預立醫療照護諮商」，已經清楚瞭解「病人自主權利法」，賦予病人在特定臨床條件下，接受或拒絕維持生命治療，或人工營養及流體餵養的權利。本人作成預立醫療決定（如第一部分、第二部分及附件），事先表達個人所期待的臨終醫療照護模式，同時希望親友尊重我的自主選擇。

意願人

姓名：＿盧＿＿＿＿　簽署：＿盧＿＿＿＿

國民身分證統一編號/居留證或護照號碼：Q ×××××××××

住址：台北市中正區 ×××

電話：09×××××××××

日期：中華民國 109 年 1 月 9 日　　時間：11 時 30 分

見證或公證證明

我選擇以下列方式完成預立醫療決定之法定程序（請擇一進行）：

☑ 1、二名見證人在場見證：

見證人1　簽署：黃＿＿＿＿＿＿　關係：母子

連絡電話：＿＿＿＿＿＿＿＿＿＿＿＿＿＿

國民身分證統一編號/居留證或護照號碼：＿＿＿＿＿＿＿

見證人2　簽署：黃＿＿＿＿＿＿　關係：母子

連絡電話：＿＿＿＿＿＿＿＿＿＿＿＿＿＿

國民身分證統一編號/居留證或護照號碼：＿＿＿＿＿＿＿

日期：中華民國 109 年 1 月 9 日

☐ 2、公證：

公證人認證欄位：

日期：中華民國＿＿＿＿年＿＿＿＿月＿＿＿＿日

說明：

一、　見證人必須具有完全行為能力，且親自到場見證您是出於自願、並無遭受外力脅迫等情況下簽署預立醫療決定（病人自主權利法第九條第一項第二款）。

二、　見證人不得為意願人所指定之醫療委任代理人、主責照護醫療團隊成員、以及繼承人之外的受遺贈人、遺體或器官指定之受贈人、其他因意願人死亡而獲得利益之人（病人自主權利法第九條第四項）。

三、　根據公證法第二條之規定，公證人因當事人或其他關係人之請求，就法律行為及其他關於私權之事實，有作成公證書或對於私文書予以認證之權限。公證人對於下列文書，亦得因當事人或其他關係人之請求予以認證：一、涉及私權事實之公文書原本或正本，經表明係持往境外使用者。二、公、私文書之繕本或影本。

意願人：盧美孝

第一部分　醫療照護選項

臨床條件	醫療照護方式	我的醫療照護意願與決定 （以下選項，均為單選）
一、末期病人	維持生命治療	1、☑我不希望接受維持生命治療。 2、□我希望在(一段時間)＿＿＿＿＿＿內，接受維持生命治療的嘗試，之後請停止；但本人或醫療委任代理人得於該期間內，隨時表達停止的意願。 3、□如果我已經意識昏迷或無法清楚表達意願，由我的醫療委任代理人代為決定。 4、□我希望接受維持生命治療。
	人工營養及流體餵養	1、☑我不希望接受人工營養及流體餵養。 2、□我希望在(一段時間)＿＿＿＿＿＿內，接受人工營養及流體餵養的嘗試，之後請停止；但本人或醫療委任代理人得於該期間內，隨時表達停止的意願。 3、□如果我已經意識昏迷或無法清楚表達意願，由我的醫療委任代理人代為決定。 4、□我希望接受人工營養及流體餵養。
二、不可逆轉之昏迷	維持生命治療	1、☑我不希望接受維持生命治療。 2、□我希望在(一段時間)＿＿＿＿＿＿內，接受維持生命治療的嘗試，之後請停止；但醫療委任代理人得於該期間內，隨時表達停止的意願。 3、□請由我的醫療委任代理人代為決定。 4、□我希望接受維持生命治療。
	人工營養及流體餵養	1、☑我不希望接受人工營養及流體餵養。 2、□我希望在(一段時間)＿＿＿＿＿＿內，接受人工營養及流體餵養的嘗試，之後請停止；但醫療委任代理人得於該期間內，隨時表達停止的意願。 3、□請由我的醫療委任代理人代為決定。 4、□我希望接受人工營養及流體餵養。
三、永久植物人狀態	維持生命治療	1、☑我不希望接受維持生命治療。 2、□我希望在(一段時間)＿＿＿＿＿＿內，接受維持生命治療的嘗試，之後請停止；但醫療委任代理人得於該期間內，隨時表達停止的意願。 3、□請由我的醫療委任代理人代為決定。 4、□我希望接受維持生命治療。
	人工營養及流體餵養	1、☑我不希望接受人工營養及流體餵養。 2、□我希望在(一段時間)＿＿＿＿＿＿內，接受人工營養及流體餵養的嘗試，之後請停止；但醫療委任代理人得於該期間內，隨時表達停止的意願。 3、□請由我的醫療委任代理人代為決定。 4、□我希望接受人工營養及流體餵養。

意願人：盧義章

臨床條件	醫療照護方式	我的醫療照護意願與決定 （以下選項，均為單選）
四、極重度失智	維持生命治療	1、☑我不希望接受維持生命治療。 2、☐我希望在（一段時間）＿＿＿＿＿內，接受維持生命治療的嘗試，之後請停止；但醫療委任代理人得於該期間內，隨時表達停止的意願。 3、☐請由我的醫療委任代理人代為決定。 4、☐我希望接受維持生命治療。
	人工營養及流體餵養	1、☑我不希望接受人工營養及流體餵養。 2、☐我希望在（一段時間）＿＿＿＿＿內，接受人工營養及流體餵養的嘗試，之後請停止；但醫療委任代理人得於該期間內，隨時表達停止的意願。 3、☐請由我的醫療委任代理人代為決定。 4、☐我希望接受人工營養及流體餵養。
五、其他經中央主管機關公告之疾病或情形	維持生命治療	1、☑我不希望接受維持生命治療。 2、☐我希望在（一段時間）＿＿＿＿＿內，接受維持生命治療的嘗試，之後請停止；但本人或醫療委任代理人得於該期間內，隨時表達停止的意願。 3、☐如果我已經意識昏迷或無法清楚表達意願，由我的醫療委任代理人代為決定。 4、☐我希望接受維持生命治療。
	人工營養及流體餵養	1、☑我不希望接受人工營養及流體餵養。 2、☐我希望在（一段時間）＿＿＿＿＿內，接受人工營養及流體餵養的嘗試，之後請停止；但本人或醫療委任代理人得於該期間內，隨時表達停止的意願。 3、☐如果我已經意識昏迷或無法清楚表達意願，由我的醫療委任代理人代為決定。 4、☐我希望接受人工營養及流體餵養。

意願人：盧美秀

第二部分 提供預立醫療照護諮商之醫療機構核章證明

　　根據病人自主權利法，意願人 盧美秀 　　　　　於中華

民國 109 年 1 月 9 日完成預立醫療照護諮商，特此核章

以茲證明。

医療機構核章欄位：

中華民國＿＿＿＿年＿＿＿＿月＿＿＿＿日

意願人：

附件、醫療委任代理人委任書（若有指定，請選填）

本人（正楷簽名）＿＿＿＿＿＿＿＿＿＿＿茲委任＿＿＿＿＿＿＿＿（擔任我的第＿＿＿＿＿順位醫療委任代理人），執行病人自主權利法第十條第三項相關權限。

【受委任之人】正楷簽名：＿＿＿＿＿＿＿＿＿＿
簽署日期：中華民國＿＿＿＿年＿＿＿＿月＿＿＿＿日
國民身分證統一編號／居留證或護照號碼： 出生年月日：中華民國＿＿＿＿年＿＿＿＿月＿＿＿＿日 電話號碼： 住（居）所：

（本表若不敷使用，請另行複印）

．病人自主權利法「醫療委任代理人」相關條文：

壹、第十條（醫療委任代理人之要件與權限）

意願人指定之醫療委任代理人，應以二十歲以上具完全行為能力之人為限，並經其書面同意。

下列之人，除意願人之繼承人外，不得為醫療委任代理人：

　　一、意願人之受遺贈人。

　　二、意願人遺體或器官指定之受贈人。

　　三、其他因意願人死亡而獲得利益之人。

醫療委任代理人於意願人意識昏迷或無法清楚表達意願時，代理意願人表達醫療意願，其權限如下：

　　一、聽取第五條之告知。

　　二、簽具第六條之同意書。

　　三、依病人預立醫療決定內容，代理病人表達醫療意願。

醫療委任代理人有二人以上者，均得單獨代理意願人。

醫療委任代理人處理委任事務，應向醫療機構或醫師出具身分證明。

貳、第十一條（醫療委任代理人之終止委任及解任）

醫療委任代理人得隨時以書面終止委任。

醫療委任代理人有下列情事之一者，當然解任：

　　一、因疾病或意外，經相關醫學或精神鑑定，認定心智能力受損。

　　二、受輔助宣告或監護宣告。

參、第十三條（意願人申請更新註記之情形）

意願人有下列情形之一者，應向中央主管機關申請更新註記：

　　一、撤回或變更預立醫療決定。

　　二、指定、終止委任或變更醫療委任代理人。

（本人未委任醫療代理人）

捌　結語　

　　病人自主權利法旨在確保病人在就醫時，具有「知情」、「選擇」和「決定」權利。不論是病人或健康人只要具完全行為能力都可透過「病人自主權利之行使過程」（圖4-3），經過「預定醫療照護諮商」、「預立醫療決定」或「指定醫療委任代理人」，確保個人即使在意識昏迷情況下，仍能依照個人意願接受或拒絕包括維生的醫療處置，保障善終權益。

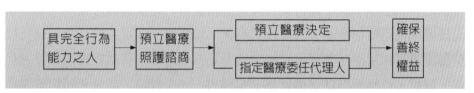

圖4-3　病人自主權利之行使過程

問題討論

一、一個人有權利選擇死亡嗎？任何人走向死亡與採取行動協助死亡，兩者在倫理道德上有所不同嗎？

二、死亡能用複雜的醫療科技延緩或預防，但這些醫療科技應該單純因方便而使用嗎？

三、死亡在「安寧緩和醫療」和「病人自主權利的維護」，應可以解讀為「不促進」、也「不延緩」，清楚的展現關懷的價值嗎？

第三節　醫病共享決策
（Shared decision making）

壹　醫病共享決策的發展

　　隨著醫療科技的快速發展，許多新的醫療儀器設備不斷創新，以前無法透過儀器檢查和治療的疾病，已有不同的創新治療方式和新藥可供選擇，但其風險和不確定性仍相對較高，許多新的檢查和治療費用，並不在全民健保規定給付範圍，因此針對高風險和醫療不確定性較高者，以及目前醫療處置和用藥其實證研究結果尚不是很明確者，在此類病人就醫過程中，醫療人員應能提供足夠資訊，並與病人共同討論，最後共同作成醫療決定並共同承擔治療風險，此種由醫療人員和病人共同作成醫療決策的方式，稱之為醫病共享決策（shared decision making, SDM）。

貳　醫病共享決策是國際趨勢

　　IOM 提出 2020 年願景：（IOM, 2007）
　　1. 美國醫學研究院（Institute of Medicine, IOM）提出 2020 年時美國 90% 的臨床決策都能有精確、最新且相對最佳的科學證據，作為臨床照護的依據。
　　2. 倡導實證醫療照護（evidence-based medicine, EBM）強調科學證據（evidence）、病人偏好或期望（expectation）和臨床經驗（experience）3E 整合（圖 4-4），其中以醫病共享決策（shared-decision making, SDM）為落實實證醫療照護之精髓所在。
　　3. 主張醫病共享決策是臨床照護提供者依據病人偏好及價值觀，用病人可以理解的語言及圖示，多元呈現具科學實證的治療照護選擇，使病

人在充分了解益處及傷害的狀況下，共同作出符合病人個別性，以病人（家庭）爲中心最適配的照護決策（Hoffmann & Glasziou, 2016）。

4. 以 EBM 爲基礎的 3E 整合照護架構：

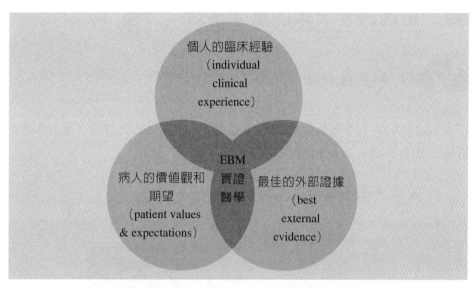

圖 4-4　以 EBM 為基礎的 3E 整合照護架構

 參　醫病共享決策之倫理基礎

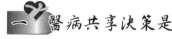 一　醫病共享決策是尊重病人自主權的倫理作為

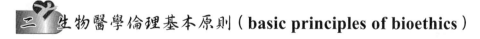 二　生物醫學倫理基本原則（basic principles of bioethics）

1. 尊重自主原則（the principle of respect for autonomy）強調知情同意和自我決定權。

2. 不傷害原則（the principle of non-maleficence）。

3. 行善原則（the principle of beneficence）。

4. 公平正義原則（the principle of justice）。

肆 醫病共享決策的法律規定

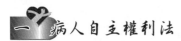病人自主權利法

於 2016 年 1 月 6 日經總統公布已於 2019 年正式施行。（全國法規資料庫，2016, 2021；孫，2017）

(一)其立法基本理念為（圖 4-5）：

1. 尊重病人醫療自主
2. 保障病人善終權益
3. 促進醫病關係和諧

推動醫病共享決策可以具體實現左列三大理念

圖 4-5　病人自主權利法與醫病共享決策之相關性

(二)對尊重病人醫療自主權的宣示

1. 宣示病人享有完整的知情、選擇與決定權。

2. 規定病人以外的其他關係人不得妨礙醫療機構或醫師依病人決定所採取的作為。

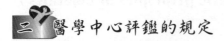醫學中心評鑑的規定

➤ 醫學中心評鑑條文

‧第二篇：醫療照護

・2.1 病人及家屬權責

1. 醫院應以病人的觀點，明確訂定有關病人權利的相關政策、規範，並公開倡導，讓病人及家屬能充分了解其權利並參與醫療決策，同時也要教育員工理解及尊重病人的自主性和價值觀，提供維護病人尊嚴且周延的醫療服務。

2. 應鼓勵病人及其家屬參與醫療決策，工作人員以病人及家屬能理解之語言，解說病人的健康及醫療相關資訊。

3. 向住院病人或家屬說明住院之必要性及診療計畫，並有措施協助及鼓勵其參與醫療照護之過程及決策。

 三、 衛生福利部已將其列為 105-110 年度醫療品質及病人安全年度工作目標之一

105-106 年病安目標八：「鼓勵病人及其家屬參與病人安全工作」之執行策略為「主動提供病人醫療安全相關資訊，推行醫病共享決策」。109-110 年度病安目標八，仍將「推行醫病共享決策」列為第 2 項執行策略。

伍　推動醫病共享決策的理由

 醫界面臨更多的挑戰（廖，2017）

1. 病人罹患多重疾病。
2. 疾病治療複雜度增加，可供選擇之治療種類太多。
3. 醫師診療之病人太多，溝通時間有限。
4. 醫師專業與民眾醫療相關知識落差大。
5. 病人冀求高品質精準的醫療。
6. 病人以消費者自居，意識高漲，醫病關係緊張。

二　醫病共享決策的目的（梁，2016；譚，2016）

1. 縮小醫病間之資訊差距。
2. 降低人為疏失。
3. 增加病人的醫療遵從度。
4. 避免不必要的用藥或醫療處置。
5. 避免不必要的手術。
6. 避免不必要的醫療浪費。

陸　醫病共享決策的操作性定義和架構

「醫病共享決策」係透過病人和醫療人員之間的資訊共享、共同討論，醫療人員以科學證據向病人說明，病人則表達對各種治療選項的想法與偏好，最後透過理性抉擇達成治療照護選擇的共識（圖 4-6），其必須包括下列項目（梁，2016；廖，2017；Charles, Gafni and Whelan, 1997）：

　　1. 至少有醫師和病人雙方共同參與。

　　2. 醫師提出各種不同治療處置之實證資料，病人表達個人喜好和價值觀，彼此交換資訊，並互相討論。

　　3. 醫病溝通討論後，共同達成最佳可行之治療選項。

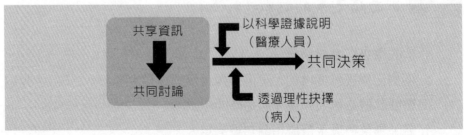

圖 4-6　醫病共享決策的架構

資料來源：作者自行繪製。

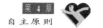
 適合採用 SDM 的臨床情境（李，2016；梁，2016）

1. 醫療不確定性高，需要複雜和多重選擇的疾病。

2. 目前尚無明確的實證醫學結論的醫療處置與用藥。

3. 危及生命的高風險嚴重疾病。

4. 可能有重大身心功能、形象改變或併發症之手術、診斷、醫療處置與用藥之不可逆性傷害。

5. 需長期服用藥物或其他治療。

 醫病共享決策模式（Elwyn et al. 2012）

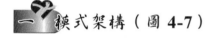 模式架構（圖 4-7）

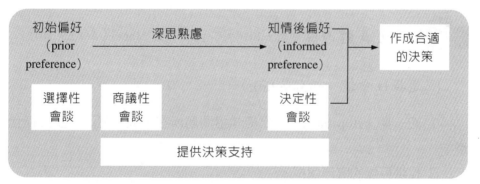

圖 4-7　醫病共享決策模式

資料來源：參考 Elwyn.et al. 2012 改編。

二、醫病共享決策程序（圖 4-8）

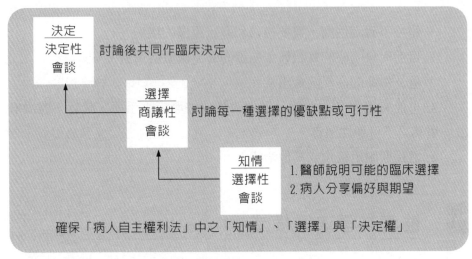

圖 4-8　醫病共享決策之程序

資料來源：作者自行繪製。

三、會談之具體內容（梁，2016；Coylewright, Montori & Ting, 2012）

㈠選擇性會談（choice talk）

1. 緩一步（stop back）：已經知道問題所在，先思考下一步要作什麼？

2. 提供可能的臨床選擇。

3. 釐清選擇：了解病人偏好，並確認病人理解醫療不確定性。

4. 注意病人反應。

5. 醫師在「選擇性會談」中最好延遲表態。

㈡商議性會談（option talk）

1. 確認討論內容具科學實證。

2. 列出可選擇項目。

3. 說明選擇項目的優缺點，探索病人偏好項目。

4. 提供病人決策支援—提供實證資料供參考。

5. 總結。

(三) 決定性會談（decision talk）

1. 聚焦於偏好。

2. 引導確認偏好。

3. 驅動去作成決定。

4. 提供回饋。

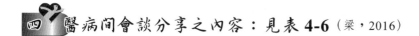

四　醫病間會談分享之內容：見表 4-6（梁，2016）

表 4-6　會談分享內容

醫師	病人
診斷	生病的經驗
疾病原因	社會環境（社會支持系統、經濟狀況）
預後	面對風險的態度
可能的治療方式	價值觀
治療的可能結果（機率）	偏好或期望

五　醫病共享決策的原則（梁，2016；廖，2017）

1. 適當地將病人及其家屬、親密朋友納入，向其說明疾病治療處置方案和可能有的選擇。

2. 使用輔助工具（例如衛教單張、手冊、圖表、影音多媒體教材）提供病人治療方案的比較資訊，供病人參考。

3. 了解病人對治療方案的偏好。

4. 分析治療方案的優缺點。

5. 確認病人是否已具備作醫療決策應了解的知識。

6. 提供情緒支持紓解其恐懼與不安。

7. 詢問病人是否已經能夠進行決策，或還需要和其他家人討論商量，或者還有想要了解的問題？

8. 支持病人依其價值觀、偏好以及表達的意願進行醫療決策。

9. 協調與整合所需之醫療處置，並執行之。

10. 形塑醫病共享的醫療文化。

 # 玖　影響醫病共享決策的因素（Elwyn et al. 2010; Glasziou & Mar, 2014）

影響醫病共享決策的因素（圖 4-9），並說明如下：

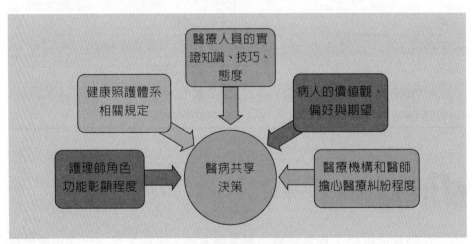

圖 4-9　影響醫病共享決策的因素

資料來源：Elywn et al. 2010; Glasziou & Mar, 2014 改編。

㈠醫療人員的實證知識、技巧、態度

醫療人員能隨時蒐集有關治療選項的實證資料，並以誠懇親切的態度，有技巧地用病人可以理解的用詞向病人說明，讓病人感知參與醫療決策的重要性及如何選擇符合個人偏好和期望的治療選項。

㈡病人的價值觀、偏好與期望

病人願意詳細分享其生病的經驗、價值觀、面對風險的態度，以及對各種治療選項的偏好或期望，將有助於作出符合個人偏好的治療選項。

㈢醫療機構和醫師擔心醫療糾紛程度

醫療機構與醫師擔心發生醫療糾紛的程度愈高，愈會促進病人參與醫療決策，並建立共同決策的文化。

㈣健康照護體系相關規定

病人自主權利法之立法和醫院評鑑將執行醫病共享決策列為評鑑項目等，都能增進醫療人員指導病人如何評估各種治療選項的優缺點，並提供醫學實證資料和病人共同討論，引導病人確認偏好，驅動病人作成醫療決策。

㈤護理師角色功能彰顯程度

護理師對醫病共享決策的主動參與程度，例如能積極了解臨床各種治療選項的優缺點，並用心體會病人的價值觀、偏好和期望，彰顯護理師在醫病共享決策的照護者、諮詢者、引導者、指導者、協調者、支持者以及代言人等重要角色功能，將有助於病人作出符合其偏好的最佳醫療決策。

拾　醫療決策模式比較　

醫療決策模式之比較：見表 4-7（李，2016；Barry, Edgmen Levitan, 2013；Oshima, Emanne, 2013）。

表 4-7　醫療決策模式資訊交換比較

模式 過程	父權式決策	知情決策	共享決策
1.資訊交換			
交流	單向	單向	雙向
方向	醫師→病人	醫師→病人	醫師 ↔ 病人
內容	醫療	醫療	醫療和病人價值觀
數量	很少，只合乎法律要求	所有與決策相關資訊	所有與決策相關資訊
2.商議	醫師單獨或與 其他醫師討論	病人和其他關係人	醫師與病人 以及其他關係人
3.共識			
決策者	醫師	病人	醫師與病人

拾壹　醫病共享決策亦應「保障病人善終權益」

1. 病人自主權利法允許病人在特定臨床條件下，可以拒絕維持生命的治療、人工營養及流體餵養。

2. 為確保病人在其邁向死亡過程中可以善終，必須提供緩和醫療及其他適當處置。

拾貳 醫病共享決策中，醫病關係應維持互為主體之平衡

1. 傳統上，因為醫病雙方在醫療專業知識上的不對等以及助人與被助的不平衡，導致醫療父權及病人主體性較易受到忽視。

2. 基於醫病之互為主體性，病人自主權利法期能在保障病人自主權的同時，也尊重醫師的專業自主權，所以特別在第四條規定：「病人選擇與決定醫療選項之範圍應以醫師之專業建議為限」。

3. 在涉及生死抉擇的拒絕醫療情境，「病人自主權利法」第十四條第 1 項規定：「醫療機構或醫師得尊重病人表達在『預立醫療決定』中之拒絕醫療意願，但並不是非執行不可。」換言之，醫療機構或醫師是否願意執行病人之「預立醫療決定」也應受到尊重，不願意執行者，可轉介其他醫療機構或醫師。而且執行病人預立醫療決定之醫療機構或醫師在法律上可免除刑事責任、行政責任和民事責任，讓尊重病人意願的醫事人員無後顧之憂。

4.「病人自主權利法」致力於尊重病人自主和醫師意願，並在兩者間取得平衡，以促進醫病關係和諧。

 拾參 案例分享──肝癌末期治療方式選擇

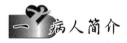 **病人簡介**

1. 男性、75 歲、哲學博士、大學教授。

2. 2013 年 1 月抽血檢查發現 α-Fetoprotein 200ng/ml，立即安排肝膽超音波和 MRI 檢查，發現肝臟 S_5 有一 1.5×1 公分的腫瘤，一星期內進行 S_5 切除術，之後定期追蹤。2015 年 S_6 再發，採栓塞治療。

3. 2016 年和 2017 年施行 mRNA 基因檢測，顯示控制良好。

4. 2019 年超音波追蹤發現 S_7 再發，採燒灼法治療。

5. 2020 年 2 月超音波檢查發現 S_8 再發，而且肝門靜脈已有栓塞形成，醫師開始使用標靶藥物治療。病人希望能知道還有哪些治療方法可以選擇，主治醫師召開聯合討論會，邀請多位醫師和病人及其家屬參與討論。

二 醫病共享決策

1. 主治醫師已和病人完成選擇性會談和商議性會談。

2. 安排聯合討論會，讓病人聽取各種不同治療選項之專家意見。

3. 由主治醫師說明病人病情（配合影像）。

4. 請腫瘤專科醫師提出具實證之治療方案（表 4-8）。

表 4-8　醫病共享決策內容

治療方案	治療方法	副作用（缺點）	費用	存活期間
1. Hepatic Arterial Infusion (HAI)	1. 從股動脈插入導管 2. 療程：21-28 天 3. 3 cycles	1. 侵入性插管 2. 長期放置不舒服	10 萬元左右	實驗組：7 個月 對照組：4 個月以下
2. 動態式弧形放射治療（弧形刀）	1. 5 分／次 2. 5 次／星期 3. 10 次療程	1. 幾乎沒有不舒服感 2. 照射部位不使用肥皂即可	20 萬元左右	6-7 個月／平均
3. 標靶治療	每天早晚各一顆	手足皮膚乾裂	3-4 萬／月	5-6 個月／平均

5. 經詳細討論後，主治醫師另安排時間與病人進行決定性會談：病人決定 2020 年 4 月起先採「弧形刀」治療，之後再接受「標靶治療」，

治療期間日常生活正常，以 morphine 貼布控制疼痛，直到 2021 年 2 月中逝世，只有最後兩天臥床。

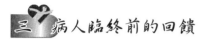

三、病人臨終前的回饋

醫病共享決策讓他感受到（如圖 4-10）：

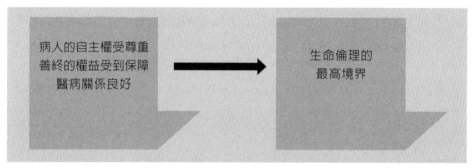

病人的自主權受尊重
善終的權益受到保障
醫病關係良好　　→　　生命倫理的
　　　　　　　　　　　最高境界

圖 4-10　醫病共享決策中病人的回饋

資料來源：作者自繪。

拾肆　結語

　　醫病共享決策經由醫療人員和病人的資訊分享，以及與病人共同討論每一種具實證治療選項的優缺點，最後作成共同的醫療決策，並共同承擔治療結果，讓病人的醫療自主權受到尊重，也可保障病人善終權益，並促進醫病關係和諧，是一值得各醫療機構推廣的做法。

問題討論

一、臨床哪些病人應採用醫病共享決策？
二、請說明何謂「以 EBM 為基礎的 3E 整合照護」？

三、醫病共享決策之倫理和法律依據為何？

四、臨床上推動醫病共享決策可帶來哪些好處？

五、醫病共享決策的程序為何？應如何進行？

六、在醫病共享決策中，如何彰顯護理師的角色功能？

第 5 章

不傷害原則
The principle of non-maleficence

壹　不傷害概念

　　不傷害（non-maleficence）的概念源自希波克拉底之醫師誓約，即醫師之職責：「最首要的是不傷害（first do no harm）」。不傷害係指不使病人的身體、心靈或精神受到傷害，包括不可加以殺害在內。因此不傷害應包括不殺害病人，不能侵害病人的權益和福祉以及平衡利害得失，使痛苦減到最低（陳、李，2000）。

　　有些哲學家將不傷害和行善合併視爲一單一原則，但佛蘭克納（Frankena, 1973）認爲行善原則的四個義務中，第一項應列爲不傷害原則的義務，其他三項才歸爲行善的義務，四項義務如下：

　　1. 不應施加傷害。

　　2. 應預防遭受傷害。

　　3. 應除去傷害。

　　4. 應作善事或促進善。

貳　不傷害原則之精神

　　Gert（1988）認爲下列的規則可用來支持對不傷害原則應用的判斷：

1. 不殺害病人（do not kill）。

2. 不要造成病人的疼痛或痛苦（do not cause pain or suffering）。

3. 不能使病人失去能力（do not incapacitate）。

4. 不要觸怒或侮辱病人（do not cause offense）。

5. 不要剝奪病人的權益和福祉（do not deprive others of the goods of life）。

 ## 不傷害原則的臨床應用

 ### 不傷害原則並非是一個絕對的原則

臨床上，當醫護人員嘗試去提供醫療處置措施時，無可避免的可能會對病人有所傷害，亦即給病人帶來身體上或心靈上的傷害；例如為乳癌婦女施行根治式切除術時，會引起胸部損傷及身體心象改變，不過其主要目的係在切除病變組織，預防病人的生命進一步受到損害，因此如何使利益與傷害取得平衡，以創造病患之最大福祉，是本原則最基本之考量。

不傷害原則雖然不是一個絕對的原則，但並不表示醫護人員可任意忽視，相反的，醫護人員應維持本身良好的醫護專業知識與技能，謹慎地執行各項醫療處置措施，以達到適當的照護標準，避免讓病人承擔任何不當或不合乎照護標準的處置。

不傷害原則應將保護病患的生命安全包含在內

不傷害原則除了強調不可傷害病人之外，也包括應預期發生傷害的可能性。在醫療處置過程中，應避免因為醫療處置的疏忽，而讓病人遭受損害，應注意保護病人的生命安全。

三 執行醫療上必要的處置，應不違反不傷害原則

從醫療的觀點，凡是醫療上必要的處置，或是屬於醫療的適應症範圍的各種侵襲性檢查或治療，在病人完全了解下同意後執行，應符合不傷害原則。不過，如果不是醫療上必要的處置，或對病人而言是禁忌的或不必要的，勉強去作，已違反不傷害原則。

四 不傷害原則應以「權衡利害原則」為基礎

在執行醫療活動前，應先權衡利弊得失，施行危險與利益分析（risk-benefit analysis），若病人所獲得的好處遠多於危險或傷害，則其執行應是符合倫理要求的。例如某一車禍下肢嚴重受傷之病人，為保住其生命，而施行膝下截肢術，即符合不傷害原則中「兩害相權取其輕」之精神。

肆 雙層影響與不傷害原則

1. 通常在強調不傷害病人時，都會聯想到雙層影響（double effect），雙層影響原則是由羅馬天主教的倫理傳統教條發展而成。所謂「雙層影響」是某一個行動的結果產生一有害的影響，而此有害影響是間接的，而且是可事先預知的，不過並不是故意或惡意的，完全是為了正當的醫療處置所產生的附帶影響，此種附帶影響所帶來的傷害，應是倫理上可以接受的。例如為挽救罹患子宮頸癌孕婦的生命，而對其施行全子宮切除術，雖事先預知胎兒會因此死亡，但此行為並非惡意，因此在倫理上應是被允許的。

2. 雙層影響應符合下列四種情況，其所引起的傷害才能被倫理所接受

(1)行為本身是出自善意的，至少並不是故意或惡意的。

(2)行為人的本意是為了好的結果，也許可事先預知會有不好的結

果，但並非其本意。

⑶ 不好的影響並非造成好的影響的手段，而是好的與不好的影響係出自同一行動所產生的立即結果。

⑷ 在好的與不好的影響之間，應有一適當的平衡點。

伍　有關不予維生治療與撤除維生治療是否違反不傷害原則的爭議

目前對維生治療的爭議仍持續不斷，尤其是在不予（withholding）和放棄（withdrawing）維生治療之間爭議最大，西方倫理學家大多認為具自主能力的成年病人，應有拒絕維生治療的權利，而且認為醫師在末期瀕死病人同意的基礎上，以正當的動機及合宜的方式，撤除維生治療，在倫理上應是可以被接受的，其所持理由如下（姜，1993；Beauchamp & Childress, 2001；Tingle & Cribb, 1998）

1. 需要使用維生治療的病人，基本上已瀕臨死亡，拒絕維生治療，其實只是選擇「讓疾病順其自然發展」而已。末期瀕死病人放棄維生治療，應是自我決定的表現，放棄維生治療並不是自殺，只是在不得已之下，拒絕選擇具侵入性的維生療法，以避免死亡過程的耽延及痛苦的持續。

2. 對末期瀕死病人而言，致命的疾病已經存在，使用維生治療基本上只是以「人為力量勉強延遲死亡的進行」而已，因此在尊重病人的意願下，撤除維生治療，不應將其視為遺棄、協助自殺或殺人行為，應將其當作尊重病人自主權的表現，這也是臺灣制定「病人自主權利法」的重要依據（全國法規資料庫，2021）。

3. 不予和撤除維生治療的原則

⑴ 當末期瀕死病人病情危急，而病人意向又不明朗時，宜先給予維生治療，以後再視情況予以撤除。

⑵ 具自主能力的末期瀕死病人，應有權拒絕維生治療，選擇自然死亡，而且此種選擇不應被視為自殺。

總之，醫師應末期病人要求，為其撤除維生治療，不應被視為協助自殺或殺人行為。從倫理的角度，不予維生治療與撤除維生治療應等同視之，而且應不算違背不傷害原則。

陸 結語

不傷害的概念在希波克拉底醫師誓約（Hippocratic Oath）與南丁格爾女士誓言（Nightingale Pledge）中即已被強調，而且一直被醫護人員所信守。不過由於大多數的醫療處置，除了會使病人病情獲得改善之外，多少都帶有風險，因此我們在執行每一項醫療照護之前，都應詳加分析，不要使傷害大於對病人的好處，而且在醫療照護過程中，也應加強保護病人，預防病人遭受傷害。

問題討論

伊利莎因產後大出血，醫師認為必須緊急輸血，才能避免休克死亡，但伊利莎是一位耶和華教徒，其教義中有不接受輸血的信仰，所以堅持拒絕輸血，請問在此種情況下，如何取得行善和不傷害間的平衡？

第6章

行善原則
The principle of beneficence

壹 行善的概念

一、定義

　　行善（beneficence）係指仁慈和作善事，它包含了善行、仁慈之心、利他、關愛和人道，它是一些道德理論，如效益論的效益原則，也是共有道德理論的中心主題；在這些理論中，行善被解釋為人性中驅動我們造福他人的力量。醫療照護工作應該維護和促進病人的健康、利益和福祉。行善原則包括不傷害原則的反面義務（不應該作的事）和確有助益的正面義務（應該作的事），所以行善不但是基本倫理原則，也是醫護人員的基本義務，是幫助病人增進健康、減輕痛苦的義務（邱，2000；蔡，2000；Beauchamp & Childress, 2001）。

二、倫理專家對行善的主張

(一)Frankena（1973）

認為行善原則應具有下列四種意義：
1. 不應施加傷害。

2. 應預防遭受傷害。

3. 應除去傷害。

4. 應作善事或促進善。

他並認為「不應施加傷害」的責任應列為優先考量。其主張的行善優先次序為：(1) 不應施加傷害；(2) 應預防傷害或除去傷害；(3) 最後才去作對病人有利或促進善的事。

㈡Beauchamp 和 Childress (2001)

主張「不應施加傷害」係屬於不傷害原則。強調行善應以更積極方式進行。其具體的表現包括：(1) 保護及捍衛病人的權利；(2) 預防病人遭受傷害；(3) 解除對病人有害的情況；(4) 幫助陷於困難中的病人；(5) 拯救急難中的病人。他們強調下列情況下醫師基於行善職責可以採取強醫主：(1) 病人正冒著重大不可避免的傷害；(2) 強醫主可防止病人進一步受傷害；(3) 強醫主行動的好處，超過病人自己作決定的風險；(4) 最基本的自我限制的選擇，將保障及降低病人所冒的風險。

㈢Davis 和 Aroskar (1991)

認為前列三者均屬不傷害原則，只有作善事或促進善才是屬於行善原則，認為行善是不對病人施加傷害，和應除去傷害的延伸，且應作有益於病人之事或努力增進病人的福祉。

㈣Thompson、Melia 和 Boyd (1994)

認為行善原則應包括：

1. 應為病人作善事，並避免對他人產生傷害。

2. 應善盡照護之責，保護虛弱和易受傷害病人。

3. 應作病人的代言人，保護虛弱、易受傷害或無行為能力病人的權益。

貳　行善原則之區分

　　醫療處置過程中，在提供有益於病人的檢查和治療時，難免造成身心靈的損傷，所以在醫療照護領域，醫護人員除了應提供對病人有正面益處的醫療活動外，另一方面也應考量病人的最佳利益，亦即須考慮各種利弊得失。基於此種分野，行善原則又可分為積極的行善原則及權衡利害的原則。

一、積極行善原則（the principle of positive beneficence）

　　積極行善包括預防病人受傷害、為病人除去傷害以及為病人作善事，茲分別說明如下：

㈠預防病人受傷害

　　係指在醫療處置過程中，事先預測一些可能發生的傷害，並採取防護措施，以防止病人受傷害，例如在癌症病人化學藥物之靜脈給藥治療時，採取無菌技術，並避免藥物滲漏，以預防靜脈炎和組織因藥物滲漏而造成損傷。

㈡為病人除去傷害

　　係指在照護病人的過程中，為病人排除既存的損傷、傷害。例如長期臥床病人，在發現其因大小便失禁及無法自行翻身，已經造成尾骨部位皮膚浸潤發紅時，即對其大小便失禁作適當清潔與處理，並每 1-2 小時協助其翻身一次，以除去皮膚損傷的危險因素。

㈢為病人作善事

　　係指為病人作對其有益之事，例如對經濟困難的貧困病人，尋求社會

資源資助。

「行善」在醫療照護領域中，常被視為是一種責任，因此，常要求醫護人員在照護病人時，應經常小心預防或除去對病人之傷害，並去作對病人有益之事。不過，事實上，許多醫療處置多多少少都會給病人帶來傷害；例如放射線治療雖可抑制腫瘤的繼續生長，但對病人的正常組織和細胞均可能帶來損傷。因此，有些倫理學者認為應將行善視為一種德行或理想行為，而不要將它視為一種責任，以免當醫護人員在某些特殊情況無法完全作到時，被認為違反倫理要求。

二 權衡利害原則（the principle of balancing benefits and harms）

在醫療保健系統中，病人的利益（paient's benefits）係指增進病人的健康與福祉。傷害（harms）係指病人的健康與福祉受損害。在醫療處置過程中，一些對病人有益的醫療照護活動，往往也會對病人產生各種程度不等的傷害，所以在利益和傷害之間應尋求最佳平衡點，以增進利益減少傷害，其權衡原則如下：

㈠使病人個人福利最大化（maximize individual welfare）

在為病人作醫療處置決策時，應詳細評估其可為病人帶來的好處和可能造成的損害程度，務必使病人獲得最佳利益及最大好處為依歸。例如鼻咽癌病人，當醫師在選擇治療方式時，若評估的結果是兩種治療都可能對病人產生傷害，但以放射線治療比手術治療為佳，則應採用「兩利相權取其重」，而選擇放射線治療為主。

㈡使淨福利最大化（maximize net welfare）

所謂淨福利係指全部利潤減去全部成本所剩下的利益，應用在醫療處置上，係使病人所獲得的利益大於所遭受的損失。例如：當糖尿病病人因

下肢受傷導致壞疽，而且已逐漸惡化，醫師評估病人整體情況後，發現若不施行截肢術，病人可能最後會死於敗血症。在此種情況下，雖然「截肢手術」對病人是一項重大傷害，但不施行截肢則可能導致生命危害，即應採取兩害相權取其輕原則，為病人施行截肢手術為宜。

 # 行善原則與其他倫理原則間的衝突

行善原則主張為了病人的利益應施加好處，凡是對病人有益的醫療活動都值得醫護人員去作。不過，很多醫療措施多多少少都會帶來傷害，有時在決定或取捨時，會產生倫理原則間的衝突（Beauchamp & Childress, 2001）。

一、行善原則與自主原則間的衝突

1. 在過去哲學性醫學倫理思考所重視的是絕對的道義倫理體系，重視個人價值，遇到不在醫界一般規範之內的倫理問題，只要動機純正，對病人有利，就值得去作，不必考慮病人的意願和醫療的後果對其家人和社會福祉可能帶來的影響，所以不會有行善和自主間的衝突。

2. 行善原則強調應給病人正向的利益，凡是對病人有益的醫療照護活動，即使病人本身並不太同意，也應該去作。此種做法顯然與自主原則之精神相違背，不過由於大部分病人生病後其思想自主、意願自主和行動自主的能力都會減弱，過度尊重病人的自我決定，有時可能會導致無法挽回的結果。因此，醫護人員在上述情況下，使用醫主方式以協助病人恢復健康或減輕痛苦，在倫理上是可以被接受的，其理由主要是基於「好的目的使得不是很好的手段可以被接受」。不過，在某些特殊情況，例如：病人信仰耶和華，戒律中嚴禁輸血，對此種信徒來說，接受輸血比死還痛苦，如果病人大出血，但意識還清楚時即表示絕對不同意輸血，我們絕對

不可以為挽救病人生命，而違背病人本意。日本東京高等法院曾有判例如下：「身為耶和華證人派的信徒認為病人基於信仰因素拒絕輸血，醫師卻擅自輸血造成其精神上的打擊，應償付一千二百萬日幣之損害賠償」，其所持理由為：「醫師未向病人說明，在別無他法救命時，將進行輸血之情形違法」（Gillon, 1985; Komrad, 1983; Savulescu, 1995; Verkerk, 1999）。

二、行善原則與不傷害原則間的衝突

行善是作對病人有利的事，對疾病末期瀕臨死亡的病人，延長病人生命的醫療處置，表面上看來似乎是一種行善行為，但無限制的給予瀕死病人使用高科技醫療儀器以延續生命，對病人而言，不但徒增痛苦，對其生命的品質與尊嚴並無意義，而且也增加家屬和國家的負擔。在此種情況下，醫護人員是否應該堅持繼續毫無意義的醫療照護措施，以履行維護病人生命的職責，堅持不讓病人結束生命，以盡到不傷害責任？還是順其自然，不再給予侵襲性的醫療處置，以免使其痛苦繼續延續，而善盡行善職責？此時，應從病人觀點，即何者才是病人所期望的最大利益去考量。

三、行善原則與公平原則間的衝突

醫療社會中的每一分子應都有享用國家醫療資源的權利，醫護人員在對某一個病人的生命安全盡最大的責任時，應考慮是否會威脅其他病人的權益，不過在執行時有時會陷入兩難困境，尤其在某一醫療資源不足時。例如：有一位因參加跳水活動，發生頸椎嚴重損傷的青年，急需使用呼吸器，以維護其呼吸功能，但因醫院內的所有呼吸器都正使用中，我們是否可以將預後不佳的肺癌病人暫停使用呼吸器，而轉給那位年輕病人使用？假若肺癌病人在拿掉呼吸器不久，因呼吸衰竭死亡，醫護人員會犯了為另一病人行善，而造成對原使用病人的傷害，並違背公平原則。所以，醫護人員應力求行善與公平間的平衡。

四　行善原則與說實話間的衝突

Beauchamp 和 Childress（2001）認為，醫護人員不但要給病人正向的利益，而且還要注意使益處和害處之間有最佳平衡點，因此在病情告知上，如果擔心病人在聽了病情真相後崩潰，則可不予告知；可是，如何判斷告知真相病人會崩潰，有時也有困難，它與個人生長的環境、文化背景、價值觀以及教育程度等息息相關。例如有一位 54 歲罹患甲狀腺癌的男性病人，在手術後其主治醫師只告訴他已成功的將腫瘤切除，接著，將為他施行預防性的放射治療和化學治療，但並未告訴病人已有肺部轉移，可能會出現呼吸急促和背部疼痛，以及可能數個月後會死亡。不過，有將病人的真實狀況告訴病人的配偶和兒子，3 個月後，病人就在完全不知自己的真正病況中死亡。在這個例子中，也許醫師和家屬的出發點是好的，是站在保護病人避免病人擔心的情況下所作的決定，表面上看起來是對病人行善，但病人內心世界的真實想法是什麼？他是否會死不瞑目呢？這是一個嚴肅的議題，在國內目前存在太多此種例子，應值得大家繼續進一步討論。

五　行善原則與義務間的衝突

自有醫療以來，民眾即將醫護人員的醫療行為看成是一種行善行為，而且也把它當作是醫護人員的義務。一般當某一行為被視為義務後，其價值和重要性就會逐漸被忽略，認為那是理所當然，不值得推崇，所以倫理原則中「不傷害原則」常比「行善原則」受人重視。

在醫療照護上，我們的行善職責和範圍是什麼？例如在醫院環境安全建構不佳和防護設備不足情況下，我們是否有義務冒著被感染的危險，去照顧嚴重急性呼吸道症候群（SARS）病人？這是 2003 年上半年和 2020-2022 年最困擾醫護人員的議題，仍有待大家共同釐清行善與義務間如何取得最佳平衡點！

肆 結語

　　行善就是作善事，有些人認為它不但是照護病人的基本原則，也是醫護人員對病人的重要義務。不過有些道德哲學家則認為「為病人的利益而採取行動，並不是一項道德責任，而是一種美德和道德上的理想」，我們醫護人員是否應具有該項美德，並朝向道德上的理想邁進，是值得大家深思的。

問題討論

　　2003 年 4 月 24 日由於和平醫院在沒有預警之下，突然宣布封院，在 4 月 28 日署名「佚名」的和平護士投稿，寫著：「身為一位目前仍自行居家隔離的和平醫院前護理人員，經過兩天來醫院的革職恐嚇、高額罰金，甚至政府刑法以待，我仍然堅持居家隔離，因為任何的處罰都遠不及 SARS 死亡恐懼的陰影。……想想我從事護理工作也不過是為了養家餬口，請不要自私的妄用犧牲小我完成大我的帽子。如今我拒絕前往和平醫院上班，而強烈堅持居家隔離，這是憲法所賦予的權利，在面臨性命交關的一刻，我選擇自衛，捍衛天賦人權。……我們沒有義務照顧 SARS 病人，妄自要求我們集中於病人群中，無異侵害我們的生存權，意圖藉由 SARS 病毒謀害我們……。」（黃等，2003）。

1. 請問您同意信中的主張嗎？請說明理由。
2. 您同意照護 SARS 病人是護理人員的義務嗎？請說明理由。
3. 您認為在當時的情況下，護理人員應如何實踐行善原則？

第7章

公平原則
The principle of justice

壹　公平的概念

一　「Justice」可譯為「公平」、「公正」、「正義」或「公道」

　　本書採「公平」為譯名。公平係指不偏不倚，循正道而行，行事得宜，也包含給相關的人取得其應得的部分，亦即給予某人應得之報償或合法的要求。如果一個人未具備應得報償的條件，即給予獎賞則是不公平，強調資源合理分配、賞罰分明以及合乎正義之事（Rawls, 1971）。

二　不同的哲學家對公平有不同的解釋

　　包括「正義」、「公平」、「應得的賞罰」以及「給予應得的資格」。若從「應得」觀點來看，公平可解釋為對人公正、正當及適切的處置。它強調當面臨互相抗衡的主張或訴求時，必須以公平的基礎來執行裁量（蔡，2000）。

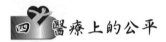 **Gillon**（1994）主張公平原則應用到醫療照護時，涉及下列三個層級

1. 分配性公平：當醫療資源不足時，公平分配之。
2. 權利公平：尊重病人的基本權利。
3. 法律公平：尊重道德允許的法律及法律之前人人平等。

醫療上的公平

1. 在醫療照護上公平原則係指基於正義與公道，以公平合理的態度來對待病人與有關的第三者。所謂第三者包括其他病人、病人家屬以及直接或間接受影響的社會大眾。

2. 醫療上公平也有其宏觀面和微觀面：

⑴ 宏觀面（macro-allocation）：包括國家醫療資源的合理分配和健康保險政策的制定等。

⑵ 微觀面（micro-allocation）：包括平等對待病人，醫師對稀少醫療資源的分配與使用，例如昂貴的儀器設備、量少的新藥或醫材之優先使用權等。

 公平的類別

公平主要分為下列三大類：

報應性公平（retributive justice）

報應性公平主要在建立懲罰制度，通常應用於犯罪的懲罰。在醫療照護上較少用到。

二、程序性公平（procedural justice）

程序性公平強調處理事情的程序，它被應用於法院審判程序和個人權益，例如目前在門診就醫和各種檢查排序或領藥等，均採先來先服務，亦即先到的人優先服務的做法。

三、分配性公平（distributive justice）

分配性公平係指應用一些原則和規則，將社會中的資源和責任平均分配給社會成員，著重於物質與服務的分配，尤其是針對稀少資源的分配。

分配性公平具有某些「故意」的資源分配精神，也具有資源再分配意涵，例如世界各國的稅制，大多依照分配性質的公平尺度來加以分配，也包含財富的再分配精神在內。它亦被運用於醫療資源的分配上，尤其是基本醫療資源和稀少醫療資源的分配。

參 公平原則（the principle of justice）

一、形式的公平原則（the formal principle of justice）

形式的公平，假定所有的公民均應享有平等的政治權利、平等的接受公共服務，以及在法律之下人人平等，若有人接受特殊待遇即表示不公平。此種主張源自古希臘哲學家亞里斯多德（Aristotle），他認為「同等者應被同等的對待，不同等者則不應被同等對待」。佛蘭克納（Frankena, 1973）亦認為「當兩個人在相同情況中若其中一人被善待，另一人卻被藐視時，即為不公平」。這個原則係在說明沒有人將被不同等的對待。若應用在醫療上，係指將有關的類似個案以同樣的方法加以處理，而將不同的個案，以不同的方法加以處理。不過當我們在執行醫療照護時，只知道將

同樣的個案，以同樣的方法加以處理是不夠的，因即使疾病相同，但病情嚴重程度不一，所需要的醫療資源也就不一樣，所以有時亦應採用其他合理的、有效的公平原則。

二 實質的公平原則（the material principle of justice）

哲學家和其他相關領域的學者專家界定了下列與公平分配有關的特性，作為資源分配時之依據（Beauchamp & Childress, 2001）：

㈠每個人平等分配（to each person an equal share）

不論個人的種族、性別、宗教、社會地位及智力如何，均享有平等使用社會資源的權利，例如每個國民都有接受國民教育的基本權利，生病的人有平等接受醫療照護的權利。

㈡依照個別的需要（to each person according to need）

當人們有同等的需要時應同等對待，不過，若某些人有特別的需要，而其理由充分又正當時，應依其個別需要給予。例如尿毒症病人由於病情需要定期洗腎或甚至實施腎臟移植，才能維持其生命時，則應優先給予。

㈢依照個人的努力結果分配（to each person according effort）

此係指在工作上盡心盡力，表現良好者，給予高薪或優先晉升機會，此種分配方式較適用於職務安排或升遷，但應用於醫療資源分配上，有其執行時的困難。例如新生兒、兒童或殘障者，當病情需要應用某種特殊醫療資源時，基於不傷害原則，較難因其沒有努力結果而不給予。

㈣依照個人的貢獻程度分配（to each person according to contribution）

　　此係指對社會有貢獻者，可優先分配。此種分配方式係依貢獻程度來衡量其社會價值，若應用在醫療資源分配上，則那些年幼尚無法對社會有所貢獻者，將無法獲得適切的醫療處置。

㈤依照個人的功績或功勞分配（to each person according merit）

　　此係指有較大功績或功勞者，應給予高薪或獎賞，較適合應用於個人升遷，若應用於醫療資源分配上，同樣的那些年幼或殘障者，將無法獲得適切的醫療處理。

㈥依照自由交易市場分配（to each person according free-market）

　　此係指醫療資源的取得，可採取自由市場的交易原則，亦即有錢者可購買其所需之醫療資源。

　　Beauchamp 和 Childress（2001）認為，當上述分配起爭議時，首先應先以需要原則（the principle of need）作基礎，意即若無法滿足某一個病人之某項需求時，將使其生命受到危害，則應優先給予。例如：當某小夜班護理師在上班時，先有手術後傷口痛病人要求注射止痛劑，當他在準備注射劑時，突有一家屬匆匆跑來說某病人氣切管脫落，已出現呼吸困難，此時若只有他一個人上班，當然會採取急症或緊急者優先原則，先去處理氣切管脫落問題，以免病人窒息死亡。

 醫療資源分配（allocating medical resources）

　　當醫療資源不足時，常帶給醫護人員職業上和倫理上的難題。依照亞

里斯多德之分配性公平觀念，我們可以根據道德相關因素（例如受惠的可能性和需要的程度），對稀少資源作不平等的分配，不過即使運用這些標準，仍然很難決定分配的優先順序。此外，醫護人員對個別病人的「信託責任」在什麼限度上應勝於其他病患及社會整體利益？社會大眾似乎都期待醫護人員能不顧醫療院所之成本考量，展現對病患的絕對忠誠，即一切以病人的最佳利益為考量。但國家的整體醫療資源短缺和醫療院所的經營壓力，往往不允許醫護人員採取上述做法，因此，如何發展一套明確又公平，可被大眾接受的分配政策，應是當務之急（蔡，2003）。

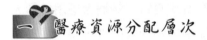

醫療資源分配層次

醫療資源的分配可分為下列三種層次（Engelhardt, 1986），見表7-1。

(一)第一個層次：政治上的層次

主要在決定國家整體資源中，醫療照護資源的分配應占的比例，及設定其優先順序。這是對國家各種不同需要的比較問題，是從國防、教育與醫療等方面整體考量，是一種宏觀分配（macro-allocation）其考量內容包括（Daniels, 1994; Beauchamp & Childress, 2001）：

1. 醫療資源是否完全由政府提供？或由自由市場決定？
2. 政府預算中除醫療保健所需之醫療經費外，應用於其他社會公益之預算比例應如何分配？
3. 醫療保健預算中，用於預防保健、重症或慢性病的比例如何訂定？何者優先？

表 7-1　醫療資源的分配層次

分配層次	內容
1. 政治上的	決定國民生產毛額分配，作為醫療照護之用的比例
2. 醫學上的	決定最重要的醫療服務項目
3. 病人中心的	決定哪一個病人應該接受特殊的醫療服務

4. 從事各種醫療科技研究與疾病診斷、治療經費應如何分配？何者優先？

㈡第二個層次：醫學層次

主要在決定哪些醫療服務是對民眾最重要的，是保證應該得到的。這是對各種不同的醫療服務項目間重要性的比較，例如從精神病治療、血液透析、器官移植或預防保健等重要性之比較考量。

㈢第三個層次：病人中心層次

主要在決定可行的醫療服務及選擇病人時應考慮的因素，這牽涉到標準的訂定，以及選擇病人接受醫療服務的問題，是一種微觀分配（micro-allocaion），尤其當醫療資源不足或屬於稀少資源時，如何作合理的分配，並設定其使用優先順序，至關重要。臨床上常見的稀少資源包括：

1. 來自人的資源

包括血液、骨髓、移植用器官（包括心、肺、肝、腎、眼角膜等）。

2. 非人的資源

包括疫苗（流感疫苗、SARS 疫苗或 AIDS 疫苗等）、新藥、人工器官、昂貴的醫療儀器等。

二　稀少醫療資源分配

在臨床上凡是涉及醫療資源不足或屬於稀少資源時，就有公平分配問題。到底如何決定哪一個病人可優先使用？如何公平分配？有時會引發倫理問題。洛爾斯（Rawls, 1971）認為在決定資源分配時，應注意「公平的過程重於公平的結果」。茲將兩派稀少資源分配方式分別介紹如下：

㈠依效益論之功利原則分配

雷爾卻（Rescher, 1969）認為稀少資源在分配時，應考慮候用者的社

會價值，並建議應分兩階段進行，每一個階段各訂定不同的準則。這也是一種實質公平或比較性公平的分配方式。

1. 第一階段

依下列三個準則將申請者的人數，縮小到一個可操作的範圍：

(1) 病患的條件因素（the constituency factor）：依病患的身分、居住地區和付費能力篩選，以居住於該選舉區及具有付費能力者優先。

(2) 科學進步因素（the progress of science factor）：依據目前科技進步情形，若某些治療只適用於某特定年齡群或特性病人，則該年齡群或具有該特性者優先；例如心臟移植技術對 50 歲以下者較無血管吻合上的困難，所以 50 歲以下者具有優先權。

(3) 成功因素（the prospect of success factor）：稀少醫療資源應分配給治癒成功率最高者；例如某些賀爾蒙對更年期前婦女治療成功率較高，所以更年期前婦女可優先接受治療。

2. 第二階段

經由第一階段選出的候用者，應再依循下列準則選出最優先之候用者：

(1) 成功率（success rate）：第一階段入圍者應一個一個比較，病情較輕，治癒成功率較高者優先。

(2) 平均餘命（life expectancy）：平均餘命較長者有優先使用權，因稀少資源是很寶貴的，所以應將它給予那些能獲得最大效益，而且使用該項資源後可活得長久的人，包括：

①較年輕者優先：如果兩個病人病情嚴重度雷同，而一個是 30 歲，另一個是 67 歲，則 30 歲者應優先使用，因其平均餘命較長。

②無合併症者優先：如果兩個病人病情嚴重度差不多，其中一人患有癌症或其他合併症，則無合併症者應優先使用，因其平均餘命較長。

(3) 依賴人口：如果其他條件都相同，則應將資源給予有依賴人口的

人,例如一個有兩名幼兒的母親,應比一個中年獨身婦女享有優先權。

⑷ 未來潛在貢獻:依病人的年齡、知識與技能、職務、所受訓練以及過去的表現推估其未來可能的貢獻程度,未來貢獻度大者優先。

⑸ 過去貢獻:過去對社會有極大貢獻者,為給予報答,應優先給予。

如果依上述兩階段篩選的結果,最後仍有兩人或兩人以上分數相同,則採取抽籤方式。

(二)依平等機會原則分配

Beauchamp 和 Childress(1983, 2001)認為應公平處理個人的基本需要,所謂「基本需要」是指若無法獲得某一項資源時,將使其生命遭受危害,應用在臨床上係指當稀少醫療資源的獲得與否將決定一個人的生死時,應以「抽籤」或「先到先服務」的方式,使每位有同樣需求者都有同等接受治療的機會。這也是一種形式上的公平分配方式,他們反對依據效益論或社會價值來分配稀少的醫療資源。在進行抽籤或「先到先服務」前,則應依下列兩個階段進行:

1. 第一階段

以「醫學上」的考慮來縮小申請者的範圍,亦即從各種醫學判斷上,若病人對於該項治療有相當可能性的良好反應,即可認定為可接受人選。他們認為一旦決定病人有良好機會,可由某項治療獲益,則不應再與另一個人比較。

2. 第二階段

通過第一階段篩選入圍者,則採下列方式決定稀少資源的使用:

⑴ 進行抽籤。

⑵ 採用先來先服務方式:對已經入圍者,如果當時就有資源可用,應准予這些病人使用。如果沒有該項資源或資源仍不夠同時多人使用,則病人應該依照先來先用原則,依順序等待。

⑶ 例外的情況:對在國家緊急狀況下元首若急需某項醫療資源,應可以例外,此時給予優先治療應是符合倫理要求的,因元首負有

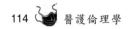

國家安全使命。

三 醫療資源分配的倫理問題

醫療資源的分配可說是與公平正義觀念及醫護人員對病人信託責任有密切的關係，醫護人員必須在病人的利益與其他病人、負擔醫療費用者、社會整體，有時甚至包括與醫護人員個人的合理權益間作權衡、取捨。目前由於仍缺乏全面性的公平分配理論，所以在資源分配方法上有下列幾個懸而未決的倫理問題（Daniels, 1994）：

(一) 機會均等與最後結果問題

在哪一種程度上，產生最後結果勝過給予每個病人平等分配有限資源的機會？

(二) 優先性問題

病情或傷殘嚴重程度高的病人，在接受稀少醫療資源治療方面應有多少優先性？

(三) 合計的問題

什麼時候應讓「較多數人獲得適度利益的總和」勝過「少數人獲得的重大利益」？

(四) 民主問題

何時應以公平的民主程序作為「公平分配結果」的唯一決定因素？當衛生行政單位、各醫療機構在討論醫療資源分配議題，針對「醫護人員作為公正社會公民與個別病患照護者雙重義務的調和」而研擬政策和做法時，可以採用上述問題作為討論的架構（蔡，2003）。

四 對臨床上進行醫療資源分配的建議

1. 在醫療機構和醫療專業團體尚未發展出一套明確、公平又可被大家接受的醫療資源分配政策前，可參考下列建議進行資源分配（McKneally, Dickens, Meslin & Singer, 1997）：

(1) 依據具療效的實證研究證據，選擇已知有效的醫療方式。

(2) 儘量少用只具極小效益的檢查和治療。

(3) 儘量找出以最少花費達成診斷或治療目標的方法。

(4) 在為病患謀求利益時，應避免操控分配制度而使其獲得不正當的利益。

(5) 根據病人的迫切需求（例如病人可因獲得該項治療而降低死亡威脅）或益處（例如已有實證研究發表證明有效）等之類道德上相關的標準，並以公正、為大眾所接受的程序，公平地解決稀少醫療資源分配的衝突。

(6) 向病人或家屬說明費用上的限制對醫療照護之執行所造成的影響，但應避免在進行治療期間和與病人討論時責罵政府或行政單位，以免在病人最脆弱時減少其信心並增加焦慮感，而影響醫療照護品質與效果。

(7) 對於不可或缺的醫療資源短缺，應在醫院管理（微觀分配）或政府（宏觀分配）層次尋求解決。

(8) 當病人抱怨無法取得某項必要的醫療服務，而有受到不公平對待時，應向政府當局反映。

2. 如何將有限的醫療資源公平地分配給有需要的人，一直是倫理學上的重要課題，以個人能力或價值取捨的比較性公平分配方法，並不一定符合公平正義原則。事實上最原始也是最公平的形式上公平分配方法，即是以抽籤或先來先服務的順序來決定，不過病人情況是否危急、需要的急迫性或成功的機率……等影響生命和生活品質的問題，也必須加以考慮。因此，在資源分配時，若能同時把形式上的公平和實質的公平（比較性公

平）一起思考，應可使稀少資源獲得更合理的分配（謝，2003）。

伍 結語

　　公平原則應用在醫療照護上，是醫護人在照護病人時不論其年齡、性別、籍貫、宗教信仰、社經地位如何，均應平等對待，當在分配醫療資源時，也應本著公平、公開原則作合理的分配，當醫療資源充足時，大多均可依循上述原則進行，不過當醫療資源不足時，就會產生分配上的難題。本章介紹不同主張的分配論點，並提供一些在資源稀少時有關分配的建議，期望醫護同仁在遭遇資源分配的倫理困境時，能協助突破困境，合理的解決分配問題。

問題討論

一、2003 年 4 月至 6 月臺灣 SARS 流行期間，由於來勢洶洶，感染後死亡率高，除了造成民眾恐慌外，也造成醫護人員心生畏懼，因此行政院衛生署頒布對醫療照護或防治人員的補助補償要點（行政院衛生署，2003），內容包括醫師每人每日 1 萬元、護理人員每人每一班 3,000 元（後來調整為一班 5,000 元），請問是否符合公平原則？

這次的 COVID-19 大流行，衛生福利部第一次公布在隔離病房或專責病房照護 COVID-19 病人的危險津貼，醫師每日 1 萬元護理人員每班 5,000 元，經過本人以護理人員防疫基金會董事長身分去函爭取，第二次公布，改為醫師每 12 小時 1 萬元，護理人員每班（8 小時）也是 1 萬元，是否比較符合公平原則？請問大家知道我是以何種理性訴求改變危險津貼額度的？

二、目前國內捐贈器官的風氣仍有待提升，許多等待器官移植者，常因無法獲得器官而死亡，目前有四位嚴重心臟衰竭病人正等待心臟移植以挽救生命；一位年齡 18 歲為某一明星高中學生，平時在校成績極為優秀，在師長眼中是一品學兼優學生。一位是 35 歲國防科技專家，育有子女兩人，分別為 3 歲和 5 歲，並有 65 歲及 68 歲父母。一位 50 歲某政府部會首長，子女分別就讀大學一、三年級，並

有 75 歲及 76 歲父母。另一位為 67 歲由部長退休，過去對國家社會貢獻很大。他們都渴望獲得捐贈心臟，某日正好有一位 30 歲車禍受傷腦死者的家屬願捐出傷患所有可用器官，您認為哪一位最應該優先獲得？理由是什麼？

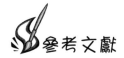 參考文獻

一、中文文獻

行政院衛生署（2003）。*執行嚴重急性呼吸道症候群醫療照護或防治人員補助補償要點*。臺北市：行政院衛生署。

全國法規資料庫（2020）。*醫療法*。取自 https://reurl.cc/OEy39A

全國法規資料庫（2021a.1.20）。*民法*。取自 https://reurl.cc/Z16oV6

全國法規資料庫（2021b.1.6）。*病人自主權利法*。取自 https://reurl.cc/GX3YG3

朱樹勳（1999）。醫療說明的現況與臨床上的困難。*醫事法學*，7(3)，71-72。

李宜恭（2016.11.29）。*醫療共享決策在臨床之推動*。於中華民國護理師護士公會全國聯合會主辦，以人為本的實證健康照護：醫療共同決策研習會。臺北市：臺北醫學大學萬芳醫院。

李明濱（1997）。病人自主權與知情同意。*醫學教育*，1(4)，377-387。

吳建樑（1999）。告知說明義務的法律依據與說明範圍。*醫事法學*，7(3)，72-73。

吳振吉、蔡甫昌（2016）。簡評「病人自主權利法及其影響」，*醫院*，49(1)，6-10。

邱仁宗（2000）。護理倫理學：國際的視角。*中華護理雜誌*，35(9)，569-573。

林火旺（2003）。*倫理學*。臺北市：五南。

林恩宏（2016.11.29）。*臨床 SDM 分享——自然產還是剖腹產？* 於中華民國護理師護士公會全國聯合會主辦，以人為本的實證健康照護：醫療共同決策研習會。臺北市：臺北醫學大學。萬芳醫院。

林惠琴（2017.6.26）。*手術同意書將大修*。臺北市：自由時報。A1 焦點新聞。

臺北市立聯合醫院（2022.5.22）預立醫療決定簽署說明，取自 https://reurl.cc/28vkZ4

姜安波（1993）。重症醫療倫理綜論。*內科學誌*，4，263-278。

孫效智（2017）。「病人自主權利法」評釋，*澄清醫護管理雜誌*，13(1)，4-7。

陳映燁、李明濱（2000）。醫學倫理學之理論與原則。*醫學教育*，4(1)，3-22。

郭耿南（2016.11.29）。*醫療共享決策之國際現況與趨勢*。於中華民國護理師護士公
　　會全國聯合會主辦，以人為本的實證健康照護：醫病共同決策研習會。臺北市：
　　臺北醫學大學、萬芳醫院。

陳榮基（1999）。醫療說明的現況與臨床上的困難。*醫事法學*，7(3)，70-71。

梁蕙雯（2016）。醫病共享決策概念，*臺灣醫界*，59(10)，26-27。

黃丁全（1995）。*醫事法*。臺北市：月旦。

曾淑瑜（1998）。*醫療過失與因果關係（上）*。臺北市：翰蘆。

黃崑嚴等（2003）。*SARS 的生聚教訓——從個案軌跡談倫理省思*。臺北市：教育部。

楊秀儀（2003）。*新醫病關係——從告知後同意法則談起*。中華民國護理師護士公
　　會研討會。

楊祖漢（1987）。*儒學與康德的道德哲學*。臺北市：文津。

廖熏香（2017）。淺談醫病共享決策，*澄清醫護管理雜誌*，13(2)，4-7。

衛生福利部（2017.11.20）。衛生福利部公告修正手術同意書格式。取自 https://
　　www.mohw.gov.tw/cp-2657-6341-1.html。

衛生福利部（2016）。*105-106 年度醫療品質及病人安全年度工作目標*。臺北市：衛
　　生福利部。

衛生福利部（2020）。*109-110 年度醫療品質及病人安全工作目標*。臺北市：衛生福
　　利部。

蔡甫昌編譯（2003）。*臨床生命倫理學*。臺北市：財團法人醫院評鑑暨醫療品質策
　　進會。

蔡甫昌（2000）。生命倫理學四原則方法初探。於戴正德、李明濱編著。*醫學倫理
　　導論*，pp.47-54。臺北市：教育部。

鄭逸哲、施肇榮（2016）。沒有「安樂死法」——簡評 2016 年「病人自主權利法」，
　　軍法專刊，62(4)，18-35。

盧美秀（2022）。自主原則與知情同意，於盧美秀著，*護理倫理學與法律（三版）*
　　pp.43-58。臺北市：華杏。

謝博生（2003）。*醫療與社會——拓寬醫業執行的社會視野*。臺北市：臺灣大學醫
　　學院。

譚家偉（2016.11.29）。*實證健康照護與醫病共同決策*。於中華民國護理師護士公會
　　全國聯合會主辦，以人為本的實證健康照護：醫病共同決策研習會。臺北市：臺
　　北醫學大學、萬芳醫院。

二、英文文獻

Barry, M., & Edlgman-Levitan, S. (2012). Shared decision-making: the pinnacle of patient-centered care. *N Engl J Med*, 366 (9), 780-781.

Beauchamp, T. L. & Childress, J. F. (1979). *Principles of biomedical ethics*. (1st ed.) New York: Oxford University press.

Beauchamp, T. L. & Childress, J. F. (1983). *Principles of biomedical ethics*. (2nd ed.) New York: Oxford University press.

Beauchamp, T. L. & Childress, J. F. (2001). *Principles of biomedical ethics*. (5th ed.) New York: Oxford University press.

Charles, C., Gafnv, A., & Whelan, T. (1997). Shared decision-making in the medical encounter. *Social Science & Medicine*, 44 (5), 681-692.

Coylewright, M., Montori, V., & Ting, H. H. (2012). Patient-centered shared decision-making: A public imperative. *The American Journal of Medicine*, 125 (6), 545-547.

Daniels, N. (1994). Four unsolved rationing problems: a challenge. *Hastings Cent Rep*, 24, 27-29.

Davis, A. J. & Aroskar, M. A. (1991). *Ethical dilemmas and nursing practice*. (3rd ed.) Norwalk: Appleton & Lange.

Drane, J. F. (1984). Competency to give an informed consent, a model for making clinical assessments. *The Journal of the American Medical Association*, 252 (7), 925-927.

Elwyn, G., Laitner, S., Couller, A., Walkes, E., Watson, P., & Thomson, R. (2010). Implementing shared decision making in the NHS. *British Medical Journal*, 341, c5146.

Elwyn, G. (2012). Shared decision making: A model for Clinical practice. *J. Gen Intem Med*, 27 (10), 1361-1367.

Engelhardt, H. T. (1986). *The Foundations of Bioethics*. New York: Oxford University press.

Frankena, W. (1973). *Ethics*. (2nd ed.)Englewood Clifts: Prentice-Hall.

Gert, B. (1988). *Morality: a new justification of morality*. New York: Oxford University press.

Gillon, R. (1985). Beneficence: doing good for others. *British Medical Journal*, 291,

44-45.

Gillon, R. (1994). The four principles revisited－a reappraisal. In Gillon, R. (ed.) *Principles of health care ethics*. Chichester John Wiley.

Glasziou, P., & Mar, C. D. (2014). *Evidence-based practice workbook bridging the gap between health care research and practice*. 2nd ed. Hoboken, New Jersy. USA Wiley-Blackwell.

Hargraves, I., LeBlanc, A., Shah, N. D., & Montori, V. (2015) Shared decision making: the need for patient-clinician conversation, not just information. *Health Affairs*. 35 (4), 627-629.

Hoffmann, T. C., Monton, V. M., & Del Mar, C. (2014). The connection between evidence-based medicine and shared decision making. *JAMA*. 312 (13), 1295-1296.

Hoffmann, T. C., & Glasziou, P. (2014). Bringing shared decision making and evidence-based practice together. in G. Elwyn, A. Edwards, & R. Thompson (Eds). *Shared decision making in health care achieving evidence-based patient choice* (3rd ed) (pp.254-260). Oxford University Press.

Institute of Medicine (2014). *Shared decision making strategies for best patient decision aids*. Washington DC: National Academy Press.

Kawasaki, Y. (2014). Consultation technique using shared decision-making for patients with cancer and their families. *Clin J Oncol Nurs*, 18 (6), 701-706.

Komrad, M. S. (1983). A defense of medical paternalism: maximising patient's autonomy. *Journal Medical Ethics*, 9, 38-77.

Kremer, H., Ironson, G., Schneiderman, N., & Hantzinger, M. (2007). "Its my baby": Does patient involvement in decision making reduce decisional conflict? *Medical Decision Making*, 27 (5), 522-532.

McKneally, M. F., Dickens, B. M., Meslin, E. M. & Singer, P. A. (1997). Resource allocation. *Canadian Medical Association Journal*, 157 (2), 163-167.

Munson, R. (1991). *Intervention and reflection basic issues in medical ethics*. California: Wadsworth Publishing.

Oshima, L. E., & Emanue, E. J. (2013). Shared decision making to improve care and reduce costs. *N Engl J Med*, 368 (1), 6-8.

Rawls, J. (1971). *A theory of justice*. Cambridge: Harvard University press.

Rescher, N. (1969). The allocation of exotic medical lifesaving therapy. *Ethics*, 79, 173-186.

Ross, W. D. (1930). *The right and the good*. New York: Oxford University press.

Savulescu, J. (1995). Rational non-interventional paternalism: why doctors ought to make judgements of what is best for their patients. *Journal of Medical Ethics*, 21, 327-331.

Szasz, T. S. & Hollander, M. H. (1975). A contribution to the philosophy of medicine: the basic models of the doctor－patient relationship. In Millon, T. (ed.) *Medical Behavioral Science*. Philadephia: W. B. Saunders.

Thompson, I. E., Melia, K. M. & Boyd, K. M. (1994). *Nursing ethics*. New York: Churchill Livingstone.

Tingle, J. & Cribb, A. (1998). *Nursing law and ethics*. Malden MA: Blackwell science.

Verkerk, M. (1999). A care perspective on coercion and autonomy. *Bioethics*, 13, 358-368.

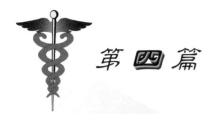

第四篇

倫理規則

(Ethical rules)

　　倫理原則和倫理規則兩者都是一種一般性行為規範和行動指引。其間差異在於倫理規則在內容上更具特定性及範圍上更具限制性。倫理規則包括下列三大類別（Beauchamp & Childress, 2001）：

一、獨立的規則（substantive rules）

　　包括告知真相、保密、隱私和放棄治療、醫師協助自殺的規則等。

二、權限的規則（authority rules）

　　包括：

　　1. 代理規則（rules of surrogate），法律上對無行為能力人或限制行為能力之決定或同意，由其法定代理人為之。

　　2. 醫療資源的分配規則：訂定一定的分配準則，以決定誰可以作有關醫療資源分配和享有。

三、程序規則（procedural rules）

　　當無法使用獨立的規則或權限的規則作為依據時，就需要應用程序規則。例如使用獨立或權限規則無法決定哪一個病人可以接受稀少醫療資源時，改採用程序規則，例如先來先服務、排隊等候和採抽籤方式決定。

　　醫病關係或護病關係係建立於誠實、隱私、保密和信賴之上。本篇將分別介紹誠實、隱私、保密和信賴的道德規則，作為醫護人員和臨床研究人員在執行醫療照護活動和學術研究之遵行指引。

第 8 章

誠實與告知實情
Veracity and truth telling

「Veracity」可以譯爲說實話、老實、誠實或告知實情、告知眞相，傳統的醫學倫理常忽略誠實的義務和美德；包括希波克拉底與世界醫學會宣言都未將誠實列入醫學倫理之中，美國醫學會到 1980 年也未提及誠實的義務和美德，醫師通常可以自行裁決透露什麼實情給病人。不過，誠實的美德在現代的醫學倫理中已是醫護照護專業人員與臨床研究者廣爲重視與讚許的特質，因此本章將以告知實情（truth telling）爲重點，並作告知實情之倫理和法律議題之探討（Beauchamp & Childress, 2001）。

壹　誠實是一種義務和責任

1. 美國醫學會（2001）所提出的醫師倫理規範中，特別強調醫師應維持專業標準，誠實的與所有專業人員互動，對同僑醫師的品格或能力缺失，以及偽造或欺騙行爲，應誠實報告，不可包庇。

2. 誠實也是一種專業責任，醫護人員必須確定病人在同意接受檢查或治療前，已完全誠實地被告知。如果發生醫療疏失已造成病人的傷害，也應儘速告訴病人，並爲病人提供適當的補救措施，以免失去病人和社會的信賴。

3. 誠實是獨立的美德，與行善、不傷害和公平原則同樣重要，它是

醫—病關係與護—病關係中很重要的固有道德（Warnock, 1971）。

4. 誠實在醫療照護中是指完整、正確、客觀地傳達訊息給病人，下列三個論點可以支持誠實是一種義務（Beauchamp & Childress, 2001）：

(1) 誠實義務是基於對病人的尊重，尊重病人的自主權，就是誠實告知與取得病人同意最主要的理由基礎。

(2) 誠實的義務與忠誠、信守承諾有密切關聯。在一般情況下，當我們與別人溝通，一定要說實話，不可欺騙他人。而在治療性或臨床研究的契約關係中，病人或研究對象有權利知道包括診斷、治療或研究過程以及預後的真實情況，同樣的醫療照護提供者或臨床研究者，也有權利獲得病人或研究對象的真實告知。

(3) 醫療照護提供者與病人之間，臨床研究者與病人之間的關係是建立在彼此的信任之上，而誠實就是促進彼此信任的要素。

誠實雖也是一種責任，但誠實責任並不是獨立的，當誠實與其他責任相衝突時，不告知、隱瞞或欺騙有時候會被視爲是正當的，但通常我們比較能夠接受隱瞞、不告知或未充分告知，而較不能接受欺騙（Beauchamp & Childress, 2001）。

貳 告知實情（truth telling）

告知實情是指告訴病人真實病情，其目的不僅在使病人可於健康照護及生命維護上能作出知情抉擇，也爲了使他們更了解自己的狀況。告知實情會增進病人對醫護人員的信賴感，也是對病患人格的尊重之具體表現。我國已於 2016 年 1 月 6 日公布「病人自主權利法」，法中明定病人對於病情、醫療選項及各選項之可能成效與風險預後，有知情之權利（全國法規資料庫，2016; 2019; 2021a），請參閱本書第四章第二節。不過告知實情常有實際執行的困難，到底應如何開口告訴病人？採何種告知方式？告知範圍應多廣或多深？告知後如何處理病人的行爲反應……等等，都是醫護

人員感到最棘手的問題。

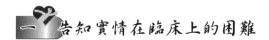

一　告知實情在臨床上的困難

我國醫療法第八十一條規定：「醫療機構診治病人時，應向病人或其法定代理人、配偶、親屬或關係人告知其病情、治療方針、處置、用藥、預後情形及可能之不良反應」，基於此規定，醫師一方面有倫理和法律的義務必須告知病患實情，但實情的告知卻會帶給病患無情的打擊，家屬往往不忍心而從中干預醫師告知之執行，因此在臨床執行上常發生下列困難（朱，1999；全國法規資料庫，2020；陳，1999；許，1995；蔡，2002）。

1. 家屬要求不要告知：家屬基於對病人的保護，擔心病人知道實情時無法承受打擊。

2. 病人正被病情所苦或瀕臨死亡邊緣，醫護人員忙於處理其病痛或挽救生命之醫療活動，無暇告知或不忍心於此時告知。

3. 病人已略知病情，但基於個人或家屬利益，病人本人要求不要討論其病情。

4. 醫護人員擔心告知實情後出現強烈情緒反應，而影響治療的進行，甚至拒絕治療。

5. 對罹患無法治癒疾病之病人，如何開口告訴病人？何時告知？……等，醫護人員在考慮是否告知時，常不知如何是好！

二　告知實情的論點

對醫療照護而言，不告知實情雖然違背誠實規則，但有些論點卻支持醫師在醫療上採取某種程度欺瞞的做法是正當的，有關告知實情的論點如下（Beauchamp & Childress, 2001; Tolstoy, 1960）：

(一)對善意的欺騙之正反看法

通常醫師無法事先預期告知病人實情的後果是一種幫助或傷害,因此常選擇不告知實情,不過謊言之下,病情仍繼續進行著,並不會停止死亡的發生或改變結果,有人認為善意欺騙的結果,反而會威脅醫病間的信任關係。

(二)應建立制式的標準,作為完整說明的參考或依據

目前醫學治療仍具有高度不確定性,尚無法知道完整的事實。即使醫護人員知道完整的事實,多數病人也無法完全了解醫護人員所提供的全部訊息,而且完整適時的告知常涉及一些非常複雜狀況的說明,因此,最好建立制式的標準作為完整說明的參考或依據。

(三)求得告知與不告知間的平衡

對某些病重或面臨死亡的病人而言,也許他們並不想知道實情。醫護人員要思考如何面對病人的期盼,以及在尊重病人自主權下,如何自圓其說,儘量在完全了解病人意向後,才決定是否告知以及如何告知。

三、病情告知方式

目前醫師對病情告知通常分為下列四大方式(吳,1999;Goodwin, 1984;Northhouse & Northhouse 1992):

(一)完全誠實(unmitigated honesty)

亦即據實以告:醫護人員直接將病人的病情、治療方針和預後情形告訴病人,毫不保留。

(二)契約式誠實(contractual honesty)

先了解病人想要知道的病情範圍,包括深度與廣度,醫護人員再依病

人的需求提供說明。

(三)善意的欺騙（benevolent deception）

對多愁善感或可能拒絕治療的病人，醫護人員有時會應病人家屬的要求避重就輕，採取樂觀的說法，不將真實的病情告訴病人，此又稱為善意的哄騙。

(四)完全矇騙（unmitigated cheat）

如果擔心病人知道真實病情後，無法承受衝擊，病人家屬和醫護人員會共同約定保守病情祕密，不讓病人知道太多，病人可能會完全被矇騙，而不知道自己的病情狀況。

四 告知實情的倫理議題

(一)不告知實情的倫理爭議

1. 醫護人員是否可將善意的哄騙奉為無限上綱

倫理學家認為欺騙是故意引導他人相信自己所認為不真實的事情（Bok, 1979）。在臨床上，醫護人員是否應該故意引導病人相信自己所認為不真實的事情？事實上不告知病人實情反而會造成對病人的傷害（蔡，2002；Bok, 1979；Martin, 1978），例如：

(1) 病人可能因為不了解自己的病情而無法獲得應有的醫療照護。

(2) 病人可能會作出與知道病情不一樣的人生重大決定。

(3) 有些病人當聽不到醫師說出他們問題所在時，無法獲得心理上的舒坦。

(4) 不告知病人實情，即使是善意的欺騙，也會削弱病人和社會大眾對醫療專業的信賴。

(5) 為了對病患隱瞞病情，醫師和整個醫療團隊以及家屬必須不斷對病人說謊，並且還要擔心對病人病情和醫療處置的解說會前後或

彼此不一致。對許多侵入性的檢查或治療也不容易對病人交代清楚原因，因而影響到病人的充分配合與信賴。

2. 醫護人員是否可以「以保護病人預防受到身心傷害」為由，不告知實情

Warnock（1971）將誠實與行善、不傷害以及公平正義原則共同列為重要美德，主張最好讓誠實和不傷害間取得平衡。Picard（1984）認為如果告知實情真的會使病人身心受到傷害，才不予告知，不過強調醫師應先假設所有病患都能面對現實，在告知實情會比不予告知導致更多傷害的情形下，才不予告知。

3. 不告知病人實情是否違背尊重病人自主原則

蔡（2002）認為不告知病人實情下，反而告知病人家屬，不但違背尊重病人自主原則，也違背行善原則、保護病人隱私及保密原則，其理由如下：

(1) 醫師係受病人委託對其進行診斷和治療，醫師應有告知診斷結果的相對義務，除非病人本身拒絕知道診斷結果。

(2) 屬於病人病情的資訊在未經病人同意下，即由醫師告知病人家屬，基本上應屬違背保護病人隱私權和保密的義務。

(3) 病人在未被告知病情的狀況下，沒有確實的資訊為依據，以作出基於個人價值判斷的選擇，可能會作出錯誤的決定而留下遺憾。

(4) 在某些情況下家屬隱瞞病情可能涉及遺產或其他利益。

(5) 醫師不告知實情，雖然動機良善，但仍有詐欺、失職之責。

(二)臨床上對告知實情政策的轉變

Oken（1961）對美國 219 位醫師的調查中，發現有 90% 醫師不會告訴病人罹患癌症的診斷結果。但 1979 年另一項研究針對 264 位醫師的調查中，有 97% 的醫師指出他們會告知病人有關罹患癌症的診斷結果（Novack, Plumer, Smith, Ochtill, Morrow, & Bennett, 1979）。這顯示對是否告知診斷實情已有極大的轉變。

(三) 先告知病人還是家屬

1. 家屬不願意讓病人知道病情真相的原因（邱、胡、陳、周，1999）

(1) 家屬不知如何開口。

(2) 家屬覺得病人年紀太大了，不必告知實情。

(3) 家屬覺得病人不知道真相會比較快樂。

(4) 家屬擔心無法處理病人可能會有的情緒反應。

(5) 家屬擔心病人知道後會傷心的提前結束生命。

(6) 家屬本身也不能接受病人的病情。

(7) 家屬覺得告知病人真相等於是宣布無效與死亡。

2. 是否只告知家屬而不告知病人

過去在我們的文化和習慣，當病人診斷確定後，若為癌症或預後不佳疾病，大多先告訴家屬，徵求家屬的意見，並了解病人可能會有的情緒反應。大多數病人也不反對家屬獲知其病情資訊，不過，在未得到病人同意下，即先告知家屬，以倫理觀點而言，應屬違背尊重病人隱私和保密的倫理規則，此時，若家屬堅持不告知病人實情，而病人又要求醫師必須據實以告時，就可能會造成醫師－病人－家屬間的意見衝突，甚至造成醫療處置的困難取捨。從我國醫療法第八十一條之規定「……應向病人或其法定代理人、配偶親屬或關係人告知其病情、治療方針處置、用藥、及預後情形……」中，看不出告知的優先順序，也看不出告知家屬之後，是否即可不告知病人。不過安寧緩和醫療條例第八條規定：「醫師為末期病人實施安寧緩和醫療時，應將治療方針告知病人或其家屬，但病人有明確意思表示欲知病情時，應予告知」，雖然對應先告知誰仍屬模糊，但已強調病人知的權利，因此，不管家屬如何強烈要求，只要病人具有自主能力，對其病情就應有知的權利（全國法規資料庫 2020a, 2021b；蔡，2002）。

(四) 主張告知真相的理由

已有許多研究列舉應該告訴病人病情實情理由，茲綜合彙整如下（Elian & Dean, 1985; Erde, Nadal & Scholl, 1988; Holroyd, Sunstad & Chalifous,

1996; Meredith, Symonds, Webster, Lamont, Pyper & Gillis, 1996; Silverstein, Stocking, Antel, Beckwith & Siegler, 1991）：

1. 病人有權知道自己的病情。

2. 絕大多數病人願意知道疾病實情。

3. 大多數重症病人對自己的病況多少有點了解。

4. 病人了解病情眞相後，較能夠與醫護人員合作。

5. 知道病情眞相後，可以好好安排自己的生活與後事。

6. 告知實情過程中，可以了解病人過去的就醫經驗與感受，與病人共同分擔醫療風險及不確定性，可以與病人建立治療性夥伴關係，使醫療爭議事件降低。

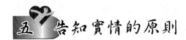

五 告知實情的原則

告知病人病情可依下列原則進行（Beauchamp & Childress, 2001; Thomsen, Wulff, Martin, & Singer, 1993）：

(一)詳細評估病人

應先了解病人的生活背景、人格特質、對治療的期待、情緒的穩定度以及是否已有心理準備。

(二)決定何時及如何告知

1. 告知時間的決定

(1)當病人不斷重複詢問自己的病情時。

(2)已找到病人活下去的意義或已找到強而有力的支持系統時。

(3)告知者已與病人建立良好信任關係時。

(4)告知者有能力處理病人知道實情後的情緒反應時。

2. 如何告知

(1)使用委婉的方法告知，並以淺顯易懂的說明方式，讓病人了解其病況。

⑵ 進行告知時，應努力保住病人的希望與生存意願。

⑶ 本著同理心，不可過分偏向樂觀或過分悲觀。

⑷ 告知時讓家屬適度參與，陪伴在旁，隨時提供支持。

⑸ 依病人當時反應，調整病情告知的質與量。

㈢ **告知後的照護**

1. 告知之後必須陪伴病人走完人生最後的旅程。

2. 盡量提供全人、全程、全家及全隊的照護：由心理師或社工師加入的醫療團隊提供協助。

 結語

誠實雖然是一種美德，也是醫護人員的倫理義務，但在醫療照護過程中，對於是否應誠實告知病人病情，仍應先了解病人的個性、生活背景以及病人獲知病情後可能的反應，才可決定是否誠實告知，而且在告知後醫療團隊應提供全人、全程、全家的照護。

問題討論

一、許光中今年59歲，罹患甲狀腺腫瘤，同意採手術治療，手術後醫師告訴病人已成功切除腫瘤，但未說明疑似肺部轉移，只剩下幾個月可活，雖然醫師有告知許太太和其兒女真實的診斷和預後，但他的家人和醫師都同意對許先生隱瞞真實病情。醫師只告訴許先生需要進行預防性治療，許先生也同意接受放射線和化學療法，但醫師並沒有向其說明呼吸短促和背痛的原因，許先生在沒有察覺到即將面臨死亡的情況下，在三個月後去世。

1. 您認為醫師的做法是否符合倫理？

2. 許太太和兒女是否有權利隱瞞病情？

3. 請就誠實義務提出您的看法。

二、有一對夫婦因為生了一個有基因問題的小孩,於是尋求遺傳諮詢以決定是否要再生第二個小孩,但是基因檢測結果卻意外發現孩子的父親不是妻子的現任丈夫,在此種情況下,請問您:

　　1.是否應將真實檢驗結果告知這對夫妻?理由為何?

　　2.是否只告知妻子,而不告知丈夫?理由為何?

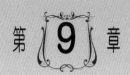

第 9 章

隱　私
Privacy

壹　前言

　　隱私權在美國到十九世紀末才受到法律的重視，隱私權係指在私人生活範圍內，擁有個人自由，不只是不將消息給他人，而且也包括不受政府干擾在內。有時為了達到全面的隱私，政府必須使用嚴格的定義，明確訂出隱私權涵蓋的內容。

貳　隱私的概念

　　Allen（1997）認為個人隱私包含下列四種形式：

　1. 資訊隱私（informational privacy）：此為生物醫學上最強調的，包括基因檢測的資訊流通在內。

　2. 身體隱私（physical privacy）：強調個人和私人空間的隱私。

　3. 決策隱私（decisional privacy）：包括個人選擇之隱私。

　4. 所有權隱私（proprietary privacy）：強調所有權人的利益。

　5. 相關的隱私（relational or associational privacy）：包括家庭、親密（婚外）關係。

參 隱私權的論點

隱私權在法律上是由人權的人格權、自由權和財產權延伸的，是由「每個國民都有享受生命的權利和有孤獨的權利」而來的，有關隱私權的論點如下（Beauchamp & Childress, 2001; Feinberg, 1986; Schoeman, 1984）：

1. 隱私權是一基本人權：隱私權是與個人權、財產權同族群，包括不被窺伺、不被監聽、不被傷害、不被折磨（不被某些消息所苦）。強調隱私權是一個人的基本權利，侵害這些基本人權，就是侵害隱私權。

2. 維護隱私，可促進個人發展：依功利主義的論點，維護個人隱私的結果，可促進個人發展，維持親密關係，個人能充分自由表現。

3. 尊重個人隱私是對個人自主權的尊重：當我們尊重某人時，我們也會對其自主性抉擇表示尊重，為使其有足夠資料作決定，在此前提下，告知說明則非常重要。

綜合上述論點，可以認定隱私是由自主權衍生，包括一個人的身體、訊息、生活和祕密等，當個人自願同意他人接近時，是運用隱私而不是放棄此項權利，例如我們同意醫師的診斷、治療過程：包括醫師詢問個人問題、觸摸身體、直接觀察身體各部位、抽血，甚至對精神科醫師也要將個人的思考、情緒、夢想、幻想等一一告知，這些犧牲隱私權的做法都是為了治療的目的，醫師本人在獲知上述資訊時，不可以隨便公開或散播。

肆 隱私權與社會責任間的平衡

有時候為了顧及社會大眾的安全與利益，在醫療照護政策上，也有必要制定一些強制性措施或通報機制，雖然會影響或破壞某些人的隱私權，但這是不得已的做法，例如對於診斷確定為 AIDS、SARS 或開放性肺結

核的病人，醫師有責任向當地衛生主管機關通報，以便追蹤和控制避免疾病散播，保護社會大眾安全。爲此，如何在隱私權與社會大眾利益間取得平衡，仍有待努力。

伍　隱私權的臨床運用

尊重病人個人資料的隱私權並非只是基於治療方面的考量或社會效益，在醫療決策過程中，醫師有尊重病人自主權的義務，具有自主決定能力的病人，有權掌控個人資訊被使用情形，他們有權決定將這些敏感訊息告訴家人、朋友和其他人的時機與方式。不過，病人雖有權控制如何讓他人獲知有關自己的訊息，但當有傷害他人之虞時，自主原則就不再具有優先性，例如當病人罹患 SARS 已診斷確定時，即可在不經病人同意下，直接向衛生主管機關通報，並追蹤相關接觸者（蔡，2003）。

陸　結語

維護個人隱私，是尊重病人的表現，因此，在醫療照護過程中，我們應確保病人資訊的隱私、身體的隱私、決策的隱私以及所有權的隱私等，以確保病人的人權。

問題討論

一、美國有一位頗負盛名的律師因罹患 AIDS，在某國立醫療機構接受 AZT 治療，某一專欄作家則將其罹病經過和正在接受治療之事，大肆報導，請問：

1. 專欄作家的做法是否恰當？理由爲何？
2. 病人是否有權追究？理由爲何？
3. 對此案例，您認爲理想的做法爲何？

二、李先生今年 38 歲，因 G-I Bleeding 住院，在例行檢查時發現患有梅毒，請問醫
　　師是否應將此發現告知李太太？理由為何？

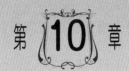

保　密
Confidentiality

壹　前言

　　保密的規則從希波克拉底時代即成為醫學倫理規範，不過臨床上則常被忽略，目前世界各國的法律大多規定必須保守病人的祕密，所以保密對醫護人員而言，已不僅僅是義務，也是法律上應遵守的責任。

貳　保密的歷史演變

一、視保密為醫護人員的倫理義務

　　1. 希波克拉底誓詞中明確要求醫師在診治病人時應嚴守保密責任：「關於我在治療過程或過程之外所聽聞有關病人生活，不應被人四處宣揚的訊息，我都會保守祕密」。

　　2. 世界醫學會 1981 年在葡萄牙召開年會時，所發布的病人權利宣言中，特別強調：「病人有權要求醫師尊重其所有醫療及個人資料的隱密性」（WMA, 1981）。

　　3. 國際護理協會的護士倫理規範亦規定：「護士應視病人資料為祕

密,當在分享這些資料時,應慎為判斷」(ICN, 2021)。

4. 美國護理協會的護士倫理規範亦強調:「護士應正確的保護有機密性質的資料,以維護病人的隱私權」(ANA, 2015)。

5. 我國的護理倫理規範亦將「應保守個案的醫療祕密,在運用其資料時,需審慎判斷」列入其中(盧、魏、林,1994;盧等,2005)。

6. 我國的醫師倫理規範:第十一條規定:「醫師應尊重病人隱私權,除法律另有規定外,醫師不無故洩漏因業務而知悉之病人祕密」(中華民國醫師公會全國聯合會,2002)。

二、視保密為醫護人員的法定義務

目前世界各國大多均已將為病人保密定為法定義務,無故洩密,將受法律制裁,例如:

1. 我國醫療法第七十二條規定:「醫療機構及其人員,因業務而知悉或持有病人病情或健康資訊,不得無故洩漏」。第七十四條規定:「病人之病歷摘要及各項檢查報告資料,只有在病人本人或其代理人要求或受委託而為鑑定或作證時,才能發給或使用」(全國法規資料,2020a)。

2. 我國醫師法第二十三條規定:「對於因業務而知悉他人病情或健康資訊,不得無故洩漏」(全國法規資料,2022)。

3. 我國護理人員法第二十八條亦規定:「護理人員或護理機構及其人員,對於因業務而知悉或持有他人祕密,不得無故洩漏」。違反者處六千元以上三萬元以下罰鍰(全國法規資料庫,2020b)。

4. 我國藥師法第十四條、助產人員法第三十一條等均規定:「醫療機構及其人員除受衛生、治安、司法或司法警察機關依法詢問或委託鑑定者外,對於因業務而知悉他人祕密,不得無故洩漏」(全國法規資料庫,2014, 2020c)。

三 保密義務之例外

　　爲病人保密係長久以來已被公認的醫護人員應遵守的倫理規則之
一，是維護醫病或護病關係信賴的基礎，我國醫療法以及各類醫事人員
法，甚至民法、刑法，皆明訂醫護人員對病人的相關資訊，有保密的義
務，若違反，則需擔負法律責任。不過在各醫事人員法中，皆會在保密條
文中加入「除法律另有規定外」，即可披露病人的隱私資料，目前現行法
律明訂可以披露病人隱私，不必保密之情況如下（陳、莊、蔡，2021）：

(一)病人同意時

　　依個人資料保護法第六條規定：「病歷、醫療、基因、性生活、健康
檢查及犯罪前科之個人資料，不得蒐集、處理和利用，但經當事人書面同
意者，不在此限」（全國法規資料庫，2015a）。

(二)病情告知有相關規定時

　　1. 依醫療法第八十一條規定：「醫療機構診治病人時，應向病人或
其法定代理人、配偶、親屬或關係人告知其病情、治療方針、處置、用
藥、預後情形及可能之不良反應」，亦即將告知病人病情之相關資訊給其
法定代理人、配偶、親屬或關係人，是醫療機構與醫師的義務，不須經病
人同意（全國法規資料庫，2020a）。

　　2. 依病人自主權利法第五條規定：「病人就診時，醫療機構或醫師
應以其所判斷之適當時機及方式，將病人之病情、治療方針、處置、用
藥、預後情形及可能之不良反應等相關事項告知本人。病人未明示反對
時，亦得告知其關係人」（全國法規資料庫，2021a）。

　　3. 依安寧緩和醫療條例第八條規定：「醫師應將病情，安寧緩和醫
療之治療方針及維生醫療抉擇告知末期病人或其家屬，但病人有明確意思
表示欲知病情及各種醫療選項時，應予告知」，並未規定要對家屬保密，
而且醫師通常只告訴家屬，甚至還會被家屬要求，不要告知病人本人（全

國法規資料庫，2021b）。

(三)作證或受委託鑑定時

依醫師法第二十二條規定：「醫師受有關機關詢問或委託鑑定時，不得以虛偽之陳述或報告」（全國法規資料庫，2022）。

依護理人員法第二十七條規定：「護理人員受有關機關詢問時，不得為虛偽之陳述或報告」（全國法規資料庫，2020b）。

上述之「有關機關」係指衛生、司法或司法警察機關。所以因醫療糾紛，當衛生、司法或司法警察機關在進行調查詢問時，以及進入司法程序，被傳喚到法院作證時，或受委託鑑定時都應詳實報告，不必再為病人之個人資訊保密。

(四)有通報義務時

當醫護人員因依其業務可取得或獲知與特定公益目的相關之資訊，有進行通報主管機關之義務時，可逕行通報，不必為病人保密（陳、莊、蔡，2021）：

1. 基於防疫目的

依傳染病防治法第三十九條規定：「醫師診治病人，或醫師、法醫師檢驗、解剖屍體，發現傳染病或疑似傳染病時，應立即採行必要之感染管制措施，並報告當地主管機關」（全國法規資料庫，2019）

2. 基於保護目的

依精神衛生法第三十九條規定：「病人或有精神疾病之人，經專科醫師診斷或鑑定屬嚴重病人者，醫療機構應將其資料通報直轄市、縣（市）主管機關」，以協助就醫及追蹤保護（全國法規資料庫，2007）

3. 基於保護被害人與犯罪目的

依性侵害犯罪防治法第八條規定：「醫事人員、社工人員……於執行職務時知有疑似性侵害犯罪情事者，應立即向當地直轄市、縣（市）主管機關通報，至遲不得超過二十四小時」（全國法規資料庫，2015b）。

另依家庭暴力防治法第五十條規定：「醫事人員、社會工作人員……

在執行職務時知有疑似家庭暴力，應立即通報當地主管機關，至遲不得超過二十四小時」（全國法規資料庫，2021c）

上述規定多有罰則，醫事人員應依法於時限內通報，以免遭受罰鍰處分。

英國醫學總會（General Medical Council, GMC）針對病人資訊保密訂定普遍通用指引，並提供決策工具引導使用者，針對不同目的使用與披露病人資訊指引，頗得我國參考（陳、莊、蔡，2021，GMC, 2018）。

 ## 應為病人保密的理由

應為病人保守祕密的理由如下（Beauchamp & Childress, 2001）：

一、以結果為基礎的論點

若病人不相信醫師會保守其醫療祕密，則病人可能會隱瞞自己的病情資訊，拒絕深入或完整的檢查，如此一來，醫師將無法獲得充足的資訊，以作為診斷或治療處置的依據。

二、以自主權和隱私權為基礎的論點

保密可以說是對病人自主權和隱私權的尊重，隱私權的延伸就是保密，違背保密規則，經常被認為是侵犯個人的隱私權與自主權，最終結果，可能使自己吃上官司，或使病人失去朋友或愛人、被歧視或失去工作。

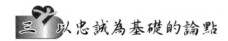

三　以忠誠為基礎的論點

醫―病關係是建立在信賴的基礎上，醫護人員對病人有忠誠的義務，維護病人的隱私與保密的期待，就是履行忠誠義務的一種方式。在醫療照護過程中，醫護人員通常會要求病人提供其個人隱私或具敏感性的資訊，若醫護人員失信於病人，將會破壞醫―病之間的關係。

 肆　有關因病人本身治療或為保護其他人而洩密的規定

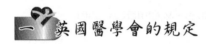

一　英國醫學會的規定

英國醫學會的倫理規則中規定，若有下列情況之一時，即可不必再為病人保密：

1. 在獲得病人同意之後。

2. 醫學上認為洩密是基於病人自身的利益，沒有向病人徵求同意的必要；例如其他醫護人員若發現與病情診斷或治療有關的訊息時，可直接告訴病人的主治醫師，不必先取得病人的同意。

3. 當證明醫師對社會負有更高責任時：例如當醫師發現新的 SARS 病例時，為確保社會大眾不會被感染，有責任向衛生主管機關通報，以便採取追蹤管制措施。

4. 遇有已核准的醫學研究需要病人有關的病情資料時；例如已通過衛生福利部的研究計畫審查，需要使用思覺失調症病人的病歷作資料分析時，雖不必徵求病人同意，但應取得院方和病人主治醫師的同意。

5. 當法律程序需要病人之病情資料時；例如當發生醫療糾紛事件，已進入司法程序，法官要求提供有關之病情資料時，院方就應提供，不必取得病人的同意。

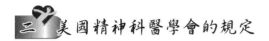

二　美國精神科醫學會的規定

美國精神科醫學會以感染 HIV 病人為例，認為如果醫師有令人信服的證據，確認病人感染 HIV 後的活動，會使其他人暴露在遭受 HIV 感染的危險情境中，則應通知處在危險情境中可能遭受 HIV 感染的人。

三　美國醫學會倫理委員會的規定

若醫師認為病人會危及第三者時，應：
1. 先嘗試說服並停止會危及他人的行為。
2. 若勸說無效，應通報衛生主管單位。
3. 若衛生主管單位未採取行動，才通知處在危險情境的人。

伍　提供病歷影本與病情資料的規定

一　醫師是否可應病人要求而提供病歷影本？

病人係病歷所記載的對象，所以醫師若應病人要求，提供病歷影本，應不算洩密。（行政院衛生署，1986a）

二　醫師在病人同意下是否可將病情資料提供特定第三者？

醫師若在病人同意下，將病情資料提供特定第三者，應不算無故洩漏病人祕密，所以人壽保險公司若因業務需要，可以透過病人向醫院提出申請，並載明同意提供之特定病情資料，醫院則只能提供病人指定之特定資料（行政院衛生署，1986b、1991a）。

三　稅捐稽徵機關為調查課稅資料，是否可向有關醫療院所要求提供病歷文件？

稅捐稽徵機關若需要病人之病歷文件，應透過該醫療院所所在地衛生局辦理，不可直接要求醫療院所提供，而且以提供相關之病歷摘要或摘述與醫療院所收入或支出有關之資料為限（行政院衛生署，1983、1991b）。

陸　結語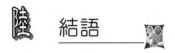

醫護人員有義務對有關病人的資訊保守祕密，醫護人員謹慎的保守病人的醫療祕密，可增進病人對醫護人員的信賴感。當醫護人員保護第三者的責任勝過保護病人祕密時，應該只透露防止傷害所需之資訊，也應該只告訴為避免傷害有必要知情者。而且最好事先和病人討論，使其在最佳的時機及使用最妥當的告知方式，減少對病人的衝擊程度。

問題討論

美國紐澤西州某醫學中心外科主治醫師，在其工作的醫院檢驗出 HIV 陽性數小時後，便接到許多同事的問候及表示同情的電話，幾天後，更接到來自他的病人的慰問電話，也因而被迫失去他的職位和工作，從本案例中：

1. 您認為該醫學中心對病人資訊的保護措施如何？
2. 您認為該主治醫師是否獲得該有的對待？
3. 請就保密的觀點，提出您的見解。

第 11 章

忠　誠
Fidelity

壹　前言

　　Ramsey（1970）主張將忠誠納入醫學和健康照護的倫理規則中，認為目前大部分的人都可接受忠誠是基本的倫理規範，只有少數人同意忠誠是醫療照護和臨床研究中應遵守的基本倫理規範。

貳　忠誠的本質

　　Beauchamp 和 Childress（2001）認為忠誠的本質如下：

　　1. 忠誠是一種道德規範，它來自於自主、公平和行善的原則，這些原則就是忠誠義務的正當理由，包括信守承諾、達成協定、維持人際關係以及履行信託責任等。從法律或醫學傳統的觀點，醫療照護實務與立基於契約和市場關係的商業實務是不一樣的。醫護人員是病人醫療照護的受託人，病人與醫護人員的關係係建立在相互信任上，當醫護人員與病人建立專業的醫—病、護—病關係時，忠誠的義務就隨之產生。

　　2. 信賴關係有時會遭遇須對抗忠誠的道德義務，保密和誠實原則有時也會互相衝突，是否應嚴守忠誠原則，則視當時情境而定。

忠誠原則在遵守上的兩難

一　病人利益至上的衝突

　　過去在討論醫療照護上的忠誠時，都認為應從下列兩方面去重視病人的權益：

　　1. 當專業的利益與病人利益互相衝突時，應以病人的利益為優先考量。

　　2. 病人的利益應高於其他人的利益。

　　不過，在臨床實務上，忠誠並不是真正如此被重視。例如醫師也可能參與犯罪判斷，或為特殊病人進行精神鑑定或殘障鑑定，這些行為都可能與病人的權益相衝突。

二　病人權益與第三者權益的衝突

　　醫護人員有時會發生角色義務和對病人義務間的衝突。例如當醫師認為應為孩童進行必要的輸血時，若父母反對，醫師應有維護孩子權益的主要責任，但父母帶著孩童到醫院看病，醫師與父母間應有忠誠的契約關係，此時到底要聽從父母的主張？還是要強行為孩子輸血呢？

三　機構權益與員工權益的衝突

　　忠誠的衝突，有時也會發生在機構中。例如政府機構或民間企業機構常會為其員工進行身體檢查，並要求將檢查結果回報，雖然這些人並不是病人，但仍有醫—病關係與責任存在，應預防個人受到傷害，如果將檢查結果告訴老闆，會影響員工個人利益時，是否應將某些檢查結果保留呢？也是值得深思的問題。

四 醫護人員的衝突

在忠誠義務的前提下，醫護人員亦常遭遇衝突。例如醫師寫下醫囑要護理人員執行，但卻沒有讓護理人員有參與醫療決策的機會，因此，在履行護－病間的忠誠義務時，常發生困難。

五 保險人、被保險人與醫療服務機構間的權益衝突

全民健保的給付制度（保險人）、醫療機構的成本控制趨勢，使醫師的收入減少，也使醫師除對病人（被保險人）忠誠之外，還要對醫療機構或付費機構（保險人）忠誠，在此種情形下，常使醫師對病人的忠誠義務降低，造成醫療機構的權益與病人權益間之衝突。到底何者的利益應列為優先考量？要如何取捨？也是當今醫療環境中有待解決的衝突。

肆 結語

本篇我們進一步說明了自主、不傷害、行善及公平等倫理原則在醫療照護與臨床研究間的關係，主要集中於能夠表現出上述各種原則的責任與品德上，包括誠實、隱私、保密、忠誠等倫理規則以及其間的衝突。醫護人員若能遵守上述之倫理原則和倫理規則，應能增進醫－病關係和護－病關係，發揮視病猶親的精神。

問題討論

一、陳仁德教授在其所進行的 HIV 陽性但無 AIDS 症狀的流行病調查中，發現有 HIV 陽性者，並未主動告知其性伴侶，並且在沒有保護措施下進行性行為，請問：

1. 是否應對 HIV 陽性者盡保密責任？理由為何？
2. 是否有保護其性伴侶，避免其受到傷害之責任？
3. 請就誠實、隱私、保密和忠誠的觀點，提出您的見解。

二、目前全民健康保險費用之審查趨向嚴格，許多醫院被刪除之費用頗高，因此規定凡被刪除之費用由醫師依比例分擔，因此，很多醫師對醫療處置趨向保守，對各種該作的檢查和治療，反而裹足不前，請問，此種態度是否有違對病人之忠誠義務？理由為何？

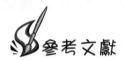

參考文獻

一、中文文獻

中華民國醫師公會全國聯合會（2002）。*中華民國醫師倫理規範*。臺北市：中華民國醫師公會全國聯合會。

全國法規資料庫（2007）。*精神衛生法*。取自 https://reurl.cc/nZRdV6

全國法規資料庫（2014）。*藥師法*。取自 https://reurl.cc/MXGxq4

全國法規資料庫（2015a）。*個人資料保護法*。取自 https://reurl.cc/4XG7E3

全國法規資料庫（2015b）。*性侵害犯罪防治法*。取自 https://reurl.cc/YdnrZl

全國法規資料庫（2019）。*傳染病防治法*。取自 https://reurl.cc/58EWkv

全國法規資料庫（2020a）。*醫療法*。取自 https://reurl.cc/gQEjAz

全國法規資料庫（2020b）。*護理人員法*。取自 https://reurl.cc/kqQjzd

全國法規資料庫（2020c）。*助產人員法*。取自 https://reurl.cc/qZ3jxn

全國法規資料庫（2021a）。*病人自主權利法*。取自 https://reurl.cc/GX3YG3

全國法規資料庫（2021b）。*安寧緩和醫療條例*。取自 https://reurl.cc/6Le3pZ

全國法規資料庫（2021c）。*家庭暴力防治法*。取自 https://reurl.cc/WqVQ49

全國法規資料庫（2022）。*醫師法*。取自 https://reurl.cc/zr7jn0

朱樹勳（1999）。醫療說明的現況與臨床上的困難。*醫事法學*，7(3)，71-72。

行政院衛生署（1983）。*衛署醫字第四三八九〇九號函*。臺北市：行政院衛生署。

行政院衛生署（1986a）。*衛署醫字第六二五六五五號函*。臺北市：行政院衛生署。

行政院衛生署（1986b）。*衛署醫字第五七八九一四號函*。臺北市：行政院衛生署。

行政院衛生署（1991a）。*衛署醫字第九六三六〇五號函*。臺北市：行政院衛生署。

行政院衛生署（1991b）。*衛署醫字第九四五七四三號函*。臺北市：行政院衛生署。

吳建樑（1999）。告知說明義務的法律依據與說明範圍。*醫事法學*，7(3)，72-73。

邱泰源、胡文郁、陳慶餘、周玲玲（1999）。*安寧療護相關規範之研究——以倫理 為基礎*。行政院衛生署研究計畫。

許鳳珠（1995）。常見的倫理爭議問題。於尹裕君等（1995）。*護理倫理概論*， pp.212-215。臺北市：華杏。

陳怡伶、莊宇真、蔡甫昌（2021）。醫師保密義務之例外。*臺灣醫學*，25(3)，385- 393。

陳榮基（1999）。醫療說明的現況與臨床上的困難。*醫事法學*，7(3)，70-71。

蔡甫昌（2002）。診療室中的道德議題之二——病情告知的倫理。*健康世界*，323， 103-107。

蔡甫昌編譯（2003）。*臨床生命倫理學*。新北市：財團法人醫院評鑑暨醫療品質策 進會。

盧美秀、林秋芬、蔣欣欣、揚哲銘、鍾春枝、林子倫、尹祚芊（2005）中華民國護 理倫理規範之修訂，臺北市：行政院衛生署。

盧美秀、魏玲玲、林秋芬（1994）。我國護理倫理規範之研擬。*護理雜誌*，41(1)， 40-51。

二、英文文獻

Allen, A. L. (1997). Genetic privacy: emerging concepts and values. In Rothstein, M. A. *Genetic secrets: protecting privacy and confidentiality in the genetic era*. New Haven: Yale University press.

American Medical Association (2001). *AMA principles of medical ethics*. Chicago: American Medical Association.

American Nurses Association (2015). *ANA's code of ethics for nurses*. Washington D. C.: American Nurses Association.

Beauchamp, T. L. & Childress, J. F. (2001). *Principles of biomedical ethics*. (5th ed.) Oxford: Oxford University press.

Bok, S. (1979). *Lying: moral choice in public and private life*. New York: Vintage Books.

Elian, M. & Dean, G. (1985). To tell or not to tell the diagnosis of multiple sclerosis. *Lancet*, 2, 27-28.

Erde, E., Nadal, E. & Scholl, T. (1988). On truth telling and the diagnosis of Alzheimer's disease. *Journal Family Practice*, 26, 401-404.

Feinberg, J. (1986). *Harm to self. In the moral limits of criminal law*. New York: Oxford University press.

General Medical Council: Confidentiality: good practice in handling patient information, 2018. https://www.gmc-uk,org/-/media/documents/gnrc-guidanee-for-doctors---confidentiality-good-practice-in-handling-patient-information----70080105.pdf?la=en&hash=08E96AC70CEE25912CE2EA98E5AA3303EADB5D88/Accessed April 7, 2021.

Goodwin, G. L. (1984). *Ethics in Medicine*. Unpublished master dissertation, College of Minnesota Duluth, Minnesota.

Holroyd, S., Sunstad, D. & Chalifous, Z. (1996). Attitudes of older adults on being told the diagnosis of Alzheimer's disease. *Journal American Geriatric Society*, 44, 400-403.

International Council of Nurse (2021). *The ICN code of ethics for nurse*. Geneva: International Council of Nurse.

Martin, R (1978). Some ethical issues in disclosure of progressive disease of the nervous system. *South Medical journal*, 71, 792-794.

Meredith, C., Symonds, P., Webster, L., Lamont, D., Pyper, E. & Gillis, C. R. et al. (1996). Information needs of cancer patients in west Scotland: cross sectional survey of patient's views. *British Medical Journal*, 313, 724-726.

Northhouse, P. G. & Northhouse, L. L. (1992). *Health Communication*. (2nd ed.) Norwalk: Appleton & Lange.

Novack, D., Plumer, R., Smith, R., Ochtill, H., Morrow, G. & Bennett, J. (1979). Changes in physicians' attitudes toward telling the cancer patient. *Journal of American Medical Association*, 241, 897-900.

Oken, D. (1961). What to tell cancer patients: a study of medical attitudes. *Journal of American Medical Association*, 175, 1120-1128.

Picard, E. (1984). *Legal liability of doctors and hospitals in Canada*. (2nd ed.)Toronto: Carswell Legal Publications.

Ramsey, P. (1970). *The patient as person*. New Haven: Yale University press.

Schoeman, F. D. (1984). *Philosophical dimensions of privacy: an anthology*.

Cambridge: Cambridge University press.

Silverstein, M., Stocking, C., Antel, J., Beckwith, J. & Siegler, M. (1991). ALS and life-sustaining therapy: patient's desires for information, participation in decision-making, and life-sustaining therapy. *Mayo Clinic Proc.* 66, 906-913.

Tolstoy, L. (1960). The death of Ivan Ilych. In Maude, A. *The death Ivan Ilych and other stories*, p.137. New York: the New American Library.

Thomsen, O., Wulff, H., Martin, A. & Singer, P. A. (1993). What do gastroenterologists in Europe tell cancer patients? *Lancet*, 341, 473-476.

Warnock, G. J. (1971). *The object of morality*. London: Methuen.

World Medical Association (1981). *Declaration of Lisbon on the rights of patient.* Lisbon: World Medical Association.

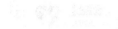

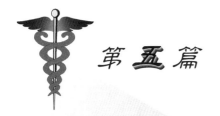

第五篇

病人的權利義務
與醫護人員的責任

(The patient's rights and obligation,
and medical professional accountability)

第 12 章

病人的權利與義務
The patient's rights and obligation

壹　前言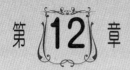

　　過去，病人並無權利意識，醫—病之間，完全由醫師主導，醫師怎麼說，病人就怎麼作。病人權利意識受到肯定係出自第二次世界大戰後德國納粹政權醫師對戰俘的不人道之人體試驗的深刻反省，在 1947 年由聯盟國戰犯法庭所主持的紐倫堡大審判決納粹醫師實施人體試驗未取得戰俘的同意有罪，此一判決不僅確立了自我決定權的原則，並也影響歐美各國醫界對病人的尊重與人權保障的觀念。1948 年第二屆世界醫學會年會的「日內瓦宣言」（Declaration of Geneva）中，即要求醫師「從妊娠開始，即應保持對人類生命的最大的尊重」；1949 年第三屆世界醫學年會更制定「國際醫學倫理規範」（International code of medical ethics），明確界定醫師與病人間的關係，要求「醫師應尊重病人、同業及其他醫事專業人員的權益，並應對病人的資料保密」及「醫師在提供可能對病人身心狀況有不良影響的治療時，應以病人的利益為依歸」，自此之後，病人權利的觀念逐漸受到醫界的重視。1964 年第十八屆世界醫學會年會更通過「赫爾辛基宣言」（Helsinki declaration），強調醫師在施行臨床試驗時，應取得受試者自願的同意。美國醫院協會（American Hospital Association）也於 1973 年制定「病人權利典章」（A patient's bill of rights），並於 1992 年再次修訂，由此帶動美國各州有關病人權

利的立法。之後，法國也在 1974 年公布「病人權利憲章」（Charters of the rights of patients），1977 年以色列醫院協會也發表了「病人權利宣言」，歐洲經濟共同體醫院委員會於 1979 年通過「病人憲章」（Charter of the hospital patient）。1981 年第三十四屆世界醫學會年會又提出「里斯本病人權利宣言」（Declaration of Lisbon on the rights of the patient）。我國中華醫學會亦於 1982 年接受世界醫學會所發表的病人六大權利。1984 年日本醫院協會亦發表病人權利宣言。有關病人權利的立法在 1990 年代進入高潮；美國於 1991 年通過「病人自決法」（Patient self-determination act），芬蘭、荷蘭、以色列、立陶宛、冰島、匈牙利、丹麥與挪威等國家，也紛紛制定病人權利法案，歐洲於 1994 年在阿姆斯特丹舉行的病人權利會議，也發表病人權利宣言，香港醫院管理局也於 1997 年公布「病人約章」，我國民間也在 1997 年發表「病人權利十大聲明」，我國雖然沒有特別對病人權利立法，但有關病人權利的規定，則分別規範於醫療法、醫師法、護理人員法等各類醫事法規之中（李，2001、2003；黃，2000；劉，1999；莊，2000；曾，2003）。

貳 病人權利的意義

病人權利係指作為病人，基於獨立人格，有權利接受妥善的醫療照護，以利恢復其身心健康，此項權利與生命權、平等權同樣重要，都是基本人權之一，又可分為廣義與狹義兩種（莊，2000）：

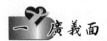 廣義面

它相當於「國民健康權」，此係源於人民之生存權應予保障，因此政府除了滿足人民食、衣、住、行、育、樂等基本需要外，還應提供無汙染及有益健康的環境，使人民享有健康的生活。此外，政府還應積極推動各

項福利措施,使兒童、婦女、老人及弱勢族群,都能獲得妥善照顧。

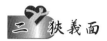 **二 狹義面**

它係指病人基於其獨立人格,有權利請假、接受或拒絕治療。例如一個人生病時可以請假不上學、不上班,各公私立公司行號均不得無故拒絕。若需要治療,則應提供妥善的醫療照護。

對病人權利的相關規定

各國目前大多都有對病人權利的規範,茲特列舉下列數項供大家參考(香港醫院管理局,1997;AHA, 1992;WMA, 1995):

一 美國醫院協會的病人權利典章

1973 年美國醫院協會(American Hospital Association, AHA)發表病人權利典章的主要目的在強調醫師應尊重病人的權利,雖不具法律約束力,但已具相當程度的提示作用,茲將 1992 年修正後內容摘譯如下(AHA, 1992):

1. 病人有權接受被關懷和尊重的醫療照護。

2. 病人有權從其醫師和其他直接照護者獲知有關其個人可以了解的診斷、治療和預後的資訊。

3. 病人有權決定自己的醫療計畫,在任何醫療處置之前和治療過程中有權獲知有關的詳情,並有權在法律和醫院政策容許範圍內拒絕接受被建議的治療。

4. 病人有權指定相關的治療決定代理人(例如生前預立遺囑、醫療代理人),在法律和醫院政策容許範圍內,院方應尊重病人的意向指示。

5. 病人有權要求對其隱私的關注。病例討論、會診、檢查和治療，都應審慎進行，確保病人的隱私權。

6. 病人有權要求有關其醫療之溝通內容和紀錄以機密方式處理，但法律規定應報告之大眾健康危害事件除外。病人有權要求對其病情資料和紀錄內容保密。

7. 病人有權檢閱其醫療紀錄，除非法律有所限制，否則，必要時也可要求對有關資料提出說明。

8. 病人有權要求醫院在能力和政策範圍內，對病人要求的醫療和服務作合理的反應。醫院應依病況的緊急程度，對病人提供評估、服務和／或轉院。只要醫學上和法律上允許，或病人提出要求，應可以轉到其他醫療機構。病人在轉出之前應先取得所轉醫療機構的同意，而且病人應得到有關轉送的完整資訊，包括轉院的需要性、風險、好處和其他可行方案等。

9. 只要與病人的治療和照護有關，病人就有權知道醫院與其他醫院、教育機構、其他醫療照護提供者或付費者間存在的商業關係。

10. 病人有權同意或拒絕參與對病人之治療和照護有影響的臨床研究或人體試驗，而且應事先獲得詳細的說明。當病人拒絕有關的研究或試驗時，醫院仍應對病人提供最有效的醫療照護。

11. 當病人不需要住院治療時，有權獲得繼續性照護，院方應提供有關醫師和其他醫療照護提供者的姓名和實際的照護建議。

12. 病人有權知道醫院的政策與醫療照護業務有關的責任。病人有權知道解決爭吵、哀傷和衝突的資源；例如倫理委員會、病人代表或其他在醫院內可利用的機制。病人也有權知道醫院的收費情形以及付費的方式。

二、世界醫學會之病人權利宣言

1995 年在印尼召開第四十七屆世界醫學會年會，通過的病人權利宣言如下（WMA, 1995）：

1. 病人有權接受高品質的醫療照護。

2. 病人有自由選擇的權利；包括選擇醫師與醫療機構。

3. 病人有自我決定的權利。

4. 意識不清病人之醫療處置，應取得其法定代理人的同意。

5. 限制行為能力病人所作的決策應予以尊重，但應考量病人的最佳利益。

6. 病人有權拒絕接受檢查或治療。

7. 病人有權獲得醫療資訊。

8. 病人有權要求對個人醫療相關資料保密。

9. 病人有權接受醫療保健指導。

10. 病人有權維護個人尊嚴。

11. 病人有權接受或拒絕宗教協助之精神慰藉。

三 香港醫院管理局的病人約章

香港醫院管理局於 1999 年所公布的病人約章內容如下：

㈠醫治權（the rights to medical treatment）

病人有權得到符合現實認可標準的醫療服務。

㈡知悉權（the rights to information）

1. 病人有權知道醫院管理局提供的醫療護理服務資料和收費。

2. 病人有權清楚知道自己的病情、診斷、病情發展、治療計畫，包括常見的問題及其他可行的療法。

3. 病人有權知道處方藥物的名稱，以及藥物在個別病人的情況下會發揮的正常功用及可能產生的副作用。

4. 病人有權獲知有關個人病情和治療方面的資料。

(三) 決定權（the rights to choice）

1. 病人有權接受或拒絕任何藥物、檢驗或療法，並獲知所作決定可能引起的後果。

2. 病人有權徵求其他醫師的意見。

3. 病人有權決定是否參與醫學研究計畫。

(四) 隱私權（the rights to privacy）

1. 病人有權就個人的隱私權、尊嚴、宗教信仰及文化信念獲得尊重。

2. 病人有權要求院方將個人病情資料保密。

(五) 申訴權（the rights to complaint）

病人有權向醫院管理局提出申訴，並得到迅速及公允的處理。

肆　病人應享有的權利

茲綜合各國所制定的病人權利法案和各專業團體對病人權利的宣言，以及我國醫療法、醫師法和各種醫事人員法（例如藥師法、醫檢師法、護理人員法、助產人員法……等）之規定，並參酌國內外學者之主張，特將病人應享有的權利綜合歸納如下（王，1988；中國輔導學會，2001；李，2000；李，2001；李，2002；林，2002a；曾，2003；莊，2000；黃，2000；全國法規資料庫，2014，2020a，2020b，2020c，2020d，2022；AHA，1992；Amsterdam declaration, 1994；APA, 1997；MMA, 2002；Pataki, 2003）。

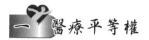

醫療平等權

(一)實質的醫療平等權

係指醫療社會各分子都具有平等享受醫療資源的權利，亦即病人不因年齡、性別、教育程度、種族、宗教及社經地位之不同，都具有平等享受醫療資源與公平被對待的權利，而且對醫療資源之分配與運用，也應有參與決策的權利。我國之所以推行臺灣地區醫療網政策及實施全民健康保險，都是爲了使全民都能夠平等而且普遍享受各種醫療資源。

(二)形式的醫療平等權

係指相同個案的處理，以相同的方式爲之，適用相關的準則。不同的個案，則適用不同的方式處理，並適用下列兩大原則：

1. 先來先服務

病人就醫時依到醫院之先後應診，包括門診、領藥或各種檢查，不可享有特權。

2. 急症與重症優先

遇有病情危急時，危急者或嚴重者得優先予以處理，以免危害病人生命安全。

知情同意權（the rights of informed consent）

病人對於侵襲性的檢查與治療或人體實驗，有事先被告知，在完全了解後，表示同意的權利。因此醫護人員對於上述各種檢查、治療與人體實驗的目的、危險性、成功率以及不接受的後果，或者是否有其他可選擇的方法等，都應向病人詳加說明。

三 決定權（the rights of self-determination）

1. 病人有權決定或拒絕任何檢查或治療，並獲知所作決定可能引發的後果。

2. 病人有權決定是否參與醫學研究或人體試驗。

四 資訊權（the rights of information）

1. 病人有權獲知有關其病情、診斷、治療方針及預後情形。

2. 病人有權獲知與病情相關的醫療照護資訊，包括醫護人員的姓名、職稱、藥物的作用、副作用、醫療保健知識等。

3. 病人有權知道醫療收費標準。

五 隱私權（the rights of privacy）

病人有權要求醫護人員對於因業務知悉病人之祕密，不得無故洩漏。此外，有關病人個人私生活事項不願為外人知悉者，也應予以保守祕密。

六 安全權（the rights of safety）

病人到醫療機構求醫時，有權獲得妥善的醫療照護，因此有權要求醫療機構：

1. 提供安全的醫療照護環境。

2. 作好院內感染控制。

3. 及時提供診治，不得延遲。

4. 作好醫療儀器設備的維護與保養。

七　選擇權（the rights of choice）

1. 病人有權選擇醫療機構。
2. 病人有權選擇主治醫師。
3. 病人有權選擇治療方式。

八　免受傷害權（the rights of do no harm）

　　在醫療處置過程中，病人有權要求醫護人員小心謹慎，並獲得應有的安全維護，避免受傷害。但相對的，醫護人員也應享有免受傷害權，我國醫療法第二十四條規定：「為保障就醫安全，任何人不得以強暴、脅迫、恐嚇、公然侮辱或其他非法之方法，妨礙醫療業務之執行。醫療機構應採必要措施，以確保醫事人員執行醫療業務時安全」。若違反上述規定，依醫療法第一〇六條，將被處三萬元以上三十萬元以下罰金。對於醫事人員或緊急救護人員以強暴、脅迫、恐嚇或其他非法之方法，妨害其執行醫療或救護業務者，處三年以下有期徒刑，得併科新臺幣三十萬元以下罰金，若因而致醫事人員於死者，處無期徒刑或七年以上有期徒刑；致重傷者，處三年以上十年以下有期徒刑（全國法規資料庫（2020a））。

九　求償權（the rights for compensation）

　　病人就醫過程，當其權益遭受損害，或因醫療疏失造成生命危害時，病人有權請求損害賠償。

　　1. 病人因醫療疏失而致身體或健康遭受損害時，可請求下列三項賠償：

　⑴ 醫藥費：包括住院費、藥物費、手術費、治療費、檢查費及其他必要之費用。

　⑵ 勞動能力減少之損害賠償：指工作能力減少之損害賠償。

⑶ 增加之生活費用：指病人因醫療傷害所多支出的費用，包括僱用
護佐或家屬來往醫院的車資等。

2. 病人因醫療疏失致死時，其家屬得請求喪葬費、扶養費及撫慰金
外，還可以就損害事件請求賠償。

3. 若公立醫療機構因設備或儀器維護不當，造成病人身體或生命遭
受損害，則可向國家請求賠償。

伍 病人的義務

權利與義務是相對的，在爭取權利的同時，也應善盡作為病人的義
務，茲綜合學者專家的看法如下（李，2000；林，2002b；香港醫務管理局，
1997；盧，1995）。

一 誠實告知的義務

病人有責任提供與其健康狀況有關資料，過去曾罹患的疾病以及其
他有關詳情，協助醫護人員作成正確的判斷，避免提供不實資料而誤導診
斷，延誤治療。

二 遵從醫療指示的義務

應遵從醫護人員提出並經病人個人同意的治療程序及有關指示。有
些病人表面上接受醫師的建議，實際上卻抗拒醫師的醫囑，而私自停藥或
尋求其他的偏方治療，此種不遵從醫療指示的行為，有時可能會使病情惡
化。因此，對於醫護人員要求配合的事項，都應該遵守奉行。

三　與醫護人員合作的義務

病人因病就醫，應接受醫護人員對專業照護的建議，採取合作態度。對醫療照護上的疑惑，應主動提出討論，與醫護人員維持良好互動關係。

四　準時接受醫療的義務

1. 門診病人應依照約定日期與時間準時就診或接受預先排定的檢查或治療。

2. 住院病人也應依照院方或醫師的安排，準時接受必要的檢查或治療，如果不能如期應診，應儘早通知有關醫療部門。

五　維護自身健康的義務

維護個人健康應是每一個國民的義務，不論是健康人或病人，都應積極主動的追求健康的生活，使自己維持在最佳的健康狀態。

六　遵守院方規定的義務

病人應了解醫院的各項規定，並確實遵守。例如不可在病房烹煮食物，不可與訪客大聲喧嘩……等，也不能要求醫護人員提供不正確的資料、收據或診斷證明書等。

七　給付醫療費用的義務

病人就醫或住院，對於院方規定的醫療費用，都有如期繳納的義務，而且也不應隨便浪費醫療資源，到處求醫。

陸 結語

　　醫護人員在提供醫療照護過程中，對病人的權利應加以重視並予以尊重，病人也應採取必要的合作態度，善盡應盡的義務，彼此建立和諧的夥伴關係，以提高醫療品質、促進康復。

問題討論

一、臺灣目前並沒有病人權利法案，如果我們要草擬一份「病人權利法」，應包括哪些重要內容？請簡述之。

二、本章所提到的各種病人義務，在目前醫療情境中，病人是否都能作到？請舉例說明之。

第13章

醫護人員的責任與義務
Medical professional responsibilities and accountablities

　　病人因病求醫，最主要的目的就是為了治療疾病、減輕痛苦以及恢復健康，因此，醫護人員有義務提供服務及盡醫護人員應盡的義務，茲分別介紹如下（李，2001；林，2002a；林，2002b；賴，2002；謝，2000、2003）。

 ## 提供醫療服務的義務

　　提供醫療服務是醫護人員的主要義務，此項義務係隨著病人與醫院間醫療契約之成立而發生，醫護人員負有依病人病情隨時給予必要的醫療照護之義務。

 ## 尊重病人的義務

　　尊重病人是將病人視為獨立的個體，不只是尊重病人的自主性和自我決定權，同時也尊重病人的價值觀和人性尊嚴，尊重病人接受醫療照護的權利，也尊重病人拒絕治療的權利。

參　告知說明義務

由於醫療照護行為對於病人之身體或健康具有侵襲性與危險性，因此，若非基於醫療目的，並且經過病人同意，原則上應被認為係對病人身體之加害行為。告知說明的目的，在使病人了解其身體狀況、疾病不治療或採取不同治療方法可能發生的機轉、不治療病情惡化的可能性及可預見的後果、採取不同治療方法時之治癒機率、可能之後遺症及其危險性等，在病人完全了解後同意，醫護人員才可合法執行。

肆　保密義務

保密不但是醫護人員的倫理義務，也是法律義務。刑法第三一六條規定：「醫師、藥師、助產士、宗教師、律師、會計師……無故洩漏因業務知悉或持有他人祕密者，處一年以下有期徒刑、拘役或五萬元以下罰金」（全國法規資料庫，2022）。此外，醫療法、醫師法、護理人員法、醫檢師法、藥師法以及助產人員法……等醫事相關法規，也都有保密的規定，所以醫護人員若無正當理由，不可無故洩漏病人醫療祕密（全國法規資料庫，2014；2020a，2020b；2020c；2020d；2022a；2022b）。

伍　注意義務

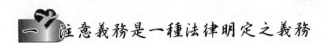

一　注意義務是一種法律明定之義務

注意義務除須尊重病人之權益外，並有不侵犯病人之注意義務。醫療法第五十九條規定：「醫院於診療時間外，應依其規模及業務需要，

指派適當人數之醫師值班，以照顧住院或急診病人」（全國法規資料庫，2020）。民法第五三五條對受任人之依從指示及注意義務中規定：「受任人處理委任事務，應依委任人之指示，並與處理自己事務為同一之注意，其受有報酬者，應以善良管理人之注意為之」。病人一旦就醫，就與醫院成立診療契約，而診療契約也是委任契約的一種，醫院與病人間的委任契約，基於契約中所應該向病人履行的醫療照護義務，必須透過醫護人員執行，所以醫護人員（受任人）對病人（委任人）應善盡善良管理人之注意義務（全國法規資料庫，2021）。

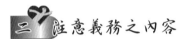 二　注意義務之內容

注意義務又可分為預見結果義務與迴避結果義務（曾，1998）：

(一) 預見結果義務

係指醫療行為人在實施醫療照護時，就該醫療照護所可能發生之危險應有所預見。如得以預見之危險，而未預見，致不採取某些醫療處置行為或避免某些醫療處置行為，造成病人發生損害時，醫療行為人應負損害賠償責任。例如對於車禍受傷病人，未能診斷其有無內出血，而只檢視其身體之外在傷害，表示醫護人員未善盡預見結果之注意義務。

(二) 迴避結果義務

係指醫療行為人依其醫學知識及技能，可得知醫療行為的危險性，照理應迴避該危險之醫療行為，竟不迴避或捨棄之。不過危險結果之迴避，需有迴避的可能性，才可以對醫療行為人課以結果迴避義務。所以迴避的可能性應以一般醫療行為人之醫學知識為判斷標準，如應迴避而不迴避，即屬違反迴避義務。

陸 誠實義務

　　醫護人員必須確定病人在同意接受治療之前，已完全誠實的被告知相關資訊。醫護人員必須承認因醫療疏失導致病人傷害是可能會發生的，如果不幸造成病人傷害，應理性的告知病人，並積極採取可能的補救措施。對醫療疏失發生的原因應加以探討分析，並建立適當的預防及改善措施，以免失去病人和社會大眾的信賴。

柒 公平分配醫療資源的義務

　　醫護人員在執行醫療業務時，雖然要回應個別病人的醫療需要，但對醫療資源的使用應嚴守公平原則，尤其當醫療資源非常稀少時（例如器官移植），更應遵守公平分配原則。此外，醫護人員也應避免提供不當過度的服務（例如施行不必要的檢驗、用藥或治療等），以免造成病人不必要的傷害，及減少其他人之可使用資源。

捌 作病人代言人的義務

一、代言人的定義（definition of advocate）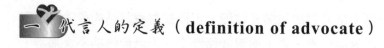

　　醫護人員擔任病人的代言人，被認為是道德上必須履行的責任，也是一種尊重並促進病人在其醫療經驗中表達出個人獨特性的方式（Nelson, 1998）。代言是關係的延伸，是協助病人尋求生命或死亡的意義，也在協助病人找到他自己真正的看法（Watson, 1988）。

二 代言角色的演進（evolution of the advocacy role）

代言的角色起始於「爲病人求情」，然後逐漸轉變爲「保護病人的權利」，進而到「促進所有服務對象之自主性和自我決策」。這種發展趨勢仍將持續不斷地演變，從「疾病」的觀點到以「健康」爲服務重點，而現階段認爲「服務對象的人權和自主性」是醫護代言最優先考量的重點（Nelson, 1998）。

「代言」的支持者時常引用 Gadow 的哲學論述作爲支持醫護代言的基礎，即：「醫護人員透過病人／個案，分辨釐清其個人價值觀，幫助他們認清什麼是自己所希望作的事，而且以自我檢視的方式作決策，在此過程中再確認甚至再創造其價值體系」（Gadow, 1980）。

三 代言的類別（types of advocacy）

代言大致可以分爲下列五類（Corcoran, 1998; Curtin, 1979; Fowler, 1989; Snowball, 1996）：

(一)法律代言（legal advocacy）

病人的法定權利是構成「法律代言的基礎」，最常見的法律代言包括「病人自行決定的權利」和「知情同意權」。

(二)道德—倫理代言（moral-ethical advocacy）

道德—倫理代言的基礎就是要尊重病人／個案的價值觀，而且促使其價值觀與其抉擇相結合。此類代言需要病人／個案有「自我決定的欲望」和「參與探索價值觀與作決定的能力」，而且需尊重病人／個案所處情境的獨特性。

(三)代理代言（substitutive advocacy）

當病人無法表達他自己的希望，而且沒有人可以代表他發言時，醫護人員在必要時應可充當其代理代言人。這雖不是最理想的第一選擇，但有時卻是必須要的，因爲在某些情境下，病人／個案無法表達其需要，此時需要有人替代說出他的喜惡。

(四)政治代言（political advocacy）

政治代言所扮演的是「社會公義擁護者的角色」，係基於公義的倫理。此類代言通常需要政策面和立法層面的行動方案，它可透過醫護專業團體進行遊說。例如爭取慢性病患或愛滋病人在長期照護機構及集體住宅服務的使用權。

(五)靈性代言（spiritual advocacy）

靈性代言是基於病人有獲得靈性舒適，和選擇與神職人員接觸之權利。透過代言，醫護人員傳遞了對病人／個案本人的希望與價值觀的敏感力，同時創造一種關懷的氣氛。

玖　結語

由於醫療技術的突飛猛進，以及醫療院所經營日趨商業化，醫護人員愈來愈難以負起他們對病人和對社會大眾的責任，在消費者權益高漲情況下，如何尊重病人權利已是目前重要課題，因此，我們醫護人員除了應努力繼續充實醫護專業知能外，也應善盡醫療責任，維護病人權益，增進醫病間的和諧關係。

問題討論

一、本章提到很多醫護人員應盡的義務，請分析目前醫護人員的執行狀況。

二、本章提到醫護人員應作病人的代言人，請舉例說明您曾遇到的實況或您本人的代言情形。

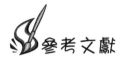

參考文獻

一、中文文獻

中國輔導學會（2021）。*諮商專業守則*。臺北市：中國輔導學會。

王國裕譯（1988）。醫療照護上的道德問題。於臺灣省公共衛生研究所。*公共衛生叢書33*，pp.180-181。臺北市：臺灣省公共衛生研究所。

全國法規資料庫（2014）。*藥師法*。取自：https://reurl.cc/ROoner。

全國法規資料庫（2020a）。*醫療法*。取自：https://reurl.cc/LXojWL。

全國法規資料庫（2020b）。*護理人員法*。取自：https://reurl.cc/qZqzry。

全國法規資料庫（2020c）。*助產人員法*。取自：https://reurl.cc/MXo1Op。

全國法規資料庫（2020d）。*醫事檢驗師法*。取自：https://reurl.cc/eWovXQ。

全國法規資料庫（2021）。*民法*。取自：https://reurl.cc/4XM562。

全國法規資料庫（2022a）。*中華民國刑法*。取自：https://reurl.cc/LXojn7。

全國法規資料庫（2022b）。*醫師法*。取自：https://reurl.cc/yma1LM。

李宇宙（2000）。醫療權利與責任關係。於戴正德、李明濱編著。*醫學倫理導論*，pp.57-69。臺北市：教育部。

李瑞全（2002）。醫療倫理委員會與倫理諮詢專員之功能引論。*應用倫理研究通訊*，23，1。

李聖隆（2001）。*醫護法規概論*。臺北市：華杏。

李聖隆（2003）。*再談臺灣醫療人權*。自由時報新聞網，http://222.liberty-times.com.tw/2003/new/dec/10/today-06.htm。

林明泉（2002a）。*臺灣地區外科手術醫療糾紛之研究——以醫病關係為例*。未發表的碩士論文。臺北市：臺灣師範大學。

林洲富（2002b）。*探討消費者保護法對醫療行為的適用*。未發表的碩士論文。嘉義縣：國立中正大學。

香港醫院管理局（1999）。*病人約章*。取自 http://www.ha.org.hk/charter/pcchi.htm。

香港護士管理局（2002）。*香港護士專業守則及倫理準則*。香港：香港護士管理局。

莊茂（2000）。*臺灣病人人權之研究*。*臺灣醫學人文學刊*，1(1)，86-101。

曾建元（2003）。病人權利的倫理難題：兼論醫療倫理委員會與倫理諮詢專員在其間的角色。*應用倫理研究通訊*，25，31-39。

曾淑瑜（1998）。*醫療過失與因果關係（上）*。臺北市：翰蘆。

黃丁全（2000）。*醫事法*。臺北市：元照。

劉文瑢（1999）。*醫事法要義*。臺北市：合記。

盧美秀（1995）。*護理倫理學*。臺北市：匯華。

賴進祥（2002）。*醫療關係之危險責任及其分散機制*。未發表的碩士論文。臺北市：臺灣大學。

謝博生（2000）。*醫療與社會*。臺北市：國立臺灣大學醫學院。

謝博生（2003）。*醫療概論*。臺北市：國立臺灣大學醫學院。

二、英文文獻

American Psychological Association (1997). *Mental health patient's bill of rights*. From http://www.apa.org/pubinfo/rights/rights.html

American Hospital Association (1992). *A patient's bill of rights*. From http://www.hospitalconnect.com/aha/about/pbillofrights.html

Amsterdam declaration (1994). *The rights of patients-the Amsterdam declaration*. From http://hjem.get2net.dk/DetAabneAKademi/amsterdam.htm

Corcoran, S. (1998). Toward operationalizing an advocacy role. *Journal of professional nursing*, 4, 242-248.

Curtin, L. L. (1979). The nurse as advocate: a philosophical foundation for nursing. *Nursing science*, 1, 1-10.

Fowler, M. D. M. (1989). Social advocacy. *Heart & Lung*, 18, 97-99.

Gadow, S. (1980). Existential advocacy: philosophical foundation of nursing. In Spicker, S. F. & Gadow, S. (eds.) *Nursing images and ideals: opening dialogue with the humanities*, pp.79-89. New York: Springer Publishing Company.

Malaysian Medical Association (2002). *Patient's rights*. Kuala Lumpur: Malaysian

Medical Association.

Nelson, M. L. (1998). Advocacy. In Snyder, M. & Lindquist, R. (eds.) *Complementary/alternative therapies in nursing*, pp.337-352. (3rd ed.)New York: Springer publishing company.

Pataki, G. E. (2003). *Your rights as a hospital patient in New York state*. New York: State of New York Department of Health.

Snowball, J. (1996). Asking nurses about advocating for patients: reactive and proactive accounts. *Journal of Advanced Nursing*, 24, 67-75.

The society for patient's rights in Israel (1996). *The twelve principles of the patient's rights law*. Form http://www.patients-rights.org/700.htm

The World Medical Association (1995). *Declaration on the rights of the patient*. Indonesia: the World Medical Association.

Watson, J. (1988). *Nursing: Human science and human care, a theory of nursing*. New York: National League for Nursing.

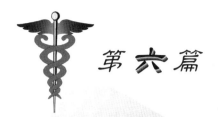

第六篇

專業倫理規範

（The professional codes of ethics）

不論東方或西方國家，大都強調醫師不能只重醫術，過去國內外，在討論有關醫學倫理問題時，均將重點放在「醫師」身上，但隨著科技進步，牽涉到的範圍已不僅僅是醫師而已，尚包括各類醫事人員和醫務管理人員在內。本篇除了詳細介紹醫學倫理規範與護理倫理規範外，對相關的醫事倫理規範，如呼吸治療師、社會工作師倫理規範和醫務管理倫理規範等也將作重點介紹。

一、制定專業倫理規範的重要性

每一個專業都應依據其執業理念與責任制定倫理規範，以規範專業人員的執業行為。

1. 專業倫理規範是每一個專業不可或缺的行為指標，它可以指引專業人員如何負起專業上的責任。

2. 專業倫理規範是對專業團體成員的社會控制，它可使專業團體成員遵循專業團體的價值觀與行為規範執業，進而確保服務品質。

3. 專業倫理規範代表專業對社會的承諾，遵循專業倫理規範執業，可滿足社會的期待，並獲得社會對此專業的信賴。

自古以來，大家都把醫療照護工作看成是一項「道德事業」，認為醫療照護的終極目的是達成社會大眾所渴望的健康、安祥等理性價值。所以為符合社會的期待，滿足社會大眾的需求，各醫療相關團體都應制定其執業規範，以維護或增進病人的健康，及保障人民（病人）的生命安全（盧，1991）。

二、專業倫理規範的制定原則

在制定專業倫理規範時，最值得強調的基本原則為「人是目的」，即應把人當作目的，絕不可把人當作工具，只有了解每個人都是有生命、值得尊重的個體，才會尊重個人的權益與人性尊嚴。因此，在制定倫理規範時，應將專業團體的每一個成員當作是「有理想的存在者」，讓團體成員有參與機會。當完成專業倫理規範內容時，應透過會員（代表）大會的程序，匯合大家的意志作為「普遍立法」的意志來完成倫理規範的制定，經過此種程序訂定的倫理規範，才具有普遍性，能普遍被遵守（盧、魏、林，1994；盧等，2005）。

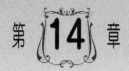

第14章

醫學倫理規範
The code of medical ethics

 ## 醫學倫理規範的定義

1. 醫學倫理的基本概念係以醫護專業人員對人生而具有同等權利和生命尊嚴之尊重,及基於職業上的責任及對生命之敬重。它是利用道德哲學(moral philosophy)的理論和研究架構,以探討醫學領域中所有的倫理問題,其主要宗旨在解決醫學科技與人性需求的衝突。

2. 醫學倫理規範乃醫護專業人員依其專業知識與技術,為病人提供醫療服務,憑其職業自覺所應遵循的心理約束及道德規範。

醫學倫理規範發展史

醫學倫理規範的發展是循序漸進的,茲將重點提示如下(余,1997;姜,1991;賴、簡,2000):

1. 歷史上有文字可考據的醫學倫理規範,為西元前 2000 年由巴比倫國王漢摩拉比所頒布的漢摩拉比規範(the code of Hammurabi),它比以色列先知及立法者摩西(Moses)從西乃山帶回的「十誡」還要早五百年。該規範中有十五條與醫療作業有關,重要內容包括:醫療收費應視病人的社會地位,若醫術不良造成病人損害就要受到懲罰等。

2. 西元前十六世紀，古埃及即有規範醫療行為的紀錄，包括如何確立診斷、決定是否需要治療，以及什麼是合理的治療重點等。當時那些行醫的僧侶醫師（priest-physician）只要遵從成規醫病，即使病人死亡，也不會受到譴責；但如違反規定或擅自使用新的治療方法，造成病人死亡，則要受到嚴厲處罰。

3. 古希臘醫神伊斯古來比斯（Aesculapius）吸收與其有貿易往來的巴比倫和古埃及的經驗，也發展了醫學倫理規範，其在西元前五世紀時被後人神化，封為「醫神」，依據羅馬神話，他常化身為蛇，晚上在夢中醫治睡在他神殿裡的病人，也是後人用作醫術標誌的醫杖上纏有蛇的由來。

4. 西元前四百年希波克拉底（Hippocrates）率先領導希臘醫師宣誓，要求醫師們終其一生發揮對其師長、社會、病人、同事及對自己負起各種倫理責任，被稱為希波克拉底誓約，一直延續至今，仍為世界各國醫界共同奉行著。

5. 十八世紀中期以後，中古時代以來，歐洲醫師的倫理意識和自律行為，已因工業革命所帶來的醫療模式及醫病關係的改變而逐漸式微。英國曼徹斯特公衛學家斐西門為了重建和諧的醫病關係，於 1804 年研擬了一份醫學倫理規範，內容包括醫院或其他醫療慈善機構的醫療行為，私人開業和普通醫護人員之醫療行為，以及醫護與藥劑人員間之行為規範，此份規範亦成為後來醫界遵循的醫學倫理典範。

6. 世界醫學會（World Medical Association）1948 年在瑞士日內瓦召開大會，會中將希波克拉底誓約的精神又加以發揚光大，發表日內瓦宣言（Declaration of Geneva）。次年（1949 年）於英國倫敦開會時，會中決議使用「國際醫學倫理規範」名稱，並將醫師執業應負的責任區分為一般責任、對病人的責任及對同業的責任等，予以必要的規範。1964 年在芬蘭赫爾辛基召開第十八屆大會，又發表「赫爾辛基宣言」（Helsinki declaration），進一步充實了醫師執業倫理，發展至此，醫學倫理規範已趨定型，並成為世界各國醫師共同遵循的守則。

7. 我國亦於 1975 年由臺灣省醫師公會根據上述之倫理規範精神，訂定了醫師公約，供執業醫師遵循。中華民國醫師公會全國聯合會於 1999

年正式通過「醫師倫理規範」，並於 2002 年進行修正。

 ## 希波克拉底誓約（the oath of Hippocrates）

　　醫學鼻祖希波克拉底誓約之內容如下（Thompson, Media & Boyd, 1994）：

　　1. 我謹以至誠在醫神阿波羅、伊斯古來比斯、海姬、潘尼西亞及其他男女諸神前宣誓，對此誓約竭盡我的能力和判斷力去實踐。

　　2. 待師長如父母，與之共甘共苦，在經濟上有接濟他們的義務，對待他們的家人如同手足，倘他們的兒女想學醫，我將免費並無條件地教導他們，猶如教導自己的兒子及教導那些已經宣誓過的學生一樣，但對外人並不如此。

　　3. 我盡我之能力及判斷力以醫術去治病，絕不心存絲毫傷害和錯誤之心。我絕不接受任何請求而發給毒品或對這類事件作任何建議，同樣地，我不給婦女們墮胎工具，我對人生及醫術保持純潔和神聖的觀念。

　　4. 我不用刀，甚至對於結石病的病人亦不為他們開刀，一定指引他們到專治此病的地方。

　　5. 隨時隨地我都以協助病人為目的，不犯任何故意的傷害與過失，尤其是損害病人的身體，不論病人是男、是女、是奴隸或是自由人都一視同仁。

　　6. 在行醫時之所見所聞或關於他人生活上的隱私，我絕不洩漏其祕密。

　　7. 倘如我能遵守我的誓言貫徹始終，則祈能得到世人對我個人及醫術的讚譽，若違背誓言欺騙自己則願受相反的結果。

　　世界醫學會（World Medical Association, WMA），於 2017 年 11 月 7 日第八次修訂希波克拉底誓言，特別加入：

　　1.「我將重視自己的健康，生活和能力，以提供最高水準的醫療」。

這是對醫師最大的愛護、尊重和關懷。

2.「我將給予我的老師、同事和學生應有的尊重和感激之情」。這是將師生和同事的禮遇納入，是人性化的一大進步。

 ## 肆　日內瓦宣言（the declaration of Geneva）

世界醫學會於日內瓦的宣言如下（WMA, 1983）：

1. 我嚴肅地宣誓，我將謹慎以我的生命奉獻爲人類服務。

2. 我將給我的師長合宜的尊敬和感恩。

3. 我將本著良知和尊重生命尊嚴去執行醫學專業。

4. 病人的健康，是我第一而最重要的考量。

5. 我將尊重病人告訴我的隱私，甚至到他死亡以後也不透露。

6. 我將盡最大力量及使用所有方法，來尊重維持醫療專業上高貴的傳統。

7. 我的同儕，就是我的兄弟。

8. 我絕不允許因爲宗教、國籍、種族、政治團體或社會階層的不同而影響我對病人的責任。

9. 我將維持對人類生命最崇高的尊敬。從生命的開始時即使它受到威脅，我也不用醫學知識去違反人性的法則。

10. 我以嚴肅、自由和光榮態度作以上的宣誓。

 ## 伍　美國醫學會的醫學倫理原則（the AMA principles of medical ethics）

美國醫學會（American Medical Association, AMA）於 2001 年發表之醫學倫理原則內容如下：

第一條 醫師應以仁慈和尊敬人類生命尊嚴與權利態度，提供勝任的醫療照護。

第二條 醫師對病人或專業同仁都要誠實。對同僚醫師的品格、能力的缺失，及偽造或欺騙行為，要提出報告，不可包庇。

第三條 醫師應遵守法律，當發現不符合病人最大的利益要求時，應負起尋求改善的責任。

第四條 醫師應尊重病人、同僚醫師和其他醫療專業人員的權益。並在法律允許範圍內，確保病人的信心與隱私。

第五條 醫師應繼續從事研究，引進新科學知識，介紹給病人或社會大眾一般的醫學常識。必要時應該尋求不同專科的會診，善用其專業的才智來醫治病人。

第六條 醫師提供適切的病人照顧，若非在急診情況之下，得自由選擇服務對象（病人）、工作夥伴以及行醫的處所。

第七條 醫師有責任參加社區活動，並對社區民眾健康作出貢獻。

第八條 醫師在提供醫療照護時應以病人至上。

第九條 醫師應對所有民眾提供可近性醫療照護。

國際醫學倫理規範
（the international codes of medical ethics）

世界醫學會（1983）所發表的國際醫學倫理規範內容如下。

醫師的一般責任

1. 醫師應時常維持其最高的專業行為。

2. 醫師應不允許因利益的動機，而影響其為病人權益持有之自由和獨立專業判斷。

3. 醫師不管哪一個專科，必以專科之技術、充滿愛心、尊重人類生命尊嚴而提供勝任的醫療服務。

4. 醫師應誠實對待病人或同儕，對同儕醫師的品格、能力的缺失及偽造或欺騙行為提出誠實忠告。並避免出現下列公認為不合倫理的行為：

(1) 自我廣告招徠病人（除非國家之法律，或該國之醫學聯盟允許）。

(2) 為錢財的利益考量而轉介病人（介紹費，包括給與或接受）。

5. 醫師應尊重病人、同儕及其他同業的權益，保持病人的信任。

6. 醫師應先考量病人的利益，尤其當提供的醫療照顧可能使病人的身體或精神能力減弱時。

7. 醫師必須慎重，不隨便將未經證實有效之藥方、治療方法或手術介紹給病人。

8. 醫師不隨便開診斷書，除非自己確認過的個案。

二 醫師對病人的責任

1. 醫師應永遠記住其保護人類生命的天職。

2. 醫師應對病人及自己的醫學知識忠誠，對病人之檢查不了解或治療超出自己的能力時，應請高明的同儕協助或轉介給專家。

3. 醫師應保護病人的隱私，甚至到病人死後亦然。

4. 醫師應以人道給予急救處理不得推辭，除非確定有其他勝任的醫師願意接受照顧該病人。

三 醫師彼此間的責任

1. 醫師之間應以禮相待，己所不欲勿施於人。

2. 醫師不可從同僚手上拉走病人。

3. 醫師應遵守日內瓦宣言的倫理原則。

中華民國醫師倫理規範

中華民國醫師公會全國聯合會於 2002 年所發表的醫師倫理規範內容如下：

第一章　總則

第一條　為增進病人權益，發揚醫師倫理與敬業精神，維持醫療秩序與風紀，特制定本規範。

第二條　醫師執業，應遵守法令、醫師公會章程及本規範。

第三條　醫師應謹言慎行，態度誠懇並注意禮節以共同維護醫師執業尊嚴與專業形象。

第四條　醫師執業應考慮病人利益，並尊重病人的自主權，以良知與尊嚴的態度執行救人聖職。

第五條　醫師應充實醫學新知、加強醫療技術，接受繼續教育，以跟隨醫學之進步並提升醫療服務品質。

　　　　醫師必須隨時注意與執業相關的法律和執業法規，以免誤觸法令而聲譽受損。

第六條　醫師在有關公共衛生、健康教育、環境保護、訂立影響社區居民健康或福祉的法規和出庭作證等事務上，應分擔對社會的專業責任。

第二章　醫師與病人

第七條　醫師應關懷病人，以維護病人的健康利益為第一優先考量，不允許任何對病人不利的事情干預醫師之專業判斷。

第八條　醫師對於診治之病人應提供相關醫療資訊，向病人或其家屬說明其病情、治療方針及預後情形。

第九條　醫師不以宗教、國籍、種族、政黨或社會地位等理由來影響自己對病人的服務。

第十條　醫師應以病人之福祉為中心，瞭解並承認自己的極限及其

他醫師的能力，不作不能勝任之醫療行為，對於無法確定病因或提供完整治療時，應協助病人轉診；如有充分理由相信自己或同仁不適合醫療工作時，應採取立即措施以保護病人。

第十一條　醫師應尊重病人隱私權，除法律另有規定外，醫師不無故洩漏因業務而知悉之病人秘密。

第三章　醫師與醫療機構及醫事人員間

第十二條　醫師應保有專業自主權，對病人之處方、治療或為其轉診之方式，不應受到所屬醫療機構、藥廠、生物科技公司或全民健康保險制度之影響。

第十三條　在醫療團隊合作中，醫師所應提供的照護及承擔的責任應同樣盡責。在團隊合作中，應遵守下列規範：

一、應認同其他醫事人員的技術與貢獻。

二、在團隊內、外，都能與其他醫事人員有效地溝通並不吝於指導。

三、確保病患及其他醫事人員都瞭解自己的專業身分與專長、在團隊中的角色與責任，以及各成員在病人照護上之責任分配。

四、在必要時，照會及善用其他醫療專業的特長。

第四章　醫師相互間

第十四條　醫師相互間應彼此尊重、互敬互信。

第十五條　醫師應不詆毀、中傷其他醫師，亦不得影響或放任病人為之。

同仁間應不避忌共同會診，對於同業之詢問應予答覆或告以不能答覆之理由。

第十六條　醫師對於本人僱用或受監督、輔導之同仁，願意努力協助發展專業能力與進步。

第十七條　醫師不以不正當方法，妨礙病人對其他醫師之信賴。

第十八條　醫師應避免因個人動機質疑其他醫師之聲譽，但知悉其

他醫師有違反本規範等不符專業素養行爲或其在人格或能力上有缺失、或從事造假或其他不正當行爲之具體事證時，宜報告該醫師所屬之醫師公會。

第十九條　醫師相互間所生之爭議，應向所屬醫師公會請求調處。

第二十條　醫師基於自己之原因，進行醫療爭議訴訟時，應通知所屬醫師公會協助。

第五章　紀律

第二十一條　醫師不容留未具醫師資格人員爲病人診療或處方。

第二十二條　醫師不將醫師證書、會員章證或標誌以任何方式提供他人使用。

第二十三條　醫師不以誇大不實之廣告或不正當之方法招攬病人。

第二十四條　醫師聘僱其他醫事人員，應遴選品行端正者擔任之。
　　　　　　醫師應負責督導所聘僱之人員不得有違法或不當之行爲。

第二十五條　醫師違反法令、醫師公約、醫師公會章程或本規範者，除法令另有處罰規定者外，由所屬之醫師公會審議、處置。

第二十六條　本規範經中華民國醫師公會全國聯合會會員代表大會通過後施行，並呈報中央衛生主管機關備查，修改時亦同。

護理倫理規範
The code of nursing ethics

 護理倫理規範的發展

1. 護理倫理規範源自 1893 年南丁格爾誓言（Nightingale Pledge），南丁格爾女士認為護理人員在從事護理工作時，必須忠於職責不可作有損病人之事，不可給病人服錯藥物及應為病人保守祕密等。

2. 國際護理協會於 1953 年制定第一份護理倫理規範，並分別於 1965、1973 及 2000 年重新修訂，最新版本於 2021 年公布。

3. 美國護理協會以南丁格爾女士的誓言為基礎，於 1950 年正式制定美國護理倫理規範，並分別於 1956、1960、1968、1976、1985、2001 年進行數次修訂，最後的一次修訂是在 2015 年。

4. 加拿大護理協會在 1954 年以國際護理協會所發展的護理倫理規範作為護理人員執業規範，1980 年正式制定加拿大護理倫理規範，並分別於 1985、1991、1997、2002 年進行數次修訂，最後一次修訂是在 2017 年。

5. 大不列顛聯合王國（英國）護理協會於 1992 年制定護士、助產士的專業規範，並於 2002 年再次修訂，2018 年之修訂版，改由護理及助產協會（Nursing & Midwifery Council, NMC）發布。

6. 澳洲護理協會、皇家護理學會和澳洲護理聯盟於 1993 年首次共同發展護理倫理規範，並於 2002 年修訂，最新修訂版於 2018 年發布。

7. 香港護士管理局最近亦分別制定香港護士專業守則和香港護士倫理準則。

8. 中華民國護理師護士公會全國聯合會於 1994 年完成護理倫理規範的制定，2005 年進行修訂。目前正在進行最新版本之修訂，將在 2023 年 6 月 30 日完成。

貳　南丁格爾女士誓言（Nightingale Pledge）

南丁格爾女士於 1893 年發表一份護理界首創的誓言，其內容如下（馬，1987）：

> 余謹以至誠，於上帝和會眾面前宣誓，
> 終身純潔，忠貞職守
> 盡力提高護理專業標準
> 勿為有損之事
> 勿取服或故用有害之藥
> 慎守病人及家務之祕密
> 竭誠協助醫師之診治
> 務謀病者之福利
>
> 　　　　　　　　　　　　　　　南丁格爾謹誓

國際護理協會之護理倫理規範
（the ICN code of ethics for nurses）

 ## 一　國際護理倫理規範之制訂與修訂

國際護理協會有鑒於各國護理執業具有共通性，而且護理執業亦漸趨國際化，因而於 1953 年即制定國際護理倫理規範（International Code of Ethics for Nurses）為各會員國翻譯為本國文字，以作為護理人員執業之規範。並分別於 1965、1973、2000 及 2021 年重新修訂，本篇除將 2021 年修訂完成之護理倫理規範內容摘譯之外，並就其對護理人員置身不同立場所作具體目標之指引，亦加以摘譯，以供護理實務者與管理者、教育者與研究者以及護理專業團體參考採行（ICN, 2021）。

二　國際護理協會之護理倫理規範涵蓋的事業價值觀

國際護理協會的護理倫理規範是對註冊護士和護生的倫理價值觀（ethical values）、職責（responsibilities）和專業責任（professional accountability）的聲明，也是註冊護士從事不同角色的護理執業倫理指引，它不是行為準則，但可以做為護理執業的倫理指引和決策架構，使護理照護符合專業標準。其專業價值規，係以護理人員為核心，規範在提供個人、家庭、群體和社區照護時，在臨床實務、行政管理、政策、教育和研究各面向需要遵守的各種倫理要素和素養，並且分別對「護理人員與病人或其他需要照護或服務者」、「護理人員與執業」、「護理人員與專業」和「護理人員與全球健康」明列相關規範（圖 15-1），並分別條列於下（ICN, 2021）。

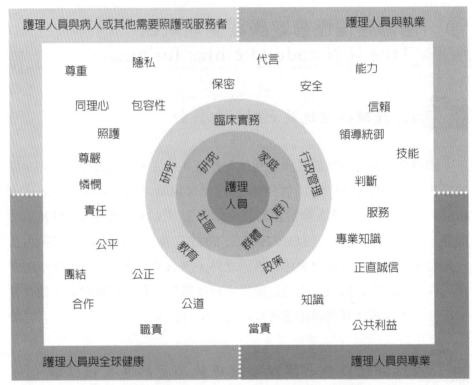

護理人員與病人或其他需要照護或服務者

護理人員與執業

尊重　隱私　　代言　　能力

保密　安全

同理心　包容性　　信賴

照護　　臨床實務　領導統御

尊嚴　　　研究　家庭　　技能

憐憫　研究　　行政管理　判斷

責任　　護理人員　　服務

社區　群體（人群）

公平　　　　專業知識

教育

團結　公正　　政策　　正直誠信

合作　　公道　　知識

職責　　當責　公共利益

護理人員與全球健康

護理人員與專業

圖 15-1 國際護理協會之護理倫理規範涵蓋的專業價值觀

三、護理倫理規範內容

㈠護理人員與病人或其他需要照護或服務者（Nursing and patients or other people requiring care or services）

1. 護理人員主要專業責任是提供個人、家庭、社區或人群，現在或將來所需要的護理照護和服務。

2. 護理人員在提供醫療照護時，應安排可以增進個人、家庭和社區之人權、價值觀、風俗、習慣、宗教以及精神信仰，得到所有人承認和尊重的環境。護理人員的權利包括人權在內，應該得到維護和保護。

3. 護理人員應確保個人和家庭所接受的資訊是可以理解的、正確的、足夠的和及時性的，而且符合病人的文化、語言、認知以及身體需求

和精神狀況，以做為同意相關護理照護和治療的依據。

4. 護理人員持有之病人個人資訊、隱私、祕密和利益，應在法律許可下蒐集、使用、傳輸、儲存和披露。

5. 護理人員應重視同事和人們照護需求的隱私和秘密，維護護理專業在人們和所有媒體（包括社群媒體）的正直誠信形象。

6. 護理人員應承擔發起和支持符合大眾健康和社會需求的行動。

7. 護理人員應對資源分配、醫療照護的可近性和其他社會經濟服務的公平與社會正義提出倡議。

8. 護理人員應展現尊重、公平正義、責任感、關懷、憐憫、同理心、可信賴和正直誠實的專業價值觀，支持並尊重所有人們的尊嚴和一般權利，包括病人、同事和家人。

9. 護理人員應促進醫療照護環境的安全文化，識別並找出對醫療執業、服務和環境場域對人們和安全照護的威脅。

10. 護理人員應認識和運用初級衛生保健和健康促進的價值觀和原則，提供人們在其生命週期中以實證為基礎，以病人為中心的護理。

11. 護理人員應確保技術和科學進步設備的應用，符合人們的安全、尊嚴和權益，即使在使用人工智慧設備情況下，仍應確保以人為中心，將此類設備只用來輔助護理照護的執行，而不是取代人性化照護。

(二)護理人員與執業（Nurses and practice）

1. 護理人員為履行護理執業的倫理責任，應透過參與持續性專業發展和終身學習來保持專業能力。

2. 護理人員應維持執業的健康水準，以免影響其提供優質和安全照護的能力。

3. 護理人員應在其個人能力範圍內執業，在接受和授予責任時，應使用專業判斷。

4. 護理人員應維護個人的尊嚴、幸福和健康。為達成此目標，需要正向的執業環境，其特點是專業認可、教育、反思、支持性組織結構，充足的資源、健全的執業管理以及執業健康與安全。

5. 護理人員應隨時維持個人的行為標準，以維護正向的專業形象，並取得社會大衆的信賴。在其專業角色中，護理人員認知並維護個人關係的界線。

6. 護理人員應分享其知識和專長，並提供回饋、指導並支持護生、新進護理人員、同事和其他醫療保健提供者的專業發展。

7. 護理人員是病人的代言人，應保持一種促進倫理行為和公開對話的執業文化。

8. 護理人員可能出自良心反對參與一些特別的處置，或與護理／健康的相關研究，但必須採取尊重和及時的行動，以確保人們獲得適合其個人需求的護理照護。

9. 護理人員應維護個人撤回同意其個人健康和基因資訊的權益。保護基因資訊和人類基因技術的使用、隱私和機密性。

10. 當個人、家庭、社區和人群的健康遭受共同工作者、任何其他人、政策、執業或技術濫用的威脅時，護理人員應採取適當的行動加以保護。

11. 護理人員是促進病人安全的積極參與者，當發生錯誤或跡近疏失時，應促進倫理行為，在病人安全受到威脅時大聲疾呼、勇於代言，並與他人合作，減少錯誤發生的可能性。

12. 護理人員對資料的完整性負責，以支持並促進護理照護的倫理標準。

(三) 護理人員與專業（Nurses and the profession）

1. 護理人員在決定與執行以實證為基礎，廣被接受的臨床護理實務、管理、研究和教育的標準上，擔任主要的角色。

2. 護理人員和護理學者應主動擴展以研究為基礎，將專業知識現代化，以支持以實證為依據的臨床實務。

3. 護理人員應積極發展並維持專業的核心價值觀。

4. 護理人員應透過其專業團體，參與創造一個正向的和建設性的執業環境，讓從事臨床護理、教育、研究、管理與領導工作的護理人員都能

在安全及社會經濟公平的工作條件下，促進其在最佳執業範圍內執業，以提供安全、有效和及時的醫療保健服務。

5. 護理人員應積極對合乎倫理的組織環境做出貢獻，並挑戰不倫理的執業和環境設置。護理人員應與同事、其他學科和相關社區合作，進行同儕評審和倫理責任研究，研擬與病人照護、護理以及健康相關的倫理規範。

6. 護理人員應對有關改善個人、家庭和社區的研究結果加以創新、傳播和運用。

7. 護理人員應對緊急情況、災難、衝突、地區性流行病、大流行疫情、社會危機事件和稀少資源分配作好準備。維護接受醫療照護和服務者的安全，是護理人員和衛生體系和醫療機構領導者的共同責任，包括風險評估、實施策略和資源提供計畫等，以使損害減至最低程度。

(四) 護理人員與全球健康（Nurses and global health）

1. 護理人員應將醫療保健視為一項人權，確保人人享有普遍獲得醫療保健的權利。

2. 護理人員應維護全人類的尊嚴、自由和價值，反對一切形式的剝削，例如販賣人口和童工。

3. 護理人員應對健康政策制定引領發聲。

4. 護理人員應為人群健康作出貢獻，並努力實現聯合國倡議的永續發展目標。

5. 護理人員應認識社會決定性因素對健康的重要性，並對政策和計劃倡議作出貢獻。

6. 護理人員應共同合作執行對自然環境的維護與保護，並覺知環境惡化對健康的影響，例如氣候變遷。護理人員應挺身倡議減輕危害環境的作法，以促進人類的健康和福祉。

7. 護理人員與其他醫療保健和社會福祉專業人員以及社會大眾合作，共同支持促進人權、平等和公平的公平正義原則，並促進公共利益和健康的地球。

8. 護理人員與世界各國合作，以發展和維護全球健康，並確保相關政策和原則的制定。

四 國際護理倫理規範應用指引

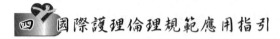

(一)護理人員與病人或其他需要照護或服務者

實務者與管理者	教育者與研究者	護理專業團體
1. 提供照護時，尊重病人人權及主動理解病人的文化、價值觀、風俗、信仰。不得帶有偏見或不公正的歧視。 2. 對臨床執業者、研究者、教育者和管理者提供有關倫理議題的繼續教育。 3. 提供足夠資訊，以使病人完全了解行使其選擇或拒絕治療之權利。 4. 提供尊重病人人權、文化、風俗習慣、宗教信仰和性別差異的照護。 5. 使用電子或書面之健康紀錄及資訊通報系統時，行使專業之倫理判斷，以確保人權隱私和私密性。 6. 發展及監測工作場所的環境安全，例如：醫療廢棄物的處理和院內感染的控制。 7. 對陷入倫理困境的護理同仁，提供支持，例如：保密和分享個人資訊。	1. 在課程中將文化、人權、尊嚴、平等、公正、團結之議題納入，以此為達到照護的基礎。 2. 提供倫理議題及倫理決策之學習機會。包括自主、不傷害、行善和公平正義之應用。 3. 提供有關病人行使同意權、維護隱私和保密之學習機會，並應用於護理或醫療相關研究中。 4. 將維護個人隱私和保密及確保安全執業環境的概念，納入課程。 5. 使學生對當前重要的社會脈動保持敏感度。	1. 發展執業標準及指引之立場聲明以支持人權與倫理標準。 2. 針對護理同仁、研究者、教育者和管理者所面臨的倫理議題和困境提供繼續教育。 3. 提供有關病人同意權行使上之指引、聲明與繼續教育。 4. 為使護理人員能加入倫理評議委員會而進行政治遊說。 5. 將保密和維護病人隱私的議題納入本國的護理倫理規範。 6. 倡導安全且健康的環境。 7. 對陷入倫理困境的護理同仁提供支持系統，例如：保密與分享個人資訊。

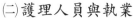

(二)護理人員與執業

實務者與管理者	教育者與研究者	護理專業團體
1. 透過閱讀和學習，追求專業發展，要求參與繼續教育以增進知識與技能。 2. 建立專業評鑑、繼續教育與執照更新制度。 3. 尋求工作與生活的平衡，以及個人的繼續成長，並維持健康的生活型態。 4. 促進專業間的合作，降低衝突和緊張氛圍。建立共享倫理價值觀的環境。為改善護理的品質和安全，必須消除對報復的恐懼，應創造更開放、透明的文化，包含重要的對話，以促進所有人員的健康。 5. 建立適當的專業關係與病人和同事共同運用專業判斷，拒絕收受禮物或賄賂，避免利益衝突發生。 6. 在善盡職責情況下，確保病人獲得持續性護理，但反對可能對護理人員造成傷害，或在道德上令人反感的行為。	1. 提供教與學的機會，以促進終身學習與提升執業能力。 2. 進行及推廣一些足以呈現繼續學習與執業能力的相關研究。 3. 教導個人和病人維持體適能的重要性。並使用實證證據於課程中，包括提高工作場所的復原力。 4. 教導情境評估和衝突管理的方法和技巧，尊重其他專業人員的角色與價值觀。 5. 教導保持專業界線和防衛方法，以及如何避免利益衝突。 6. 鼓勵自我反思，並教導善盡職責的架構和流程。	1. 經由雜誌、媒體、研討會、遠距教學等，提供繼續教育的途徑，以反映護理的理論與執業的進步。 2. 提高全國高品質的護理教育政策以及教育的要求，以持續保持執業的權威性。 3. 為護理專業人員推動促進健康的生活型態。為營造健康的工作場所與服務而進行政治遊說。 4. 強化護理人員角色和專業價值觀，促進正向專業形象的發展，建構優質工作環境，免除職場暴力和騷擾。 5. 為專業界限設定標準，並建立表達認可和感激的管道。 6. 研擬拒絕參與特殊醫療處置的標準和指引。

(三)護理人員與專業

實務者與管理者	教育者與研究者	護理專業團體
1. 與同事合作一起支持、推廣及應用有關病人照護、護理與健康的研究。 2. 促使加入本國護理專業團體，期能為護理人員創造更好的社經地位。 3. 在流行病或衝突等緊急危機期間，實踐倫理行為，並制訂應對道德困境的策略。 4. 制訂工作場所有關霸凌、暴力、性騷擾、疲勞、安全和當地意外事件等議題的指導方針，並參與職場有關倫理議題研究。 5. 對緊急情況、災難、衝突、大流行病和資源短缺預做準備，並適時因應。 6. 對來自其他國家或不同文化、種族、族群或語言的同事，不可有歧視行為。	1. 教導倫理學的研究方法和評價，進行傳播、運用和評價研究結果，以增進護理知識。 2. 向學習者強調護理專業團體和國際護理合作的性質、功能和重要性。 3. 讓學生在更廣泛的範圍內為當地應對全球性議題做好準備。維持團結一致和大眾利益之願景，關懷嬰兒、衰弱老人、囚犯、流離失所者和難民在健康上的差異和需求。 4. 教導辨識不健康環境方法，及發展具復原力和健康的工作環境的技能，並對專業上有倫理爭議的工作場所進行研究。 5. 確保課程包括在高風險、具有挑戰性環境中照顧個人和族群的關懷。 6. 教導世界衛生組織之「國際衛生人員招募執業規範」原則，以支持護理人員合乎倫理的招募。	1. 根據護理研究及學術探討制訂立場聲明，指引、政策和標準。 2. 宣導加入護理專業團體的重要性，並鼓勵參與全國性護理團體。 3. 與全球的組織合作，解決當前和新興的社會公平正義議題。 4. 爭取公平合理的工作條件，發揮影響力和進行協商，並制訂立場聲明和指引，以解決工作場所問題。 5. 倡議和遊說政府和衛生組織，對處於健康緊急狀況期間，優先考慮並保護醫療照護人員的健康、安全和福祉。 6. 促進採合乎倫理招募方式，並與政府和核發證照當局合作，以減少移民護士就業的障礙。

(四)護理人員與全球健康

實務者與管理者	教育者與研究者	護理專業團體
1. 致力維護人權。例如預防和偵查販運、幫助弱勢族群,提供普及的教育,以及減輕飢餓和貧困。 2. 對自己和同事進行有關全球健康的教育,包括當前和新興技術。倡議在使用先進技術和科學發明時,應符合安全、尊嚴、隱私、保密和人權的倫理要求。 3. 獲得並傳播有關氣候變化對人類健康和地球的負面影響。 4. 支持合乎倫理與熟練使用社交媒體和改善人群健康技術的護理專業價值觀。 5. 關切對影響健康的地方和全球性議題,例如貧困、糧食安全、住所、移民、性別、階級、民族、種族、環境健康、尊嚴的工作和教育。 6. 將和平、和平外交及和平建構的概念,融入每天的執業之中。	1. 確保課程包括人權、永續發展目標、醫療照護的可近性、文化適切性照護、公民責任、平等和社會與環境正義。 2. 尋求機會評估使用各種創新技術、設備、基因、幹細胞技術和器官捐贈的短期和長期的倫理上後果。 3. 講授有關氣候變化對健康影響的事實和後果,以及在政策和機構層級支持健康政策的各種機會。 4. 參與開發、實施和評估新興技術,包括社群媒體、用於預防新措施、公共衛生教育和人民健康和福祉,都應列入課程及參與研究以支持聯合國的永續發展目標。 5. 就影響健康的社會、政治和經濟議題進行教育,包括性別、民族、種族、文化、不平等和歧視。研究導致個人和人群健康和疾病的社會政治因素。 6. 進行用於社區和全球和平外交及和平建構的教育和研究。	1. 與護理主管單位、志願性組織和全球機構合作,制訂支持人權,環境正義和國際和平立場聲明。 2. 在國家的背景和社會規範下為使符合倫理的使用先進科學、技術的立法和政策做出貢獻。 3. 參與立法,以減少環境和氣候改變產生對人類健康的負面影響,以及對醫院和醫療產業的衝擊。 4. 更新知識,並提高對聯合國永續發展目標的認識,以及為人群健康,積極制訂護理參與實現這些目標的策略。 5. 與其他國家和國際護理組織合作,制訂解決社經問題的政策和立法。 6. 與全球各國和地區的政府合作,以促進全球和平與正義,並改善疾病的原因。

肆　美國護理倫理規範
（The ANA code of Ettics for Nurses）

美國護理倫理規範於 2015 新修訂版之內容如下（ANA, 2015）

一、護理人員執業時應懷著憐憫和尊重每個人的固有尊嚴、價值觀和獨特性

1. 護理人員在所有的執業角色和執業場所，必須不帶偏見地尊重所有病人的信仰和價值觀。

2. 在規劃以個人、家庭和群體為中心的護理照護時，應考慮其文化、價值體系、宗教或精神信仰、生活方式、社會支持系統、性取向或性別表達以及主要語言等因素。

3. 病人有接受、拒絕或終止治療的自我決定權，護理人員有義務透過支持和保護，來尊重病人的決定，而且確保病人得到適當的告知說明，並在沒有脅迫或不當影響下，瞭解所有決定的後果。此外，護理人員有責任在適當時候尋找替代方案，並在病人安全遭受威脅時使用護理判斷。

二、護理人員應履行對病人個人、家庭、團體、社區或人群的首要承諾

護理人員經常會本著關懷、憐憫之心，在病床邊陪伴病人和家屬數小時之久，和諧和信賴是維持護病關係的基礎。但護理人員在照護那些因壓力、疾病或藥物而可能易受傷害的病人時，應保持專業關係，避免超越界限，和病人約會或發生性關係。

三 護理人員應致力促進、倡議和保護病人的權利、健康與安全

1. 保護病人的隱私權和秘密是建立護病間信賴關係的基礎

美國很多州的法律都規定，若出現違反保密或隱私權的行為，則認定為違反護理標準，護理人員可能必須承受紀律處罰。

美國護理協會（ANA）和國家護理委員會全國聯合會（National Council of State Boards of Nursing, NCSBN）已相互認可關於「社群媒體和其他電子通信符合法律，和倫理規範可以使用的指引」，強調維護病人隱私權和保密以及保持專業界限的重要性。

2. 護理人員有促進安全文化的專業責任

護理專業有倫理義務，藉由減少錯誤和跡近疏失（near misses）的發生，增進病人安全文化。美國自 2001 年起，推動「正義文化模式（just culture model）」，鼓勵醫護人員使用安全通報系統，旨在減少錯誤，而不是隱藏錯誤，為了在錯誤發生時提高病人的安全性，「正義文化模式」提倡教育訓練和補救，而不是懲罰（Marx, 2001）。這種「正義文化模式」消除醫護人員對紀律處分的恐懼，強調護理人員不得「參與任何隱瞞錯誤的企圖，也不得沉默縱容」。各醫療機構也會根據錯誤發生事件進行根本原因分析，建構一個健康和合乎倫理的工作環境，透過創建和支持，讓護理人員可以自由地與同事和醫療團隊成員共同討論，提高安全品質。

3. 病人保護與執業危害

當發現護理人員或其他醫護人員有身心受損或出現不符合倫理的醫護行為時，有責任保護病人、社會大眾和護理專業的完整性。

美國很多州少數護理人員，因為工作壓力和工作負荷，過度疲勞等因素，有物質濫用（substance use disorder, SUD）現象，為預防造成成癮風險，當懷疑同事有此狀況時，有倫理義務保護病人避免受傷害，應主動向主管報告，以提供醫療援助，進而挽救同事和病人的生命安全。一些州的護理管理局（State Boards of Nvasing, BONs）會為護理人員提供具保

密性的戒癮計畫，以及非懲罰性的環境鼓勵他們尋求協助，而不必擔心遭受紀律處分，進而保護大眾福祉和病人安全。

四　護理人員對護理執業具有權威、職責與責任做出決策，並採取符合促進健康和提供最佳護理照護義務的行動

1. 護理人員通常會扮演各種不同的角色，有責任評估自己是否能夠勝任被委派的工作。護理行政管理者應擔付監督和指導管轄下護理人員提供各項護理的責任。護理教育者有責任確保護生的需求得到評估和滿足，此外各州的護理管理局（BONs），在課程規劃、管理、監督以及教育計劃的實施中，也發揮至關重要的影響力。

2. 本倫理規範也要求護理教育者要評估護理人員和護生的知識與技能，以確定他們是否有足夠能力在適當的監督下執行所分配的護理工作。如果護理教育成效令人不滿意，不符合州或聯邦政府的法律，則根據各州的護理執業法案（State nurse practice acts, NPAs），各州的護理管理局（BONs）有法律義務採取行動，保護病人並維持專業的完整性。

3. 護理行政管理者、教育者、政策制定者和研究者對提供護理照護的護理人員和進階護理者（APRN）也負有監督，判斷決策和行動的責任。

五　護理人員有責任善待自己和他人，持續保持在健康和安全狀態，並努力維持個人的執業能力，繼續追求個人和專業的發展

1. 護理工作的性質比較特殊，不但耗費體力，也相當費神，而且日夜輪班，很容易出現疲勞不適，所以平時應該提高警覺，採用符合人體工學的技術，和實用的解決方案，來調整日常照護活動。護理人員應該保持健康的工作與生活平衡，就如同他們教導病人同樣的做法一樣。

2. 很多研究結果顯示護理人員因為長時間輪班工作，導致疲勞而使犯錯的風險大增，雖然各州的護理管理局也知道護理人員疲勞的嚴重性，但也希望護理人員在接受任務時，做出合理的臨床判斷，並以保護病人安全的立場來解決護理人員疲勞的問題，以兼顧護理人員和病人的安全。

六、護理人員應透過個別的和集體的行動，共同建立、維持和改善符合倫理的工作環境，提供高品質的醫療照護

1. 本條文強調護理人員有責任為提供安全、優質的醫療照護，及營造健康的醫療照護環境做出貢獻，尤其在護病互動中，具有尊重個人價值觀、尊嚴和人權的倫理責任。

2. 不客氣、霸凌、精神暴力以及包括威脅、辱罵和身體虐待等行為，皆被視為工作場所的暴力行為，將會造成敵對的工作環境。根據研究顯示，工作場所的不友善行為發生率與醫療失誤、病人的負面結果和不安全的工作環境有關。

3. 護理行政管理者應創造健康、合乎倫理的工作環境，以增進病人的安全照護。合乎倫理的工作環境是護理人員可以隨意說出有關不安全的執業、錯誤、缺乏支持、能力不足、團隊合作不力、缺乏尊重，以及主管管太多的微觀管理（micvomanagement）等現象，而不必擔心被報復。

4. 本條文明確規定，各級護理人員都有創造一個尊重文化和符合倫理環境的責任，對那些不友善、霸凌和職場暴力零容忍。

七 護理人員不論擔任任何角色和工作領域，都應透過研究、學術調查，專業標準的研擬以及制定護理和健康政策，提升專業水準

1. 護理人員可以採用各種方式，透過知識開發、研究和以實證為基礎執業，來提升專業水準

所有護理人員都有促進專業發展的義務，但並非都必須親自進行研究，而是透過在執行業務時，利用研究成果和實證知識，並運用他們當前的研究知識於其執業領域中。若擔任研究者或是病人的照護者，則必須負起尊重病人自主決定權，以及確保病人免受潛在傷害的義務。

2. 護理人員應透過發展、維護和執行專業執業標準做出貢獻

護理專業執業標準是所有護理人員，不論其角色或發展如何，都應勝任履行職責的權威聲明，執業標準反映護理對社會的責任，期望新的專業執業模式能被護理界和社會大眾理解和接受，而且與各州的護理執業法（NPAs）和聯邦政府的護理法律介接。護理人員必須了解自己以及共同工作者的執業範圍，並在其執業範圍內根據現行的安全護理標準執行護理業務。

3. 護理人員應透過護理和健康政策的制訂做出貢獻

不同工作角色和工作領域的護理人員都有機會以個人、工作領域的員工或專業團體的會員身分，參與地方性、區域性、州以及全國性和全球性有關護理和健康政策的制訂。護理人員可以參與提高對最終導致任何等級政策變化的議題認識和蒐集證據，並使用實證資料，影響他人做出可以改變照護品質和安全的政策。

八 護理人員應與其他醫療專業人員和社會大眾合作，以保護人權，促進衛生外交並減少健康落差（懸殊差異）

本條文的四個解釋性聲明如下：

1. 健康是一項普遍的權利

把健康視為一項普遍的權利，對護理專業而言並不新鮮，不過，在本倫理規範中述明，是聯合國、國際護理協會和世界衛生組織共同持有的一種肯定。

2. 健康、人權和衛生外交合作

2015 年修訂的護理倫理規範更加強調社會正義，及護理人員在制訂「促進和恢復健康、預防疾病和減輕痛苦的公共衛生立法、政策、計劃」中的領導角色。

3. 促進健康和人權以及減少懸殊差異的義務

強調合作以減少健康落差的必要性，尤其在科技、基因和環境因素的進步，本倫理規範反應社會、專業和醫療體系的改變，可能產生的健康落差。

4. 在複雜、極端或特殊執業場域中的人權合作

在極端情況下，例如天然災害、大規模傷亡事件、地方流行病、大流行病以及極端緊急狀況下，可能必須根據各種特殊狀況，改變護理標準提供護理照護。不過，在此些狀況下執業時，護理人員仍須關注他們對傷患或病人的主要承諾及保護其人權的倫理義務。在這些極端或特殊狀況下，護理人員應與其他醫療專業人員密切合作，以滿足個人、團體、社區或人群的需求。

九　護理專業應共同透過其專業團體闡明護理價值觀，保持專業的完整性，並將社會正義原則納入護理和健康政策

　　本條文是 2001 年倫理規範新加入的條文，並在 2015 年修訂版中加以強調，亦即把以前主要針對臨床護理人員，擴大爲適用於所有角色和場域的護理人員以及專業團體，其四項解釋性聲明如下：

　　1. 價值觀的表達和主張（articulation and assertion of values）

　　在社會倫理層面，代表和規範護理專業的護理專業團體，應維護、肯定並傳達專業的價值觀和誠信，透過各機構、地方性、全國性、區域性和國際性的專業團體和主管機關，讓護理人員有機會影響專業、醫療保健提供體系和政策，以確保病人獲得安全和具品質的醫療照護。護理人員透過參與全國護理專業團體內工作，可以有效地提高護理執業標準，改善病人的照護品質和護理教育品質。

　　2. 專業誠信（integrity of the profession）

　　護理專業團體的文件、結構、決策和行動是闡明專業價值觀的手段，維護專業的誠信是國家和全球的責任。

　　3. 整合社會正義（integrating social justcie）

　　護理專業團體有共同責任，透過影響領導人、立法者、政府、非政府和國際機構，爲護理人員發聲，以促進地方性、國家和國際醫療保健系統和醫療照護的改善。

　　4. 護理和健康政策中的社會正義（social justice in nursing and heallh policy）

　　護理專業團體可以透過政治行動，解決對大眾健康和安全有影響的立法和法規議題，包括全球健康和環境議題。

結語

美國護理倫理規範除了倫理規範條文外，亦附帶解釋性的陳述，說明這些條文在護理執業中的應用，並作為護理人員執行護理工作的倫理執業標準，讓護理專業價值可以在各種角色和工作場域落實並加以實踐。

 英國的護理倫理規範
（The Code of United Kingdon for nurses, midwives and nursing associates）

大英王國護理中心（United Kingdom Central for Nursing）於 1992 年制定護士與助產士的專業標準和行為規範，並於 2002 年及 2008、2015 年進行修訂，最新修訂版在 2018 年公布。名稱為「護士助產士和護佐的專業執業標準與行為規範（The Code: Professional Standards of practice and behaviour for nurses, midwives and nursing associates）」，其中護佐角色僅在英格蘭使用，其是一獨特的職業，在登記中有其專屬的部分，但他們也是護理團隊的一員。

本規範包括四大構面，25 個項目，茲摘譯於下（Nursing and Midwifery Council, NMC, 2018）：

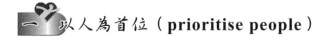 **以人為首位（prioritise people）**

護產人員應將照護對象的利益放在首位，對其照護和安全作為主要關注重點，並確保其尊嚴受到維護，其需求獲得認可、評估和回應，權利受到尊重與維護，且不得有任何歧視態度和行為。

1. 尊重照護對象的個別性，並維護其尊嚴（Treat people as individuals and uphold their dignity）

⑴ 以仁慈、尊重和憐憫之心對待照護對象。

⑵ 確保有效的提供基本照護知識。

⑶ 避免做出假設，應認同個人的差異性，並尊重個人的選擇。

⑷ 確保所負責的任何治療、協助或護理都能及時完成，不得無故拖延。

⑸ 尊重和維護其人權。

2. 傾聽照護對象的意見並回應其偏好和關切事項（listen to people and respond to their preferences and concerns）

⑴ 建立工作合作伙伴，以確保所提供護理的有效性。

⑵ 認同並尊重照護對象對自身健康和福祉的貢獻。

⑶ 鼓勵和強化護理對象參與治療和護理的決策。

⑷ 尊重照護對象期望參與有關個人健康福祉和護理等決策的程度。

⑸ 尊重、支持並證明照護對象接受或拒絕醫療照護的權利。

⑹ 識別照護對象的焦慮或困苦，並適時以具憐憫之心和禮貌的方式予以回應。

3. 確保照護對象的身體、社會和心理要求適時獲得評估和回應

⑴ 應對增進照護對象安適、預防疾病，並滿足其在人生各個階段不斷變化的健康和醫療照護要求，加以關注。

⑵ 應對處於疾病末期最後幾天和幾小時的照護對象，適時給予關懷，並滿足其需求。

⑶ 與照護對象共同採取行動，並協助其在需要時，能獲得相關的保健和社會關懷、資訊以及支持。

⑷ 作為弱勢族群的代言人，挑戰不良的執業和歧視態度和行為。

4. 始終為維護照護對象的最佳利益行事

⑴ 隨時都要在維護照護對象的最大利益，與尊重其接受或拒絕治療的權利之間找尋平衡點。

⑵ 確保在採取任何行動之前，取得知情同意，並加以記錄。

⑶ 遵守執業所在地有關心智能力的法律規定，並確保那些缺乏心智能力者的權利和最大利益，仍然是決策過程的核心重點。

⑷ 若護產人員出於個人良心反對特定的醫療處置，應告知同事、單位主管和照護對象，並安排具適當資格的同事承擔此項工作。

5. 尊重個人隱私權和保密權（respect people's reght to privacy and confidentiality）

護士、助產士和護佐對照護對象都負有保密義務，且包括確保適度分享其醫療資訊和知情同意。

⑴ 尊重個人的隱私權。

⑵ 確保照護對象了解護理人員將如何使用和共享這些資訊。

⑶ 尊重個人的隱私權和保密權，即使死後仍需持續爲之。

⑷ 唯有在病人的安全和公共保護利益高於保密需要時，才能與其他醫療專業人員和機構分享必要的資訊。

⑸ 在法律允許範圍內，可以和照護對象、家屬和其照顧者，以具敏感度和可以了解的方式分享他們想要或需要知道有關病人的健康、護理照護以及正在治療的資訊。

二、有效的執業 practise effectively）

使用最佳實證資料評估病人的需求或治療上建議或提供協助，避免延誤。

6. 始終根據目前的最佳實證執行護理照護

⑴ 確保所提供的任何資訊或建議都是有實證基礎的，包括有關健康和護理用品或服務資訊。

⑵ 維持安全和有效執業所需的知識和技能。

7. 清楚地溝通（communicate clearly）

⑴ 使用容易被照護對象、同事和大眾理解的用語。

⑵ 採用合理可行方式滿足人們在語言上和溝通上的需求，儘可能協助他們表達自己或其他人的需求。

⑶ 採用語言和非語言的溝通方法，並考慮文化敏感性，深入了解和回應個人和健康上需求。

⑷ 隨時查核人們的理解度，以儘量減少誤解或錯誤。

⑸ 能以英語清晰和有效地溝通。

8. 工作上互相合作（work co-operatively）

⑴ 尊重同事的技能、專業知識和貢獻，並適時地委任工作。

⑵ 與同事保持有效的溝通。

⑶ 當與其他醫療專業人員分享個別病人的醫療照護資訊時，應知會同事。

⑷ 與同事一起評量你和團隊的工作品質。

⑸ 與同事共同保護照護對象的安全。

⑹ 共同分享資訊，以識別和降低風險。

⑺ 對遭遇健康或績效問題的同事提供支持，但此種支持不可危害或以犧牲病人或公共安全為代價。

9. 分享你的技能、知識和經驗，以造福你的照護對象和同事。

⑴ 向同事提供誠實、正確和建設性回饋。

⑵ 蒐集和反思來自各種來源的回饋，用以改進個人的執業和績效。

⑶ 透過討論和辯論來處理與同事間的專業意見分歧，尊重同事的觀點和意見，並總是以專業方式進行。

⑷ 支持護生和同事的學習，幫助他們培養專業能力和信心。

10. 保存與你的執業相關的清晰正確的紀錄

包括病人紀錄以及與你執業範圍相關的紀錄。

⑴ 在事件發生時或之後應儘快完成紀錄。

⑵ 識別已出現的任何風險或問題，以及所採取的處理措施，讓同事可以從紀錄中獲得所有他們需要的資訊。

⑶ 正確的完成紀錄，不可有任何虛假。如果發現有人未遵守這些要求，應立即採取適當的行動。

⑷ 確保你在任何書面或電子紀錄是清楚書寫，註明日期和時間，並未包含不必要的縮寫或專業術語或推測。

⑸ 採取所有必要措施，確保紀錄安全保存。

⑹ 適當蒐集、處理和儲存所有資料和研究發現。

11. 對你將任何和職責委派給他人的決定負責。

⑴ 只能在護理人員的能力範圍委派任務和職責，也應確定他們完全了解你的指示。

⑵ 確保你委派任務的每個人得到充分的監督和支持，使能提供安全和具憐憫心的護理照護。

⑶ 確認你委派任務的結果，符合要求的標準。

12. 制訂保障條款，提供在英國執業的護士、助產士或護佐適當的保障。

⑴ 確保你在相關的執業範圍內有適當的保障安排。

三　保持安全（preserve safety）

護產人員應在自己能力範圍內工作，履行專業的「公平正直義務（duty of candour）」，確保病人和公眾安全不受影響，並在遇到危及病人或公共安全情況時，立即提出關切，在必要時採取適切行動。

13. 認識並在你的能力範圍內工作。

⑴ 正確辨識、觀察和評估照護對象的身心是否正常或有惡化跡象。

⑵ 當發現病人有任何醫療照護需求時，應轉診給其他合適醫療人員。

⑶ 當超出你的能力範圍時，應向具適當資格和經驗的專業人員，尋求協助，以執行必要的處置。

⑷ 應同時考慮你本人和照護對象的安全。

⑸ 在執行新角色前，應完成必要的訓練。

14. 對所有接受醫療照護服務者，包括發生任何失誤或傷害時，都應公開坦誠的對待。

⑴ 如果有人因任何原因受到實質的傷害，或發生可能造成傷害事件，應立即採取行動加以糾正。

⑵ 應及時地完整向病人解釋所發生的事情，包括可能的影響，並向受影響者道歉。

⑶ 應正式紀錄所有事件始末，並在適當時機採取進一步行動，快速處理。

15. 如果在你的執業場所或任何地方發生緊急情況，都應提供協助。

⑴ 只能在你的知識和能力範圍內的緊急情況下採取行動。

⑵ 在可能情況下，應儘速安排提供緊急救護。

⑶ 應考慮自己的安全，其他人的安全，以及提供醫療照護的其他可利用選項。

16. 當你認為對病人安全或公眾保護有風險，應立即採取行動，不要延遲。

⑴ 當你對病人或公共安全，或在你的工作場所或任何其他醫療照護場所的病人照護水準有高度疑慮時，應尋求可利用管道及使用我們的指引和當地的工作規範。

⑵ 如果你被要求執行的工作超出你的角色、經驗和訓練之外，應立即提出你的關切或擔憂。

⑶ 當你遇到可能妨礙你在本規範或其他有關國家標準範圍內工作的問題時，若能在第一時間告訴一些權威人士，你將有機會在可能情況下，立即採取行動解決問題。

⑷ 當你意識到高度疑慮之事時，應在適合情況下進行調查，提高對疑慮的關切度，並採取行動。

⑸ 不得阻礙、恐嚇、傷害或以任何方式阻礙同事、工作人員、照護對象或社會大眾提出其疑慮。

⑹ 對提出疑慮者應善盡保護責任，避免其遭受傷害、損害或不正當的對待。

17. 當你發現某一易受傷害或正面臨危險之人需要額外支持和保護時，應立即給予高度關切。

⑴ 採取合理的措施，保護易受傷害，或有傷害風險、被忽視或被虐待者。

⑵ 當你認爲某些人有受傷害的風險時，可根據相關法律、公開資訊。

⑶ 應了解並遵守有關保護和關懷弱勢族群的相關法律和政策。

18. 在你的訓練和能力，以及法律許可下，可以就用藥提供建議、開
　　處方或給藥。

⑴ 當你具有法定資格，又對該人的健康有充分的了解，且肯定藥物
　　或治療可以滿足該人的健康需求時，可以開處方，提供建議或提
　　供藥物或治療。

⑵ 當對管制藥物提供使用建議時，應遵守相關的指引，而且也應紀
　　錄管制藥物的處方、供應、配藥或給藥情形。

⑶ 確保你所開的處方、供應或給藥，是與其正在接受的其他治療處
　　方相容。

⑷ 應妥善保管藥物，確保安全存放。

⑸ 盡可能避免爲自己或任何與你有密切關係的人開處方。

19. 應保持警覺性，並盡量減少與你執業相關的任何可能傷害。

⑴ 採取各種措施，盡量減少錯誤、跡近疏失、傷害發生，以及傷害
　　帶來的影響。

⑵ 採用目前的實證知識，研擬對策，減少錯誤以及人爲因素和系統
　　性失誤的不良影響和衝擊。

⑶ 精進在護理執業上有關感染控制與預防方法。

⑷ 採取所有合理且必要的個人防護措施，以避免對同事、照護對象
　　和公眾，造成任何潛在的健康風險。

四 促進專業化和信賴感（promote professionalism and trust）

你必須隨時維護護理專業的信譽。

你應該展現對本規範中規定的執業標準和行爲的個人承諾。

你應該成爲其他人學習的正直和領導典範。

　　以上這些特質將會贏得病人、照護對象、其他醫療專業人員和社會大眾對專業的信賴感和信心。

　20. 時時刻刻維護專業的信譽（uphold the reputation of your profssion at all times）

⑴ 遵守並維護本規範所設定的標準和價值觀。

⑵ 始終誠實並正直行事、公平待人、不會出現歧視、霸凌或騷擾行爲。

⑶ 時刻注意你的行爲可能產生的影響，以及對其他人行爲的影響。

⑷ 遵守執業所在國家／地區的法律。

⑸ 不會利用人們的脆弱性或引起其心煩或痛苦的方式對待他人。

⑹ 應與照護對象和其家屬和照顧者，保持客觀和明確的專業界限。

⑺ 確保不會以不恰當方式，表達你個人的信仰（包括政治、宗教和道德理念）。

⑻ 爲護生、新進護士、助產士和護佐，樹立專業行爲的角色模範。

⑼ 保持履行專業角色所需的健康水準。

⑽ 在使用所有形式的口頭、書面和網路通訊（包括社群媒體和網站）時，都要負責任的尊重每個人的隱私權。

　21. 維護你做爲註冊護士、助產士或護佐的職稱（uphold your position as a registeres nurse, midwife or nusing associate）

⑴ 拒絕除了最微不足道的禮物、優惠或招待之外的其他禮物，因爲接受它，可能被解讀爲企圖獲得優先的治療。

⑵ 切勿向你的照護對象或其親朋好友借貸。

⑶ 在與你有專業關係的人（包括照護對象），進行任何財務交易中，都應秉持誠實和正直行事。

⑷ 確保爲你的專業服務所做的廣告、出版品或出版物之內容是正確的、合乎倫理的，不會誤導或利用漏洞，可以準確反映你的相關技能、經驗和資格。

⑸ 不可利用你身爲專業人員的身分，來行銷與健康無關的事業。

⑹ 只有在合適的情況下，才能與媒體合作，但一定要保護照護對象

的秘密和尊嚴。

22. 符合所有註冊登錄之執業要求（fulfil all registration requirements）

⑴ 遵守任何合理的要求，以使我們可以監督註冊過程。

⑵ 遵守我們規定執業所需為促進專業發展的繼續教育時數。

⑶ 保持你的知識和技能與時俱進，參加旨在保持你的能力並提高表現的適當和正規學習及專業發展活動。

23. 配合所有的調查和審核（cooperate with all investigations and audits）

⑴ 為確保你仍適合執業，須配合我們進行有關培訓紀錄，註冊紀錄或其他相關事項的審核。

⑵ 若有關於雇主對你的任何警告或指控，或因刑事犯罪被有條件解僱或被判有罪，請儘速告知。

⑶ 假若你的雇主對你有執業限制，或任何相關機構對你有任何其他條件，亦應儘速告知。

⑷ 假若你受到或曾經受到任何監管或證照許可機構的紀律處分，你應在第一時機告訴我們和你的雇主。

⑸ 當你有任何合理的要求，請提供護理和助產協會（NMC）密碼。

24. 以專業方式回應對你的任何投訴（respond to any complaints made against you professionally）

⑴ 絕不允許某些人的投訴，影響對他們提供的護理照護。

⑵ 將所有投訴當作一種回饋方式，並視為反思和學習機會，以改善執業方式。

25. 提供領導以確保人們的福祉，保護並改善他們在醫療照護系統的經驗。

⑴ 確定優先次序，做好時間、員工和資源的有效管理，以應對風險，確保所提供的護理品質得以維持和改善，一定要將照護對象的需求放在優先位置。

⑵ 務必讓你的所有護產人員隨時遵守本規範，而且必須具備安全執

業的知識、技能和能力，並了解如何提出已經或可能違反本規範的任何疑慮。

五 結語

英國護理和助產協會（Nursing & Midwifery Council, NMC）所制定的倫理規範是所有註冊護士、助產士和護佐都必須遵守的專業標準，所有護產人員無論他們是為個人、群體或社區提供直接護理，還是將他們的專業知識應用於護理照護都必須按照本規範行事。而且護理校院的教師，也要使用本規範來幫助護生了解成為註冊護士或助產士的意義，以及遵守本規範來實現以人為本、有效的執業，保持安全以及促進專業化和信賴感的目標。

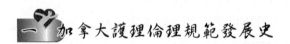

陸 加拿大護理倫理規範（The CNA Code of Ethics for Regeistered Nurses）

一 加拿大護理倫理規範發展史

加拿大護理協會（Canadian Nurses Association, CNA），在 1954 年採行國際護理協會（ICN）制定的護理倫理規範，後來在 1980 年正式制訂加拿大護理倫理規範，又分別於 1985，1991，1997，2002，2008 和 2017 年重新修訂，茲將 2017 年修訂版本摘述於下（CNA, 2017）：

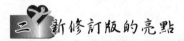

二 新修訂版的亮點

2017 年修訂版的亮點反映了護理人員和進階護理師的當代執業需求；例如

1. 涉及臨終醫療救治的新內容。

2. 更新下列相關術語和定義：包括

－精進護理計畫（advance care planning）

－平等（equity）

－初級醫療保護（primary health caue）

－工作行動（job action）

－臨終醫療援助（medical assistance in dying）

－職場霸凌（workplace bullying）

3. 更新了倫理模式（updated ethics models）。

4. 增加倡導優質執業環境的新內容，以支持提供安全、富有同情心、稱職和合乎倫理的護理照護。

5. 更新參考資料。

三 護理倫理規範的基礎

護理倫理關注廣泛的社會問題對民眾健康和福祉的影響，本倫理規範強調護理人員應致力於瞭解有關影響健康和福祉的社會決定因素，並倡議改進。雖然這些要素並非護理人員規定的職責，但它卻是所有護理人員倫理執業的一部分，也是重要的教育和激勵工具。

四 護理倫理規範內容

本護理倫理規範包括二大部分（圖 15-2），茲分別摘譯如下：

㈠護理價值觀和倫理責任（nursing values and ethical responsibilities）

1. 提供安全具同情心、稱職和合乎倫理的護理照護

⑴ 護理人員有責任按照本倫理規範概述的倫理責任和執業標準行事，並與照護對象和醫療團隊成員保持良好互動。

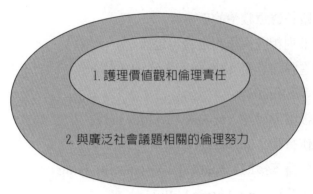

1. 護理價值觀和倫理責任

2. 與廣泛社會議題相關的倫理努力

圖 15-2　加拿大護理倫理規範的主要內容

(2) 護理人員應透過語言和肢體表現方式，努力理解和關心照護對象的醫療照護需求，提供富同情心的護理照護。

(3) 護理人員應與照護對象建立信賴關係，作為具有意義的溝通基礎，確實了解其需求與關注點。

(4) 護理人員應對那些不安全、無同情心、不倫理或不稱職的執業或狀況，提出質疑、介入處理和報告主管，以保護照護對象獲得合乎倫理的安全照護。

(5) 護理人員應誠實並採取一切必要措施，儘量將可能危害病人安全的意外事件加以預防或減至最少。護理人員應從跡近疏失（near misses）事件中學習，並與其他工作同仁共同努力，以減少潛在的風險，並預防受傷害。

(6) 護理人員應在個人的能力範圍內執業，必要時應尋求相關指示和指引。

(7) 當醫療資源或設備無法提供適當或安全的護理照護時，護理人員應與其他一起工作者合作，調整優先次序，以將傷害降至最低程度。護理人員應讓照護對象了解有關醫療照護體系可能和真誠的計畫，並告知雇主有關醫療照護安全性和品質的潛在威脅。

(8) 護理人員計畫採取工作行動，或在執行工作行動的環境中，應保護照護對象的健康和安全。

(9) 護理人員在天然或人為災難期間，包括傳染病爆發時，應根據政

府、主管機關、雇主工會和專業團體提供的法規、指引，採用安全的防護措施，提供護理照護。

⑽ 護理人員應支持使用尊重與促進安全、勝任、具同情心和符合倫理的研究和其他活動，並使用符合護理價值觀的倫理研究指引。

⑾ 護理人員參與研究時，應尊重照護對象的福祉，包括尋求知識，關注照護對象的安全和知情同意、風險、利益平衡、相關資料的隱私和保密，以及對研究的監控。

⑿ 護理人員應營造一個安全、優質的執業環境。

⒀ 護理人員應透過預測和評估暴力情況的風險，並與其他同仁合作，制訂預防措施，預防並將所有形式的暴力降至最低狀態。當暴力無法預料或預防時，應採取行動，將風險降至最低，並保護他人和自己。

⒁ 當醫療團隊成員間的意見差異影響護理照護時，護理人員應尋求建設性和合作的方式，以解決問題，並致力於以人為中心的護理。

⒂ 護理人員互相支持，提供以人為中心的護理。

2. 促進健康和福祉（promoting health and well-being）

⑴ 護理人員直接對照護對象提供朝向健康與福祉的護理照護，認同並使用初級醫療保健的價值觀和原則。

⑵ 護理人員與照護對象一起探究可供他們選擇的醫療保健範疇，並認識一些由於社會、經濟、地理或其他導致不平等的因素，了解有些選擇會因而受到限制。護理人員在與衛生部門內外的其他人合作進行個人、家庭和社區的評估、診斷、結果規劃、執行和評估時，應認識健康的社會決定因素。

⑶ 當社區的醫療處置干預個人權利時，護理人員應使用並倡導對照護對象限制最少的措施。

⑷ 護理人員與其他醫療照護提供者或他人合作時，應認同並尊重所有人的知識、技能和觀點，共同為照護對象的醫療照護需求和關注，提供最大化的醫療效益。

⑸ 當護理人員的誠信因醫療機構的行為樣態或專業執業模式，損害

倫理環境和照護對象的安全時，護理人員應個別或集體向主管機關或委員會表達和報告他們的關切。

3. 促進和尊重知情決策（promoting and respecting informed decision-making）

(1) 護理人員提供照護對象所需要的資訊，以便他們做出與其健康和福祉相關的知情和自主決定。護理人員也會努力確保以公開、準確、易於理解和透明的方式向這些人提供醫療資訊。

(2) 護理人員尊重有行為能力的照護對象，拒絕接受有關其健康狀況之資訊的意願。

(3) 護理人員確保病人是在知情同意下提供護理照護。護理人員認可並支持有行為能力的病人有權隨時拒絕或撤回對護理照護和醫療處置的同意。護理人員會對有行為能力的病人，對個人主張給予不同的重視，並在遵守同意的同時，選擇在決策中尊重家庭、文化期望或社區價值觀。

(4) 護理人員與照護對象之間固有的權力差異具有敏感度，不會濫用權力影響決策。

(5) 護理人員若發現照護對象的健康遭受他們無法控制因素的影響，會代為發言倡導。

(6) 護理人員會提供指導以支持具有行為能力人做出明智的知情決策，包括選擇不利於健康的生活形態或治療，並繼續以非批判性的方式提供護理照護。

(7) 當家屬不同意照護對象所做的決定時，護理人員會協助家屬了解其決定。

(8) 如果照護對象確實不具同意能力，護理人員會尊重法律對能力評估和替代決策的規定。

(9) 任何被認為對醫療照護無同意能力的照護對象，護理人員應以適合該人的能力方式，促進其參與有關其醫療照護的討論和決定。

(10) 護理人員應與其他醫療照護提供者和替代決策者，共同考量，並尊重照護對象的最佳利益，以及先前明示或暗示的願望或適用於

這種情況的預立醫療照護諮商（advanced care planning, ACD）。

4. 尊重尊嚴（honouring dignity）

⑴ 護理人員應在其專業能力範圍內，對所有照護對象保持尊重。

⑵ 護理人員應支持照護對象保持其尊嚴與誠信。

⑶ 護理人員在醫療照護決策、治療和護理照護時，應考量照護對象的價值觀，習俗和精神信仰，以及其社經環境，不妄加判斷或帶有偏見。

⑷ 護理人員發現同事（包括護生）出現不尊重照護對象的尊嚴時，應出面干預，必要時並報告單位主管。應能體認保持沉默和被動就是縱容這種行為。最好在適當／需要時召集大家促進對話，並解決爭議。

⑸ 護理人員在提供護理照護時應尊重照護對象的隱私，採取謹慎的態度，並將可能的侵害降至最低狀態。

⑹ 護理人員應運用執業標準、最佳執業指引、政策和研究，以減少照護對象的風險，提高安全性、安適和／或尊嚴。

⑺ 護理人員應與照護對象保持適當的專業界限，應了解其潛在的易受傷害性，不會以可能損害治療性關係的方式利用他們的信任和依賴，也不會濫用護病關係，謀取個人或經濟利益，或建立私人關係（浪漫性或其他），應確保護病關係始終是為了維護病人的利益。

⑻ 護理人員在所有執業場域中，主要工作在減輕照護對象的疼痛和痛苦，包括提供適當和有效的症狀管理，讓他們有尊嚴的生活和善終。

⑼ 護理人員應鼓勵照護對象明確表達他們在生命終點想要的是什麼？可以傾聽他們的生命故事，以更清楚了解他們的目標和願望。

⑽ 護理人員應將照護對象的臨終照護之願望記錄下來，以便讓其他護理人員清楚並了解他們的意願和決定。

⑾ 護理人員對罹患絕症或瀕死病人，應提供舒適感，減輕痛苦，並盡量緩解不適感和疼痛，以及協助其實現文化和精神上合適的護

理照護目標，包括提供緩和醫療照護，安排和生命週期相關的親友互動，並提供持續性護理，在病人死亡期前和之後提供家人支持，以及妥適執行遺體護理。

⑿ 護理人員應對相關法律有所了解，以便考慮他們將如何應對臨終醫療援助，以及他們對此類醫療援助的特定信念和價值觀。如果他們認為自己會出自良心反對，應該提前與其主管討論。

⒀ 護理人員應以尊重的方式對待同事、護生和其他醫療照護提供者，認同正式領導者、同事和護生之間的權力差異。他們在與其他人一起工作時應以建設性方式，尊重個人尊嚴，並解決分歧。

⒁ 護理人員可以開闢一個道德社群，在這個社群中，大家可以公開討論倫理價值觀，並接受挑戰以及獲得支持。

5. 維護隱私和保密（maintaining privacy and confidentiality）

⑴ 護理人員在合法蒐集、使用、存取和披露照護對象個人資訊時，應尊重其利益。

⑵ 護理人員在與照護對象交談時，應採取合理措施，預防談話中的秘密資訊被偷聽。

⑶ 護理人員在需要知道的基礎上蒐集、使用和披露醫療資訊時，應根據隱私法盡可能採匿名方式。

⑷ 護理人員被要求為特定目的披露資訊時，應只披露該目的所需的資訊量，而且是必要的資訊，以減少對照護對象或同事造成任何可能的傷害。

⑸ 護理人員在進行涉及臨床病例討論的任何形式的溝通（包括口頭或電子文件）時，應確保照護對象是受尊重的，除非必要和適當，否則應去識別化。

⑹ 當照護對象需要存取他們的醫療照護紀錄時，護理人員應及時透過合理的程序加以協助。

⑺ 護理人員應尊重保護和維護照護對象的個人隱私政策，包括資訊技術的安全保障。

⑻ 護理人員不得濫用其獲取資訊的權限，存取與其專業義務不符

的醫療照護紀錄，包括家庭成員或其他任何人的紀錄，當在使用照片、影像或其他技術進行照護對象的評估、診斷、計畫、執行和評值時，護理人員應徵得他們的同意，不得侵犯他們的隱私，而且也應謹慎處理醫療照護的照片或影像，以維護其他相關人員（包括同事和護生）的機密性。

⑼ 當其他人不恰當地存取或披露照護對象的個人或醫療資訊時，應加以阻止。

⑽ 在使用社群媒體時，護理人員應保護個人和其他同事的隱私和機密。

⑾ 護理人員在所有的執業領域，都應保護新興技術可能對病人隱私和祕密、專業界限、個別護理人員及其專業團體的專業形象產生之影響。護理人員在撰寫電子病歷時，應對倫理行為具敏感度，確保準確的數據輸入，並避免偽造或更改記錄內容。

6. 促進正義（promoting justice）

⑴ 護理人員不會因為個人的種族、民族、文化、政治和精神信仰、社會或婚姻狀況、性別、性別認同、性別表達、性取向、年齡、健康狀況、原籍地、生活型態、精神或身體能力、社經地位或任何其他屬性而有差別待遇。

⑵ 護理人員尊重加拿大「真相與和解委員會」的行動呼籲中，闡述的原住民族特殊歷史和利益。

⑶ 護理人員應避免對照護對象或其他醫療照護提供者、護生以及其他人，進行批判、標籤化、污名化以及羞辱行為。

⑷ 護理人員不得出現任何形式的說謊、處罰或酷刑或任何形式的不人道，或有辱人格的異常處置或行動，而且也應該拒絕參與此類行為，如果觀察發現此類行為或有合理理由懷疑其可能發生，應進行干預，並向主管報告。

⑸ 護理人員應為受害者和／或施虐者等所有人提供護理照護，並避免任何形式的職場霸凌發生。

⑹ 護理人員應根據照護對象的需求，就其掌控下的資源，做出公平

的分配決策，而且要倡議公平的對待和資源的公平分配。

(7) 護理人員應倡議在護理執業中執行以實證為基礎的決策，包括人力配置和排班的最佳執業實證，對特定健康狀況的最佳護理以及對健康促進的最佳方法。

(8) 護理人員應共同合作建構一個道德社區（moral community），並成為其中的一員，將營造正向和健康的執業環境視為自己的責任，並做出貢獻。而且要支持營造信賴的組織氣候，鼓勵對現況提出質疑，支持那些真誠直言不諱以解決問題的人（例如舉報者／吹哨者），並加以保護。

9. 承擔責任（being accountable）

(1) 做為一個專業自律的護理人員，應根據倫理規範中的價值觀和責任，並遵守支持倫理執業的專業標準、法律和法規執業。

(2) 護理人員在所有的專業互動中，都應該展現誠實和正直。護理人員在姓名、頭銜和角色明確的代表他們自己，應該被尊重。

(3) 護理人員應該在其能力範圍內執業，當護理要求已超出他們的能力層級時，應該尋求額外的資訊或知識，報告主管或有能力的執行護理師和／或要求不同的工作分配，但應留在照護對象身邊，直到另外指派的護理人員來替代為止。

(4) 護理人員應與工作團隊一起工作，並對他們的執業負起責任，當個人的健康狀況的敏銳度、複雜性或變異性增加時，護理人員會互相幫助。

(5) 護理人員執業時，應維持適當的體能，如果發現自己已經沒有足夠的身體、精神或情緒能力，來安全和勝任的執業時，應與雇主協商後暫時退出。如果是自行開業者，應安排接替者來提供醫療照護，滿足照護對象的醫療照護需求。之後，再依個人健康狀況的恢復程度，尋求適當的專業資源，並採取必要的步驟，重新恢復其執業能力。

(6) 護理人員應注意同事是否出現無法安全提供護理照護的徵兆，若有此情形，應挺身採取必要措施，保護照護對象的安全。

⑺ 如果所要執行的護理照護要求，與護理人員的道德信念和價值觀相衝突，但符合專業執業範圍，則在報告主管後，仍應繼續提供安全、具同情心、稱職和合乎倫理的護理照護，直到替代的護理人員到達為止。不過在加拿大的「刑法」中，並沒有強制個人在病人臨終時提供或協助提供醫療援助的規定，如果護理人員事先預見會與個人良心發生衝突，可以事先告知病人家屬或病人（如果護理人員是個人開業者），以便做出替代安排。

⑻ 護理人員應該認識並解決利益衝突。護理人員可以披露在其專業角色和關係中出現的真實或潛在的利益衝突，並根據照護對象的需求和關注的利益來解決這些衝突。

⑼ 護理人員應分享他們的知識，並為護生、新手護理人員、其他護理人員和其他醫療照護提供者的專業發展提供回饋輔導和指導。

⑽ 護理人員應倡議跨年齡層、跨社會、文化背景和地理區域，提供更全面性和公平的精神醫療保健服務。

㈡與廣泛社會議題相關的倫理努力（ethical endeavours relatod to broad societal issues）

1. 護理人員應參與倡議公共行政衛生體系議題，以確保需要醫療保健服務的可近性、普及性、方便性和全面性。

2. 護理人員應利用初級醫療保健的原則，造福社會大眾。

3. 護理人員應在醫療照護體系的角色背景下，認識並努力參與處理影響健康和福祉的組織、社會、經濟和政治因素。

4. 護理人員應參與倡議在正確的時間、正確的地點，由合適的照護提供者，提供完整的持續性之可近性醫療保健服務。這個連續體包括在醫院、護理之家、居家和社區中的健康促進、疾病預防和診斷、重建、復健，以及緩和醫療照護。

5. 護理人員應認識健康的社會決定因素之重要性，並參與倡議處理這些問題的政策和計畫（例如居住安全、消費場所的監管）。

6. 護理人員應保持對主要健康問題的關注，例如貧困、住房不足、

食物不安全和暴力等。同時也應致力於社會正義（個人和與其他人），並參與倡議實現公平的法律、政策和程序。

7. 護理人員應與人民合作，並共同倡議擴大可以使用醫療照護範圍的選擇。

8. 護理人員應與其他醫療照護團隊成員和專業團體合作，共同倡議修訂不合乎倫理的醫療和社會政策、法律和法規。

9. 護理人員應認識社會中的易受傷害族群係處於何種系統性不利狀況，應倡議在採取行動克服醫療照護障礙的同時，也要改善他們的生活品質。

10. 護理人員應增進無行為能力人，也有機會參與影響與健康有關的討論和決策（例如未成年人、精神功能失常者）。

11. 護理人員應呼籲各級政府，認識加拿大原住民的健康現況，與原住民族群一起採取行動，改善他們的醫療服務，保障其醫療保健權利。

12. 護理人員應支持環境保護和修復，並倡議減少對危害環境的施作，以增進健康和福祉。

13. 護理人員應建議醫療照護團隊成員在討論倫理議題時，也讓照護對象和護生共同參與，鼓勵一起進行倫理反思，努力在執業中培養自己和其他人的倫理意識。

14. 護理人員應對廣泛的全球健康問題有更深入的了解，例如侵犯人權、戰爭、世界飢餓、性別不平等和環境變化等，並努力和其他人共同倡議，以便帶來當地和全球的改善。

15. 護理人員應倡議所有人都可以選擇在家中、長照機構、急性醫療機構和安寧療護單位接受照護，都可以使用卓越的緩和醫療照護和臨終照護，讓末期病人可以善終。

16. 護理人員應用心了解相關法律（例如安全避孕，臨終醫療援助），倡議並與其他人共同合作，制訂創新的政策和流程，提供做為所有護理人員的倫理指引。

五　結語

　　加拿大護理協會 2017 年制訂的護理倫理規範，除了強調護理專業的價值觀和倫理責任外，也特別重視與廣泛的社會問題相關之倫理議題，期望所有的護理人員在執業時，除了都可以遵守相關的倫理規範外，也能成為社會正義和公平政策的倡議者。

 ## 澳洲的護理倫理規範
（The Code of conduct for Nurses: Nursing and Midwifery Board of Australia）

　　澳洲護理與助產協會（Austialian Nursing and Midwifery Council, ANMC）與澳洲皇家護理學會和澳洲護理聯盟共同於 1993 年，制定澳洲護理倫理規範，並於 2002 年再次修訂。2015 年之修訂版納入澳洲護理和助產局（The Nursing and Midwifery Board of Asutialia, NMBA）所制定的護士行為標準、倫理規範和指引，共同確立澳洲護士和助產士專業要求和執業安全。在制訂倫理規範過程中，根據其基於以實證為基礎的結構、系統和流程的承諾，以研究和專業為依據進行綜合審查，除了進行國際和各國倫理規範的文獻查證外，並進行先前倫理規範和其他倫理規範的比較分析，以及有關護士的投訴分析，再採焦點團體、工作坊、專家工作團隊和諮商策略包括專業、民眾和專業團體研擬而成（ANMC, 2015）。

　　本護理倫理規範規定澳洲所有執業場域中對護士的法律要求、專業行為和期望。本規範冠上代碼是為了認同護理執業不限於提供直接護理，護理執業場所已擴展到與照護對象建立非臨床關係，並從事管理、領導、治理、行政、教育、研究、諮詢、監管、政策制定角色，或其他影響安全，有效提供專業服務和／或專業技能等面向。

　　本倫理規範已獲得 NMBA 執業標準的支持，並與其他 NMBA 標準

規範和指引共同支持安全、善良和具同理心的護理執業要求。

本倫理規範分為四大領域七項原則，茲分別摘譯於下（NMBA, 2015）

領域一：合法執業（practice legally）

原則 1：遵守法律（legal compliance）

護士尊重並遵守國家法律規定的執業義務，並遵守相關法律。

1.1 義務（obligation）

護士必須了解他們在國家法律下的義務，包括報告要求和符合註冊標準。

1.2 合法行為（lawful behaviour）

護士應以誠實和合乎倫理方式執業，不應從事非法行為，以免影響個人和／或護理專業聲譽。

1.3 強制性報告（mandatory reporting）

護士在照護弱勢族群時，必須遵守各州和地區的相關強制性報告要求。對其他易受傷害族群和可能遭受身體傷害和性剝削風險族群保持警覺性，並在適當情況下就維護其福祉採取行動。

領域二：積極從事安全的、有效的和合作的決策共享（practise safaty, effectively and collaboratively）

原則 2：以個人為中心的執業（person-centered practice）

護士為人們的健康和福祉，提供安全的，以人為本和以實證為基礎的護理執業，並與個人、家屬、朋友和健康專業人員建立伙伴關係，提供決策共享（shared decision-making）和優質照護。

2.1 護理執業（nursing practice）

護士採用以個人為中心和以實證為基礎的決策，並有責任確保安全和高品質的照護。

2.2 決策（decision-making）

做出有關醫療保健的決策是護士和其他醫療保健人員的共同

責任。護士應創造和培養促進共同決策和合作執業的條件。

2.3 知情同意（informed consent）

知情同意是個人對醫療照護的自願同意，這是照護對象在了解所涉及的潛在利益和風險情況下達成的。護士應以支持的方式提供相關資訊，並給予足夠時間提出問題，以便做出個人的最佳選擇。

2.4 不良事件和公開披露（adverse events and open disclosure）

當照護對象受到醫療照護（不良事件）傷害時，護士有責任開誠布公的加以溝通，審查回顧所發生的事件，並根據當地政策及時報告，當出現問題時，如有可能應立即採取行動，並給予必要的保護。

原則 3：尊重文化和專業關係（cultural practice and respectful relationships）

護士應以尊重個人文化和安全的方式對待照護對象，與其建立開放、誠實和具憐憫之專業關係，並遵守維護個人隱私和保密義務。

3.1 原住民和／或託雷斯海島居民的健康（Aboriginal and/or Torres Strait Islander peoples' health）

澳洲是一個文化和語言多元化國家，護士應提供全面的，沒有種族偏見的照護，尤其是針對原住民和／或託雷斯海島居民，應提供尊重個人文化和安全的護理。

3.2 文化安全和尊重的執業（culturally safe and respedful practice）

護士應了解個人的文化、價值觀、態度、假設和信念，會如何影響他們與照護對象、個人、家庭、社區以及同事的互動。為確保以尊重個人文化和安全的方式對待照護對象，護士應採取多樣性，避免偏見、歧視和種族主義的做法，尊重不同文化、信仰、性別認同和性取向，營造一個包容的環境，確保照護對象個人及其他人的文化上安全和尊重。

3.3 有效溝通（effective communication）

正向的專業關係建立在尊重、善良、憐憫和誠實的有效溝通上，護士應儘可能預作安排，透過使用筆譯和口譯服務，以滿足特定的語言、文化和溝通之需求。

3.4 霸凌和騷擾（bullying and harassment）

護士應認識霸凌和騷擾有多種形式，包括對他們或同事的身體和語言暴力、種族主義、歧視、暴力、攻擊、羞辱、決策壓力、排斥和恐嚇行為，護士絕不參與、忽視或原諒此類行為，必要時應採取行動消除工作場所一切形式的霸凌和騷擾。

3.5 保密和隱私（confidentiality and privacy）

護士有倫理和法律義務保護人們的隱私，人們有權利期望護士對他們的資訊保密，除非法律要求披露資訊、出於公共利益考量或緊急醫療照護所需。

3.6 臨終關懷（end of life care）

護士在幫助社區應對死亡及其後果的現實面，扮演重要角色。在提供文化上適宜的臨終關懷時，應了解醫療照護在延長生命上的侷限性，並認識延長生命的努力，何時可能不符合個人最佳利益。應接受病人有權拒絕治療或要求停止治療，同時確保其能從痛苦中解脫。也應尊重與死亡和臨終有關的不同文化習俗和信仰。必要時應依照當地法律提供「預立醫療照護諮商（advance care planning, ACP）」和提供臨終關懷，給予家屬支持。

領域三：以專業誠信行事（act with professional integrity）

原則 4：專業行為（professional behaviour）

護士具體展現正直誠實、尊重和憐憫之心。

4.1 專業界限（professional boundaries）

專業界限允許護士、個人和其指定的伴侶、家屬以及朋友，為了涉及個人和／或親密接觸的護理照護，可以安全有效的參與專業關係，但應保持專業界限，以實現護理的客觀性，

並為護理結束時做好準備。在專業關係受到損害且持續存在
情況下，應安排其他護士替代提供護理照護。

4.2 廣告和專業代表（advertising and professional representation）

護士為了誠實地代表產品和專業服務，在說明其教育程度、
資格、過去執業經歷，甚至包括求職、自我行銷、發布文件
或網路內容、公開露面，廣告、商品行銷時，都應該誠實和
透明，只有在持有執業登記狀況下，才可以使用護士頭銜，
絕不會透過虛假陳述或故意遺漏來歪曲他們的執業登記、經
驗、資格或職位。

4.3 法律、保險和其他評估（legal, insurance and other assessments）

護士可能出於法律要求保險或其他行政目的為與第三方簽
約，而被要求對非照護對象進行評估，此時與被評估者，並
非專業關係，應向受評估者說明自己的專業領域、角色以及
評估的目的、性質和範圍。在評估過程中，若受評估者對評
估的性質和目的有所誤解，應設法糾正。此外，也應把評估
期間發現的任何無法識別的嚴重問題告知其本人和／或其轉
診的醫療專業人員，善盡照護義務。

4.4 利益衝突（conflicts of interest）

人們倚賴為其提供建議或治療護士的獨立性和可信賴性。在
護理執業中，當護士的財務、專業或個人利益或關係和／或
個人的信仰，可能影響他們的護理或獲得的結果，就會出現
利益衝突。這種衝突可能意味著護士沒有依照應有的方式，
優先考慮一個人的利益，可能會被視為非專業行為。為防止
利益衝突影響護理照護，護士在進行轉介和提供或安排治療
或護理時，應誠信行事，並符合人們的最大利益。

4.5 財務安排和禮物（financial arrangements and gifts）

護士必須誠實而且透明的確保個人不會從人們獲取個人利

益，在提供或推薦服務時，會以適合的專業關係，向病人說明治療過程中，所有費用或預期收費額度。不會任意利用人們的脆弱性或知識不足上下其手。不會與病人有經濟上的往來，只接受金額最低的象徵性禮物，並報告單位主管。

原則5：教學、督導和評核（teaching, supervising and assessing）

護士應致力於護生和其他護士的教學、督導和評核，以在所有執業場域中，發展護理工作團隊。

5.1 教學與督導（teaching and supervising）

所有護士都有責任為護生和督導下的護士創造學習機會，並從督導和回饋中受益。為善盡其角色責任，應強化個人的執業技能和態度。了解護生或護士的學習需求，規劃教學計畫，以提升護生和護士的護理照護能力。

5.2 評估同事和護生（assessing colleagues and students）

評估同事和護生是確保在護理專業中實現最高執業標準的重要一環，執行時必須誠實、客觀、公平、沒有偏見並具建設性。

原則6：健康相關研究（research in health）

護士認同研究對提供高品質的醫療照護和政策制定具重要角色。以合乎倫理的方式，支持研究參與者參與研究的決策也很重要。

6.1 權利和責任（rights and responsibilities）

護士參與健康研究之設計、組織、執行或報告，負有額外的責任。參與研究的護士必須認識並履行參與健康研究的相關責任，在涉及人類參與者的研究中，應尊重當事人的決定參與／或退出研究，並確保他們的決定，不會危害其醫療照護或任何護病間的專業關係，而且在進行研究時，要特別注意原住民和／或託雷斯海島社區居民的價值觀和倫理考量。

領域四：增進健康與福祉（promote health and wellbeing）

原則7：健康與福祉（health and wellbeing）

護士應以解決健康不平等的方式，促進個人、家屬、同事、廣泛的社區和他們自己的健康與福祉。

7.1 你和同事的健康（your and your colleagues' health）

護士有責任保持身心健康，以安全有效的執業。爲促進護理執業的健康：

(1) 護士應了解促進健康的公共衛生原則，例如健康促進活動和疫苗接種。

(2) 應採取行動，以減少疲勞和壓力對他們的健康以及對提供安全醫療照護能力的影響。

(3) 當擔心同事的健康狀況可能會影響其安全照護的能力時，應給予鼓勵和支持，並尋求協助。

(4) 如果他們生病或安全執業能力受損，應尋求專家獨立和客觀的協助與建議。護士必須保持警覺性，了解自我診斷和自我治療的風險，並採取行動減少風險發生。

(5) 如果知道或合理地懷疑同事們的健康狀況，或損害可能會對提供安全執業能力產生不利影響，應採取行動，包括強制性或自願性主動通知澳洲健康執業法規處（Australian Health Practitioner Regulation Agency, AHPRA）

7.2 健康代言／宣導（Health advocacy）

在澳洲社區，各個族群的健康狀況存在顯著差異，這些差異來自社會、歷史、地理、環境、法律、生理和其他因素。這些族群包括原住民／託雷斯海島居民、殘障人士、性別或性取向多樣化者，以及來自社會、文化和語言背景不同者，包括尋求庇護者和難民。在倡議社區和人民健康時，護士應該：

(1) 利用他們的專業知識和影響力，保護和促進個人的健康和福祉。

(2) 了解和應用初級照護和公共衛生原則，包括健康教育、

健康促進、疾病預防控制和健康篩檢，並採用最佳實證
資料，做成執行決策。

⑶ 努力參與促進社區健康，並履行在疾病預防的義務，包
括疫苗接種、健康篩檢以及通報應報告的疾病。

結語

　　澳洲的護士行為規範修訂：經過嚴謹的設計，內容包羅萬象，可說面
面俱到，頗值得各國參考。

捌　日本的護理倫理綱領
（Guideline of Ethics for Nurses in Japan）

　　日本護理協會於 2003 年制定日本護理倫理規範，並在 2021 年再次
修訂，茲將其內容摘譯於下（日本護理協會，2021）：

　　1. 護理人員應尊重人的生命，以及尊重做為一個人的尊嚴與權利

　　護理人員應不論照護對象的國籍、種族、宗教、信仰、年齡、性
別、性取向、性別認同、社會地位、經濟狀態、生活型態、健康問題的性
質等的不同，都應享有可以達到最高健康水準的權利。

　　護理專業是一個支援每個人的健康和生活的專業，應保持高度的倫理
觀，尊重人的生命、尊嚴和權利，並努力為實現個人獨有的健康生活做出
貢獻。

　　2. 護理人員應對照護對象，提供平等的照護

　　隨著社會的變遷，人們對健康和生活方式的意識也有所改變。護理人
員應根據個人不同需求的多樣化、複雜化，提供符合個人所需的護理。護
理人員應對不同照護對象的健康問題和周圍環境保持高度敏感度，努力為
人們的健康和福祉做出貢獻。

　　此外，護理人員也應尊重個人的習慣、態度、文化背景、思想，以良

好的態度，不僅僅是提供同等的護理，而是護理上的平等。

　　3. 護理人員應與照護對象建立信賴關係，並基於這種信賴關係提供
　　　護理照護

　　護理人員不僅需要具備高度的知識和技能，也應與照護對象建立信賴
關係，為維護人們的健康，護理人員應與相關醫療人員協調，對所要執行
的醫療照護詳加說明，並告知可能的結果，在取得照護對象理解同意後才
採取行動，努力發展護病間的信賴關係，但應避免超越專業責任的個人關
係。

　　在提供照護對象的醫療保健和增進其個人福祉過程中，應激發其個人
潛力，並促使其潛力發揮到極限。

　　4. 護理人員應尊重個人的意向和價值觀和自我選擇的權利

　　每個人都有知的權利和自我決定的權利，護理人員應給予尊重，並努
力了解病人對醫療保健、福祉及生活方式的價值觀和意向後，提供充分的
相關資訊，並在決策過程中，共同分享資訊，在最佳選擇達成共識的過程
中給予支持，並採取共同行動。

　　5. 護理人員應保守照護對象的秘密，當與其他醫護人員分享醫療資
　　　訊時，應做適當判斷

　　護理人員在接觸照護對象時，有很多機會獲取其醫療相關資訊，若無
正當理由，不得將業務上得知之秘密對外洩漏。不過，有時為了提高照護
對象的健康水準或為了治療上的考量，有必要與跨專業團隊共同討論，在
此種情況下，請避免呈現姓名、出生年月日、照片、聲音或遺傳資訊。必
要時，應向照護對象說明，並取得其同意。

　　此外，隨著資通訊技術的發達，以及社群媒體普遍化，護理人員應認
識資訊外洩的風險，應區別業務上和私人使用的利弊，確認資訊使用的正
當性，盡可能保護照護對象的隱私權。

　　6. 當護理人員發現照護對象被危害或處於危險情境時，應予保護，
　　　並確保其安全

　　護理人員在發現照護對象的生命和人權受到威脅時，應採取行動加以
保護。

　　此外，當我們提供醫療保健行動時，有時候，照護對象的關係人可能會做出不恰當的判斷和行動或護理人員的執業行為，不符合倫理，有損害照護對象的可能時，護理人員應特別留意，致力維護照護對象的生命和人權。

　　7. 護理人員應準確掌控自己的責任與能力，對所提供的照護負起責任

　　護理人員應認識自己的責任和能力，按照自己的職責和能力執行護理照護。當接受和授予責任時，應以個人的能力和專業資格為依據。

　　當感到自己的專業知識和能力無法勝任時，應請求他人協助或報告單位主管變更業務指派。

　　8. 護理人員應將繼續學習視為個人責任，以維持應有的能力，並致力於潛能開發

　　隨著科學和醫療的進步和社會價值觀的改變，以及健康的多樣化需求，為滿足高學歷和高專業能力需求，護理人員即使已領有執照，也有能力提供一般性護理，但為提供高品質的護理，護理人員有責任接受繼續教育，努力提高照護能力。

　　為了確保提供高品質的護理，不僅要提高自己的能力，還要保持和發展自己的能力，更要努力負起培育後進的責任。

　　9. 護理人員應與其他醫療照護團隊通力合作，為實現醫療保健和福祉目標而努力

　　護理人員應與醫療團隊成員共同努力，為照護對象提供最好的服務，在護理人員與醫療團隊之間的深入合作基礎下，可將醫療照護能力發揮到極限，進而提供照護對象更好的醫療照護和福祉。

　　此外，為實現健康促進目標，照護對象的參與，形成伙伴關係也是必要的。

　　10. 為提供高品質的護理，護理人員應為自己的職務設定行為標準，並按照制訂的標準付諸實現

　　護理人員應設定與自己職務相關的行為標準，並在此標準下，依社會的變遷和照護對象的需求進行調整。

11. 護理人員應經由研究，致力於專業知識、技術的開發，以促進護理專業的發展

護理人員除了執行護理照護工作外，應盡最大的努力經由研究開發專業知識和技術，為提供優質護理做出貢獻。

12. 護理人員為執行高品質護理，應努力維持並增進自己的身心健康

當護理人員身心健康，並充滿幸福感時，也會給照護對象帶來健康和幸福感，所以保持護理人員工作和生活的平衡至關重要。

此外，在護理職場應避免曝露於暴力、感染等危險環境中，應儘量建構安全的執業環境，保護護理人員的安全。

13. 護理人員為取得社會大眾的高度信賴，應維持個人高品德水準

護理人員應以身負社會責任感和使命感為榮，維持高品德水準。

為獲取社會大眾的信賴，除了應具備專業知識和技能之外，也應誠實、有禮貌、品性良好、保持整潔、謙虛待人，上述條件缺一不可。此外，也要培養充分的社會常識，不會做出有損害護理專業的不正當行為。

14. 為了在各種問題上保護人們的生命和健康，護理人員應秉持社會正義理念與社會分擔責任

護理人員從尊重生命和尊嚴與人權的立場出發，對與生命和健康相關的貧窮、氣候變遷、虐待、販賣人口、紛爭、暴力以及歧視等問題，能以全球視野和運用社會正義理念與社會共同承擔責任，提高人們對正在發生這些問題的認識，並配合採取適當的措施，防止這些問題的惡化。

此外，也要重視環境的維護、食品安全、噪音控制、清淨的空氣和飲水等，以維護和改善人們的健康。

15. 護理人員應參與專業團體提高護理品質的活動，以貢獻於社會

護理人員應以提高護理專業素質為使命，建立完善的制度，並使制度符合社會變化和人民需要，以及積極開創新的社會資源，為創造更美好的社會做出貢獻。

16. 護理人員為維護受災難影響者的生命，應竭盡全力，與各種災難救護者一起工作，保護受難者的生命和健康

護理人員平時應能參與有關災害防制與救護政策的制定，並教育護理

人員認識災難發生最初應採取的行動，以及在災難發生時，如何降低傷害的風險，並確保自身的安全。

　　此外，應與各類災害支援者共同合作，努力發揮各項專業功能。

 結語

　　日本的護理倫理規範內容簡潔扼要，頗值得未來我國在修訂護理倫理規範的參考。

玖　台灣護理倫理規範

　　我國護理倫理規範於 1994 年首次訂定，於 2005 年再次修訂，名稱為「中華民國護理倫理規範」。由於社會變遷、醫學科技不斷發展，過去引用來制定我國護理倫理規範的觀點也有某些改變，加上世界先進國家和國際護理協會，也陸續在最近 5 年內重新修訂其護理倫理規範，值得做為借鏡，因此，衛生福利部護理及健康照護司，特別提供經費補助，由筆者組成修訂計畫團隊，進行修訂我國護理倫理規範，以符合目前社會及醫療照護環境之行為指引要求。

　　由於「中華民國護理師護士公會全國聯合會」之英文名稱已修訂為 "Taiwan Union of Nurses Association"，簡稱 TUNA，並經會員代表大會通過。為與國際接軌，新修訂版特將名稱訂為「台灣護理倫理規範」，並譯成英文，放置於護理全聯會和台灣護理學會網站（衛生福利部，2023；盧、廖、林、楊，2023）。

　　茲將修訂名稱、前言、概念架構和倫理規範條文呈現於下：

 前言

　　護理人員以照護個人、家庭、社區及族群（以下簡稱照護對象）健康

為使命，並致力將促進健康、預防疾病、重建健康和減輕痛苦視為基本責任。落實專業自主、實證為基礎之專業素養和倫理思維的護理照護，以維護執業的健康標準和行為水準；提升以實證為基礎的專業知識與技能，關注社會公共議題，善盡社會責任，實踐自律、自主、專精及獨特風格，維護護理專業尊嚴與專業形象，爰訂定護理倫理規範，期盼全國護理人員共同遵行。

概念架構

本倫理規範的概念架構（圖15-3）包括：護理的核心價值、倫理原則、倫理規則、護病關係、醫療團隊合作倫理、職場安全以及關注社會公共議題、善盡社會責任，並且分別對「護理人員與照護對象」、「護理人員與執業」、「護理人員與專業」及「護理人員與社會」明訂相關規範條

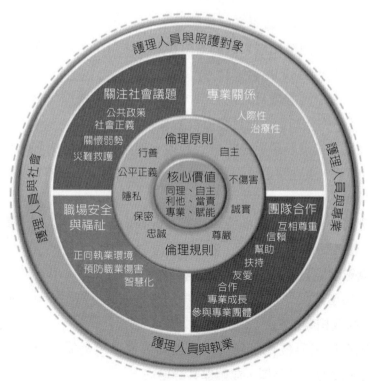

圖 15-3　倫理規範的概念架構

文，以做為護理人員執業的倫理指引，使護理照護符合專業標準及社會大眾期待。

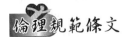 **倫理規範條文**

(一)護理人員與照護對象

1. 應為照護對象的身心靈健康、福祉和生活品質，提供以人為中心、符合安全及以實證為基礎的護理照護。

2. 應具文化敏感度，以尊重和接納的方式，對待照護對象並與其建立開放、真誠和具同理心之專業關係。

3. 應尊重照護對象的個別性，在提供照護過程中應確實維護其尊嚴，並確保所提供的護理照護符合需求，對其有益並具時效性。

4. 應運用專業知識和專業團體的影響力，協助改善照護對象有關健康資源不平等的問題，促進其健康與福祉。

5. 應傾聽並回應照護對象的需求和關切之事項，以確保其身心靈和社會需求，獲得適切的照護。

6. 應與醫療團隊成員共同討論，提供照護對象醫療相關資訊，以幫助並尊重其在完全知情下進行醫療自主決策。

7. 應盡力維護照護對象的最大利益，確保其所接受的資訊是正確、完整和可理解，並在符合法規及考量社會大眾之權益下，尊重其接受或拒絕治療的權利。

8. 應支持具實證健康照護依據的多元輔助療法，尊重照護對象自主選擇，以使其受益。

9. 應維護照護對象的隱私，並善盡保密義務。

10. 應倡議病人安全文化，當醫療照護發生跡近錯誤或異常時，應立即通報並採取相關措施。

11. 應在使用科技化設備輔助照護的情況下，仍能秉持個別化的照護，尊重照護對象之選擇，並確保其舒適性。

12. 當照護對象同意參與研究或臨床試驗時，應維護其安全、隱私和權益。

13. 應提供照護對象健康與照護諮詢，協助其提升自我照護能力，共同解決健康照護問題。

14. 應致力於整合運用醫療與社會資源，進行跨領域團隊溝通協調與合作，提供照護對象整體性、持續性照護。

(二) 護理人員與執業

1. 應持續參與專業發展並終身學習，精進專業能力，以實踐護理執業的專業責任。

2. 應力行執業賦能，與同事和其他跨專業同仁合作，指導及支持鼓勵護理學生、新進護理師，促進專業發展。

3. 應維持個人身心靈健康，以提供照護對象優質和安全的護理照護。

4. 應維持個人的執業品質並注意執業行為合法性，以維護專業形象，並取得社會大眾的信賴。

5. 應在法令和個人能力範圍內執業，在接受和授予責任時，應運用專業判斷執行任務，必要時應參考相關實證知識、臨床指引或尋求協助。

6. 應對不具實證、不安全、無同理心、不倫理、不稱職的執業狀況提出改善建議，必要時應介入處理或報告主管，以使照護對象獲得合乎倫理的安全照護。

7. 在災難或傳染病爆發期間提供護理照護，應根據政府主管機關、雇主和專業團體提供的法規、指引，採用安全的防護措施。

8. 應支持和參與符合倫理的研究，並遵循符合實證依據、具專業認可的研究倫理指引。

9. 應推動智慧化執業環境，提升一致性照護品質，減輕護理師工作負荷，增進工作效能。

10. 應提供友善的正向執業環境，避免職業傷害以及職場霸凌。

11. 應遵守團隊合作倫理，團隊成員間應互相尊重、信賴、扶持、友

愛及合作。

12. 應就照護對象的合理需求，擔任其代言人，建立具倫理行為和有效溝通的執業文化，以維護及增進其健康和福祉。

13. 當自身或同事的健康及安全面臨威脅，甚至影響執業表現和照護品質時，應立即採取行動並報告主管。

(三) 護理人員與專業

1. 應積極發展並實踐專業核心價值觀，包括同理、自主、利他、當責、賦能和專業。

2. 應支持以實證為依歸的臨床實務，並積極參與以研究為基礎之實務發展。

3. 應積極參與專業團體，讓從事臨床實務、教育、研究和行政管理者，都能在安全及社會經濟公平的環境下執業。

4. 應透過學術研究，研擬專業標準及制訂護理和健康政策，以提升專業水準。

5. 應對於有關改善照護或創新的研究結果，加以推廣運用、傳播與驗證。

6. 應致力於護理學生和護理師的教學、督導和照護評核，以確保護理專業傳承，並維護照護品質。

7. 應於各執業場域中確認護理專業角色定位，以發揮專業角色與功能。

8. 應致力促進護理專業化，維護護理專業的信譽，展現對護理倫理規範的承諾，成為他人學習的典範。

9. 應加入護理專業團體，並積極參與推動促進護理發展之活動。

10. 不應以執業身分替營利商品代言促銷。

(四) 護理人員與社會

1. 應秉持社會正義理念，承擔護理人的社會責任，保護民眾的生命和健康，關注影響永續發展之議題。

2. 應以全球視野和社會正義理念，發揮專業社會責任，促進民眾認識全球健康照護問題，並採取適當預防措施，防止問題惡化。

3. 應適時承擔、發起和支持符合大眾健康和社會需求的行動，確保健康照護的可近性、普及性、可接受性和整體性。

4. 應對資源分配、醫療照護的可近性和其他社會經濟服務的公平與社會正義提出倡議。

5. 應推動醫療照護安全文化，能識別並分析對醫療照護和環境場域，以及對民眾安全和健康的潛在風險，且提出防範建言。

6. 應根據各種特殊情況，例如：天然災害、大規模傷亡事件、疾病大流行及緊急狀況等，與跨領域團隊成員定期演練，以提升有效的緊急救護處置能力，並確保自身安全。

7. 應與其他醫療人員和社會大眾共同維護健康人權。

8. 應展現護理專業優勢，促進國際醫護外交，減少國際間因醫療照護資源落差而產生的健康不平等狀況。

9. 應認識社會中易受傷害和弱勢族群，了解其醫療照護不平等狀況，提出倡議及採取行動，以降低醫療照護障礙，提升照護公平性。

10. 護理專業團體應關切影響健康之社會、經濟、環境及政治等因素，透過集體發聲或政治行動立法，改善大眾健康、安全和福祉，以增加社會認同。

其他相關倫理規範
Relating to codes of ethics

　　國內外很多專業團體近年來也紛紛制定其專業倫理規範，特選擇下列幾項供讀者參考。

 ## 壹　中華民國呼吸治療師專業倫理原則

　　中華民國呼吸照護學會於 1999 年公布的倫理原則如下：

　　1. 呼吸治療師應以醫學上可接受之方式從事醫療活動，且不得從事任何逾越其個人能力及醫師所給予之權限以外的醫療活動。

　　2. 行為表現應專業、誠實及客觀，使同業及其他專業人員信賴。

　　3. 呼吸治療師應時常增進其專業知識及技術，並確定能正確無誤的表現。

　　4. 對於專業範疇內所指定的職責，呼吸治療師必須全力以赴執行個人能力所勝任的技術、操作步驟及功能，並注重效率；對於能力不足、從事非法或不道德行為的同業人員應勇於揭露。

　　5. 竭盡所能地為病患服務。執行這些服務時能尊重服務對象之人權與尊嚴，提供照護時無任何差別待遇，不應以病患在社會及經濟上的地位或其健康問題而有所差別。

　　6. 尊重並保護所服務病患之個人及法律所規範之人權，包括事先告知、同意書的簽訂及拒絕治療的權利。

7. 尊重病患的隱私權，絕不洩漏任何病患及家屬之個人資料，除非這是執行工作時必須的，或法律要求的。

8. 呼吸治療師不得擅自洩漏病患的資料，並應時常請教病患的主治醫師，以對病患的病情有進一步的了解。

9. 呼吸治療師不得因病患之特別請求而收受病患所給予之酬金，且應避免涉及利益輸送的行為。

10. 執行業務時，避免不當的、不必要的使用及浪費各項資源。

11. 呼吸治療師應積極與其他的健康照護專業人員合作，參與各項社區及國家服務，為達到促進大眾健康及疾病的預防而努力。

12. 呼吸治療師應該維護專業的尊嚴與榮譽，積極了解現行與呼吸照護相關之法令，遵循醫療法規所規範執行專業行為時應遵守之規定。

13. 進行研究時遵循合理又合於科學的步驟及倫理規範。

14. 經由改進方法和技術的有效性、實用性及增進成本效益，以促進整體醫療照護及呼吸照護專業的效率與進步。

中華民國社會工作師工作倫理守則

社會工作師法於 2003 年 6 月 5 日修正公布，其中第十八條「社會工作師之行為必須遵守社會工作倫理守則之規定」，其工作倫理守則內容如下：

1. 秉持愛心、耐心及專業知能為案主服務。

2. 不分性別、年齡、宗教、種族等，本著平等精神，服務案主。

3. 應尊重案主的隱私權，對在專業關係中獲得的資料，克盡保密責任。

4. 應尊重並培養案主自我決定的能力，以維護案主權利。

5. 應以案主之最佳利益為優先考量。

6. 絕不與案主產生非專業的關係，不圖謀私人利益或以私事請託。

7. 應以尊重、禮貌、誠懇的態度對待同仁。

8. 應信任同仁的合作，維護同仁的權益說明。

9. 應在必要時協助同仁服務其案主。

10. 應以誠懇態度與其他專業人員溝通協調，共同致力於服務工作。

11. 應信守服務機構的規則，履行機構賦予的權責。

12. 應公私分明，不以私人言行代表機構。

13. 應致力於機構政策、服務程序及服務效能的改善

14. 應嚴格約束自己及同仁之行為，以維護專業形象。

15. 應持續充實專業知能，以提升服務品質。

16. 應積極發揮專業功能，致力提升社會工作專業地位。

17. 應將專業的服務擴大普及於社會大眾，造福社會。

18. 應以負責態度，維護社會正義，改善社會環境，增進整體社會福利。

美國醫療行政學會的行政主管倫理守則

美國醫療行政學會（American college of health care executives, 2003）所制定的行政主管倫理守則內容如下。

一、對醫療管理及專業的責任

1. 堅守醫療管理專業的價值觀、倫理及使命。

2. 以誠實、廉潔、虔敬、公平的原則及良好的信仰態度去從事個人的行為及職業活動。

3. 遵守本地與醫療經營管理有關的法律。

4. 不斷地自我評估及接受專業教育，以維持個人在醫療管理上的能力及熟練度。

5. 不得濫用職業上的關係取得個人的好處。

6. 對其職業有更深入的關切，絕不可作為自私的用途。

7. 尊重職業信用。

8. 透過正面且公開的訊息發布方案，來加強醫療管理專業的形象與地位。

9. 不得參加任何有損醫療管理專業之可信度及形象的活動。

10. 在運用所有個人及職業上的關係去制定經營決策時，務必根據醫院及服務對象的最大利益，並充分讓受到影響的人了解。

11. 將任何可能或實際上有利益衝突的直接或間接的財務或個人利益，公開給適當的上級主管了解。

12. 不得接受任何有預期影響管理決策之暗示的禮物或好處。

13. 在醫院內外的董事會或委員會的任命或選舉中，若涉及可能或實質的利益衝突時，必須告知適當的上級主管或相關部門。

二、對病患及其他服務對象的責任

1. 確保其照顧或服務品質有一定的評量程序。

2. 不得有歧視的措施。

3. 確保有一定的程序讓病患或所服務的對象，明瞭在接受相關的醫療服務時，他們所具備的權利、機會、責任和風險。

4. 提供一定程序，確保病患及服務對象的自主權及決定權。

5. 確保有一定的步驟保障病患及服務對象的祕密及隱私。

三、對醫院的責任

1. 以現有可用的資源提供適切的醫療服務，在制定資源分配程序時，必須考慮各種倫理立場。

2. 兼顧競爭性及合作性的活動，以增進社區的醫療服務。

3. 帶領醫院運用現代的管理技巧及卓越的企業經營方法，並不斷提升管理水準。

4. 在符合醫院宗旨及理念的前提下，尊重病患及服務對象的習慣及做法。

5. 在職業及醫院的所有傳播工作上都要誠實，不得發布任何錯誤、誤導或欺騙的訊息。

肆 中華民國醫務管理倫理規範

盧、許（2004）進行我國醫務管理倫理規範的研擬，規範從事醫務管理工作者應遵守醫務管理專業的價值和使命，以下列醫務管理倫理規範作為執業的行為標準。

一、醫管人員與病患

1. 以病患的最大福祉為依歸。
2. 尊重病患的生命、人性尊嚴、價值觀、宗教信仰及風俗習慣。
3. 建立尊重病患的醫療環境。
4. 建立病患安全的醫療環境。
5. 建構沒有歧視的醫療程序。
6. 確保有一定的程序讓病患明瞭他們的權利、機會、責任和風險。

二、醫管人員與醫療機構

1. 在不違背公共利益的前提下，對機構忠誠，善盡管理責任。
2. 為機構尋求各類可用的資源，提供適切的醫療服務。
3. 主動尋求公平、公正的經營手法。
4. 促使機構所提供的服務更便利、適切及完整。
5. 不應為追求不適當之利潤或成本控制而影響品質。

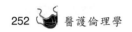

三 醫管人員與同仁

1. 提供院內員工人性化的執業環境。
2. 與同仁建立良好的人際關係,並相互尊重,促進機構內的團結合作。
3. 建立有利員工成長的工作環境。
4. 建立平等之專業價值,尊重專業自主權。

四 醫管人員與社會

1. 促進醫療機構和社會之間的互惠關係,塑造回饋社會的文化。
2. 關心社會大眾,積極推動預防疾病及促進健康的醫療保健活動。
3. 對於各項醫療衛生政策,應表示關切並積極參與建言。
4. 妥善應用各種社會資源,使社會資源功能極大化。
5. 不濫用社會媒體資源作誇大不實之廣告,誤導民眾對醫療的認知。

五 醫管人員的專業信守

1. 以誠實、廉潔、虔敬的態度,從事專業活動。
2. 發展自主、自律、專精及專業風格。
3. 遵守醫院經營管理有關的法律規定。
4. 不參加任何有損醫務管理專業可信度及形象的活動。
5. 不濫用職業上的關係取得個人的好處。

伍 結語

　　專業倫理規範是每一個專業人員執業的行為準則,如果每一個專業都能訂定其專業的倫理規範,而每一個專業人員在從事其專業工作時,都能遵守其專業倫理規範,將可使其服務對象獲得最高品質的服務,而且也可

使每一個接受服務的人其權益受到保障。

問題討論

一、各醫事專業團體大多均已發展其專業團體成員應遵守的倫理規範，請比較醫學和護理在倫理規範內容異同之處。

二、我國護理倫理規範係在 2006 年修訂並公布實施，至今已經超過 10 年，請參考國際與世界各國護理倫理規範內容，提出修正意見。

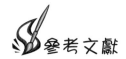
參考文獻

一、中文文獻

中華民國醫師公會全國聯合會（2002）。*醫師倫理規範*。臺北市：中華民國醫師公會全國聯合會。

中華民國呼吸照護學會（1999）。*呼吸治療師專業倫理原則*。臺北市：中華民國呼吸照護學會。取自 http://211.72.179.107/RCA/RCA_new/pronews_show_a.asp?id=5。

日本護理協會（2021）。*看護者的倫理綱領*。取自 http://www.nurse.or.jp/senmon/rinri.html。

內政部自願服務資訊網（2003）。*社會工作倫理守則*。取自 http://Volnet.moi.gov.tw/sowf/08/02_3009.htm。

余依婷（1997）。*全民健保之醫學倫理觀*。未發表的碩士論文。臺北市：臺北醫學大學。

姜玉珍（1991）。何謂「醫德」？古人是怎樣躬行實踐的？*俱舍論卷*十二。取自 http://www.cbetu.org。

馬鳳歧（1987）。*南丁格爾的精神與志業*。臺北市：華杏。

賴佑哲、簡怡光（2000）。醫療倫理的意義與發展。*醫院雜誌*，33(5)，23-30。

盧美秀（1995）。*護理倫理學*。臺北市：匯華。

盧美秀、魏玲玲、林秋芬（1994）。我國護理倫理規範之研擬。*護理雜誌*，41(1)，40-51。

盧美秀、許怡欣（2004）。*我國醫務管理規範之研擬*。國家科學研究委員會研究計畫。

盧美秀、林秋分、蔣欣欣、楊哲銘、鐘春枝、林子倫、尹祚芊（2005）以公民會議修訂我國護理倫理規範成果報告，臺北市：行政院衛生署。

盧美秀（2022）。我國護理倫理規範，於盧美秀著護理倫理與法律（三版）。臺北市：華杏。

盧美秀、廖美南、林秋芬、楊哲銘（2023）。*我國護理倫理規範修訂*。臺北市：衛生福利部護理及健康照護司。

二、英文文獻

American Nurses Association (2015). *ANA's code of ethics for nurses*. With interpretine statament Washington, D.C.: American Nurses Publishing.

American college of health care executives (2003). *ACHE Code of Ethics*. From http://www.ache.org/abt_ache/code.cfm

American Medical Association (2001). *AMA principles of medical ethics*. Chicago: American Medical Association.

Australian Nursing Council (2015). *Code of conduct for nurses in Australian*. From http://www.ana.org.qu/pdf/Nurse-CoE-NL-pdf

Canadian Nurses Association (2017). *CAN's code of ethics for registered nurses*. Ottawa: Canadian Nurses Association.

International Council of Nurse (2021). *The ICN code of ethics for nurses*. Geneva: International Council of Nurse.

Kristensen, P. G. (2003). *Ethical guidelines for professional conduct in Norway*. From http://www.sykepleierforbumdet.no

Thompson, I. E., Melia, K. M. & Boyd, K. M. (1994). *Nursing ethics*. New York: Churchill Livingstone.

United Kingdom Nursing and Midwifery Council (2018). *Code of professional standards of practice and behavior for the nurse and midwife*. London: Nursing and midwifery council.

World Medical Association (1983). *The international codes of medical ethics*. Geneva: World Medical Association.

World Medical Association (2017.11.07). *The revised declaration of views*. Geneva: The modern-day physician's pledge. From https://mp.weixin.qq.com.

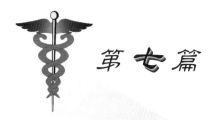

第七篇

倫理決策

（Ethical decision－making）

第 17 章

價值觀與道德判斷
Values and moral judgement

　　一個人的價值觀和道德發展成熟度，都會影響其道德判斷及對倫理決策的執行力。

 壹　價值觀（values）

 一、定義

　　價值觀是指一個人持久的信念，這種信念是由一組相對或相反的行為模式，或存在之目的狀態之比較中，較為個人所喜好之明確的行為模式或存在的目的狀態（林，1992），也是對個人生命中有特殊意義的部分（例如對某項物品或某份感情）的執著，以及對生命的態度。很多研究均指出一個人的價值觀會受個人、家庭和社會所影響，而且一個人的價值觀會影響其個人的思想、行為和態度，也會影響其選擇和決定（李，1982；李，1987；吳，1983；康，1980；楊，1985；Garvin & Boyle, 1985；Reatikainen, 1989）。

二 價值觀與倫理決策

一個人的個人價值觀、社會價值觀、文化價值觀和專業價值觀,都可能會影響決策的方向,茲簡述於下(盧,1995;2022;Frankena, 1983;Rokeach, 1969; Catalano, 1997):

(一)個人價值觀

價值觀代表一個人的信念和看法,可指引其行為方向。個人價值觀來自個人的生活經驗,個人對於他自認為重要的基本價值反應最強,因此,個人的價值觀往往可以左右他對事情的判斷與決定。例如:如果醫護人員對於尊重生命的信念是「拯救、維續生命」,則其在面對臨床個案的生命議題時,都會由「拯救及維續生命」去作詮釋與採取行動。而如果醫護人員對於尊重生命的信念是「謹守生命的神聖性和尊重病人的自主性及其對生命的抉擇」,則其也就會站在此基礎上去詮釋一切並訴諸行動。

雖然價值觀會影響個人的決策,但人們往往不清楚自己內心的價值觀。通常個人價值觀可分為:

1. 非道德性價值觀(nonmoral values)

它不具有道德的本質,係與一個人的喜好或興趣有關。

2. 道德性價值觀(moral values)

它代表人們的行為或性格特質。

醫護人員應能體會每個人都可能會有不同的價值觀,在提供醫療照護活動時,應了解病人及其他醫護同仁的價值信念,並加以尊重,這是作倫理決策的基本要件。

(二)社會價值觀

社會變遷會影響對社會價值觀的認定,尤其是對生命尊嚴的價值認定以及對人工生殖、基因改造、墮胎的社會態度改變,也會影響護理人員對安樂死、複製人、代理孕母、墮胎以及基因治療等層面的關注程度。

(三)文化價值觀

一個人的文化背景，常會影響其對健康、疾病的信念，也會影響其追求健康行為的方式。

文化價值觀常受宗教信仰所影響，不同的宗教信仰可能會有不同的文化價值觀。

醫護人員的文化價值觀也會影響倫理判斷和倫理決策。例如信仰天主教者，當其面對是否支持婦女墮胎的倫理決策時，可能會以其宗教信仰加以反對。

(四)專業價值觀

1. 醫護人員的專業價值觀是醫護界所共同認為應該具有的特質，它來自醫護倫理規範和各項對醫療照護執業的規定。

2. 傳統的醫護專業價值觀包括：

(1) 道德價值：是指能提供個人操守、品德和修養的行為特徵，表現在見義勇為、當仁不讓與諸如誠實、廉潔、具愛心、可信賴等道德美德的行為。

(2) 非道德價值：係指可能提供的物質利益和經濟價值，例如有組織、有效率。

3. 道德價值高於其他價值，因其具有下列特徵（牛，1991）：

(1) 自主性：在任何威脅、利誘、強制、脅迫下發生的行為，都不是自主行為，也都不具道德價值。

(2) 責任性：對自己的抉擇負起道德責任。

(3) 絕對性：道德價值的存在及實踐不受任何條件的限制，人人都有行善避惡的責任。

(4) 普遍性：道德價值超越時空的限制。

(5) 卓越性：道德價值凌駕其他價值之上，也是鑑衡其他價值的標準。

醫護人員所具有的道德價值觀本質內容也會影響其倫理決策。

4. 專業角色所包含的價值觀有時會與工作情境中的官僚體制有所衝

突，醫護人員必須同時培養對專業角色和工作體制的尊重，在作倫理決策時才不至於陷入困境（Ketefian, 1985）。

貳 道德發展與道德判斷 （moral development & judgement）

倫理和道德之間有密切的關聯性，目前所使用的「倫理判斷或倫理原則」與過去所使用的「道德判斷或道德原則」是相通的。因此，探討倫理道德觀念的發展，是有其必要性的。

許多專家學者已發展出各種道德發展理論和道德判斷模式，其中最有名的是集道德發展之大成之柯爾保（Kohlberg, 1984），柯爾保的最大貢獻是他以實證研究，發現人類道德的發展順序，他認為人從小到大，對道德議題的思考，可以分成三個時期六個階段，茲說明如下：

第 I 期 成規前期（preconventional level）

根據行為後果或苦樂感覺作道德判斷，凡事必先考慮道德的後果是否能滿足自己的需求，帶有自我中心傾向，非常服從權威。

階段一 避罰與服從導向（the punishment and obedience orientation）
根據行為結果而非動機來判斷行為的善惡，認為凡是不受處罰的就是「好行為」。服從權威，認為有權威的人所作的事都是「對的」。

階段二 工具相對導向（the instrument relativist orientation）
以利益交換的心態來衡量人際關係，也是一種功利取向，認為凡能滿足個人需要，獲得快樂的便是「好的行為」。此階段已略具公平意識，但仍不具抽象的忠貞、感激和正義概念。

第 II 期　成規期（conventional level）

認爲不損害家庭、社會及國家期望的行爲便是「好的行爲」，當面對道德兩難情境時，一般都遵從習俗或社會規範從事道德判斷。在家符合父母的期望，在學校遵守校規，參加團體活動時，會遵守團體的規範，並忠於所屬的團體，也分爲兩個階段。

階段三　人際認可導向（the interpersonal agreement orientation）
　　　　尋求認可是一種社會從眾的心態，認爲社會大眾認可的就是「對的」，認爲能取悅別人或受稱讚的行爲就是「好的行爲」，會順從傳統習俗，附和大眾的意見。

階段四　法律與秩序導向（the law and order orientation）
　　　　是一種信守法律、權威、重視社會的心理取向，認爲「好的行爲」就是遵守法律、服從權威。個人在心理上已能認同自己的角色，在行爲上則表現出有責任心和義務感。

第 III 期　成規後期（postconventional level）

成規後期又稱爲自主性或原則期（autonomous or principled level）。此時期已能根據合理的道德原則，本諸自己的良心和個人的價值觀從事是非善惡的判斷。此期所表現的道德水準是一種超越習俗的道德表現，在思想上並非反抗社會規範，而是在符合大眾利益之基礎上，尋求更適當的社會規範，也可以分爲兩個階段：

階段五　社會法治導向（the social contract legalistic orientation）
　　　　以合於社會大眾權益所制定的法規爲基礎，作爲道德判斷的標準，尊重人權與社會契約行爲。

階段六　普遍倫理原則導向（the universal ethical principle orientation）
　　　　根據個人的人生觀與價值觀，建立對道德事件判斷時的一致性與普遍性信念，依據正義、恕道並注重個人尊嚴等倫理原則行事，不墨守道德戒律，能運用嚴謹的邏輯思考和自律，建立適切的道德原則。

　　柯爾保的道德發展是一層次井然的統合體，高階段比低階段的認知和結構更趨分化、統整，而且更具普遍性，對於道德議題的分析與解決也更趨圓滿，尤其在「序階」上更具有下列重要性，為往後的倫理判斷提供了依循的準則（單、汪，1989）。

　　1. 每一階段隱含著思考方式中「質」的差異。

　　2. 每一階段構成一個有組織的整體。

　　3. 階段形成一套不變的順序，要達到較高的階段必先達到較低的階段，因為達到較高的階段需要熟練的道德認知操作。

　　4. 階段次序井然，當思考循序漸進由前一階段發展至次一階段時，較高的階段把較低的結構重新統整。

　　柯爾保認為多數人的道德發展大多在階段三、四之間，不過也指出道德水準是可以藉由不斷地學習、訓練而獲得提升的。

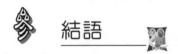

參　結語

　　一個人的價值觀和道德發展層次，可以影響其對倫理爭議問題的解讀和判斷，醫護人員在作倫理決策時應了解自己的道德發展層次和個人及專業的價值觀，以及了解病人及其家屬的價值觀，再依據倫理原則和現有的法令去作倫理決策。

第18章

倫理決策
Ethical decision-making

 壹　前言

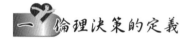 一　倫理決策的定義

　　倫理決策係指針對爭論議題作倫理判斷、並作出決定，它是一種複雜的分析判斷過程，必須具有道德思考的概念和倫理相關知識，才能作出符合現實情境和倫理需求的決定。醫護人員個人的道德發展等級、知識程度、對倫理理論和原則的了解程度，以及倫理決策模式的應用能力等，都會影響其倫理決策的品質以及所採取行動的正確性。

　　倫理決策的決定，係在兩種或更多種幾乎同樣不被期望中擇一的決定過程，也是一種在困難的選擇中，不斷地斟酌考量的過程（盧，2016；Arrant & Dimmitt, 1996; Ballou & Bryant, 1997; Savage & Bever, 1989）。護理倫理決策內容會隨著生命倫理學而變化，而生命倫理學領域亦可能從強調形式原則的哲學理論，轉變為較寬廣的倫理策略或方法，而倫理決策的第一步驟，必須先確認是否有道德責任或價值觀的衝突（周，2012）。

二　醫護人員在倫理決策上的參與

　　由於生物醫學科技的高度發展和快速的社會變遷，使得醫護人員面對

倫理議題的機會大增，當醫護人員面對倫理困境時，就必須突破困局，但多數醫護人員在倫理決策的準備度並不十分充裕（Catalano, 1997），而且對倫理決策的哲學基礎的認知也不夠（Aroskar, 1986; Smith, 1996）。從過去到現在，醫護人員在倫理決策上由於準備度和基礎認知上的不足，即使有不少人曾經作過倫理決策，但決策品質仍有待提升（Greipp, 1995）。

在醫護開始發展的早期，有關醫護人員的倫理行為多由價值觀來判定「什麼是對」或「什麼是錯」，醫護人員被期望要敬業、具警覺性等，一旦行為上有所偏差，通常就要結束其執業生涯。目前由於專業自主不斷提升，醫護人員的倫理行為已側重在角色的義務規範，對照護行為的「對」或「錯」，取決於醫護人員是否能以病人和家屬的最大利益為考量（Fowler, 1992），因此在倫理決策上，也必須能以病人和家屬的最大利益為導向。

 ## 臨床上常見的倫理衝突事件

隨著社會的變遷和科技的進步，過去認為絕不可能發生的事，已變成屢見不鮮，而且人們的價值觀也不斷在改變，當社會和人們價值觀變動太快，但一些行為規範又跟不上腳步作調整時，即可能發生倫理衝突事件，甚至陷入倫理困境中。茲將臨床上常見的倫理衝突事件列舉於表 18-1（Han & Ahn, 2000; Simonds, 2003; Vincent, 1998; Wight & Richards, 2003）。

表 18-1 常見的臨床衝突事件

倫理成分	倫理衝突事件
倫理原則 1. 自主原則 2. 行善原則 3. 不傷害原則 4. 公平原則	1. 可以為尊重病人自主權而提早結束病人生命嗎？（安樂死）
	2. 可以為尊重病人決定，而任由病人拒絕治療嗎？
	3. 對預後不佳不願繼續治療病人，可違背其意願，採取積極治療嗎？
	4. 對預後不佳極想繼續治療病人，可以放棄對其治療嗎？

（表 18-1 續）

倫理規則	5. 可以不經病人或家屬同意即實施試驗性醫療或人體實驗嗎？
	6. 可以實施不合倫理的人體實驗嗎？
	7. 可以不經病人同意即摘取其身體器官嗎？（屍體器官捐贈）
	8. 應該強迫子女捐贈器官給其父母嗎？
	9. 應該鼓勵父母捐贈器官救治其子女嗎？
	10. 可以為促進病人恢復而強行安排復健治療嗎？（病人已表示拒絕，仍強行執行）
	11. 醫護人員應對檢查或治療過程造成病人身心傷害負責嗎？
	12. 可以為對某一病人行善，而造成對另一病人的傷害嗎？
	13. 屍體器官移植之分配未依照分配準則分配合理嗎？
	14. 醫療資源未整體分配，過度推展昂貴之高科技醫療，只有少數人受益合理嗎？
倫理規則 1. 誠實、告知實情 2. 尊重隱私 3. 保密 4. 忠誠	1. 是否應不告知病人病情真相？
	2. 不告知病人只告知病人家屬有關病人之病情可以嗎？
	3. 是否可以為避免病人遭受衝擊而故意隱瞞病情？
	4. 可以將病人個人隱私公開嗎？
	5. 可以不經病人同意即公開其個人資料嗎？
	6. 醫院可以因其他理由而揭露病人的基因檢測資料嗎？
	7. 對加護病房病人的所有醫療處置是否應完全誠實告知？
病人權利 1. 知的權利 2. 生育權 3. 生命權 4. 接受治療的權利	1. 可以不提供相關醫療資訊，即要求病人自我作決定嗎？
	2. 可以對精神病人去勢嗎？
	3. 可以強迫精神病人絕育嗎？
	4. 可以採用代孕方式，為不孕婦女作人工生殖嗎？
	5. 可以為一般懷孕婦女墮胎嗎？
	6. 對思覺失調症懷孕婦女是否應強迫墮胎？
	7. 醫護人員是否可因個人宗教信仰拒絕為病人墮胎？
	8. 醫護人員是否可以拒絕照護 AIDS 或 SARS 病人？
	9. 醫師是否可為挑戰人類生命極限而實施基因細胞治療？
	10. 醫師是否可為創造人類生命而複製人？
	11. 為避免墮胎地下化，未成年少女可以不經父母同意而墮胎嗎？

參 倫理決策模式
（ethical decision-making model）

倫理決策模式是指用於解決倫理問題的模式，與倫理有關的決策模式非常多，不同的專家學者提出的模式略有不同（牛，1991；Aroskar, 1986；Arrant & Dimmitt, 1996；Brody, 1981；Catalano, 1997；Curtin, 1978；DeWolf, 1989；Fowler, 1992；Greipp, 1992；Hill, Glaser & Harden, 1995；Hynes, 1980；Iris, 1995；Savage & Bever, 1989；Thompson & Thompson, 1985；Walleck, 1991；Waston, 1987；Watson, 1993），茲特別列舉下列三種供大家參考採行。

一、Thompson 和 Thompson 之倫理決策決定模式

Thompson 和 Thompson（1985）的倫理決策決定模式（見圖 18-1），係來自以規範為基礎的倫理、道德推理、決策理論和批判性探索。強調任何與生命相關的倫理決策，都需要同時運用理智的頭腦權衡、辯論、選擇和評價的過程，是一種對道德或倫理相關議題的批判性檢視。

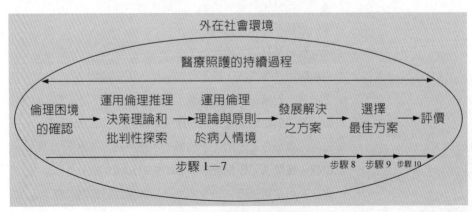

圖 18-1 倫理決策模式

資料來源：Thompson, J. & Thompson, B.(1985). *Bioethical decision-making for nurses*. East Norwalk, CT: Appleton-Century-Crofts.

批判性探索（critical inquiry）是藉由詢問適當的問題來引導並衡量所應作的選擇。

決策理論（decision theory）係運用決策樹和規則系統來導出複雜問題的量化答案。

本模式的決策步驟如下，在每一步驟中並以下面實例（見表 18-2）帶入討論（Snyder & Mirr, 1999）。

步驟 ㈠ 情境檢視（review of the situation）

1. 重要事件：包括「重要的健康問題」、「需要作什麼樣的決定」？「所要作的決定在倫理上和科學上的主要論點是什麼」？

2. 列出病人生活中和醫療照護過程中相關人物：包括家庭成員、醫療照護提供者、親戚、朋友以及其他可能有關的人，包括李太太如接受第三次移植可能受影響的病人，以及長期占用加護病房床位可能影響其他病人進住的情形（表 18-2）。

表 18-2　臨床案例 1

> 李太太 40 歲，因腎衰竭，在經過兩次的腎臟移植手術失敗後，被送進外科加護病房，呈現昏迷狀態。丈夫在一家大貿易公司擔任總經理，育有一子一女，分別為 14 歲與 12 歲。
>
> 李太太的病重情況已持續 6 星期，她罹患糖尿病已有 10 年之久，並已出現許多合併症，右腿已在兩年前因壞疽施行膝下截肢，目前正使用呼吸器維持呼吸並定期施行血液透析，不過每次洗腎，血壓常有極大變動，有時降到很低，必須立即停止血液透析，才不致陷入休克狀態，醫師認為李太太需要進行第三次腎移植，才能緩解病重狀況，她目前正遭受嚴重疼痛折磨，但不敢投予太大量止痛劑，怕止痛劑會影響李太太離斷呼吸器的成功率。她雖然處於昏迷狀態，但每當搬動其身體時，由其臉上明顯的表情變化，可以發現她仍可以感受到疼痛。
>
> 李太太的主治醫師和全責護理師預期其病重狀況可能持續進行，除非能獲得第三次腎移植，但讓李太太接受進一步移植治療是否會造成醫療資源的不當運用？是否會影響排隊等候腎移植病人公平使用稀少醫療資源（腎臟）的機會？
>
> 李太太在昏迷之前，並未填寫「選擇安寧緩和醫療意願書」，也未指定醫療委任代理人，她的丈夫和子女都知道她的情況非常嚴重，但都期待奇蹟出現，能治癒回家。

步驟㈡ 進一步蒐集更多資訊（gather additional information）

1. 蒐集可能影響倫理討論的重要背景資料；包括個人背景、心理、社會、經濟、文化和法律等資料。

2. 評估病人和家屬了解整個狀況的能力，確認是否有任何溝通或文化上的障礙。

3. 本案李太太已陷入昏迷狀態，無法參與討論，丈夫能了解並參與討論，其子女了解媽媽病情嚴重，但期望能出現奇蹟。

步驟 ㈢ 確認倫理議題（identify ethical issues）

1. 確認所面對的問題是否只是溝通不良與計畫不周所導致的偶發事件或確屬倫理議題。

2. 是否涉及不同的意見？各意見背後是否各有不同的價值觀？

3. 為確認是否為倫理議題，可提出下列問題：

⑴ 為李太太施行第三次腎移植是否有實質必要？是否會像第一次和第二次一樣又失敗？

⑵ 在離斷呼吸器機率不高情況下，是否應增加止痛劑之劑量？

⑶ 讓同一名病人接受第三次腎移植，對稀少醫療資源的分配和使用是否適當？

⑷ 繼續留在加護病房，對有限的床位如此使用是否適當？

⑸ 病人的生命繼續延長，但卻被痛苦所折磨，此種生命和生活品質是否有意義？

步驟 ㈣ 確認個人價值觀和專業價值觀（identify personal and professional values）

1. 醫護人員應確認自己的專業價值觀，應自問：「我的專業倫理規範中，哪一項倫理原則或規範，可以用來解釋這些問題？」並注意不同醫療團隊成員間的專業價值觀是否彼此相容。

2. 有些醫護人員會使用一些源自於其原生家庭或其宗教信仰相關的

規則來作倫理決策,因此也需掌握其中所隱含的個人價值觀(Camunas, 1994; Wagner & Ronen, 1996)。

3. 李太太的主治醫師和全責護理師都了解第三次腎移植大概也只能延長李太太有限的生命,最後還是會死,但若不施行第三次移植則一定會死。

4. 李太太的全責護理師認爲協助李太太和其家人接受死亡,應符合「行善」和「不傷害」原則,她認爲再一次爲李太太施行腎移植是一種不當使用稀少醫療資源的行爲,也不符合「爲最大多數人謀求最大利益」的功利原則。

5. 不過李太太的主治醫師則認爲,只要李太太的臨床症狀穩定到可以承受再次手術,就應該爲她再進行一次移植手術,他認爲這是身爲醫師的義務,而且李太太是在所有等待腎移植手術名單中最嚴重的一位。

步驟 ㈤ 確認關鍵人物的價值觀(identify values of key persons)

1. 直接詢問病人家屬和重要關鍵人物的價值觀和宗教信仰,但應避免造成詢問者主觀的不適當價值判斷。

2. 讓所有關鍵人物都能參與倫理決策過程。

3. 其他醫療照護團隊同仁的價值觀和宗教信仰情形,也應有所了解以辨識他們對倫理議題的看法和主張。

4. 爲確認本案關鍵人物的價值觀應蒐集下列資料:

⑴ 病人和家屬的宗教信仰:李太太全家人在基督教堂裡都非常活躍,病人多年來均擔任主日學老師,她和家人均強烈信奉「應不計任何代價去維護生命」。雖然病人未預立指示或指定醫療代理人,不過家屬強調,他們知道病人對生命的看法一定跟他們一樣。

⑵ 醫療照護團隊成員對本案的看法:有些人認爲舒適的死亡比充滿痛苦地等待併發症出現爲佳。也有人認爲不論可能的結果如何,生命都是值得維護的。醫療照護團隊成員常在病人身邊討論上述看法,但始終作不出決定。

步驟 ㈥ 確認價值觀中的衝突 （identify conflicts in values）

1. 釐清衝突點：藉由小組共同討論，可以發現彼此間不一致之處，並經由意見交流形成共識。

2. 醫療照護團隊成員應先識別自己的衝突，必要時，應能將所發現的價值衝突予以排序，使呈現清楚的界面。

3. 本案在確認價值觀的衝突過程中，有下列發現：

⑴ 李太太家人希望繼續所有的治療，但並未考量到李太太所承受的痛苦。

⑵ 全責護理師感覺自己在渴望促進家人的建議和她自己基本價值觀之間開始分裂，一方面她尊重病人和家屬應有的自主權，但另方面，她也強烈地尊重病人在適當藥物治療疼痛情況下舒適死去的美。因此形成「身為護理人員需要減輕病人痛苦的職責」與「病人家屬無論如何都要保護病人生命」兩者間的衝突。

步驟 ㈦ 決定誰應該作決策 （determine who should decide）

1. 先分辨出應該擔任倫理決策者：在了解價值觀中的衝突後，應分辨誰有倫理決策的最終權力。

通常一旦病人作了決定，醫護人員就應尊重他的選擇，除非病人所作的是違反法律規定的決定。不過，當病人不能決定時，如果又無醫療代理人，就要決定由誰來作決定。而先決定誰該作決定，就已經在作倫理決定。

2. 就本案而言，李太太已經沒有能力作決定，在沒有任何書面資料可以了解她的偏好，以及沒有指定醫療代理人情況下，依本國民法規定，依序應由其配偶代為決定（其子女均尚未成年，不適合代為作決定），不過，為了慎重起見，徵求其已懂事的子女意見也很重要。有關醫療決策的優先順序見圖 18-2。

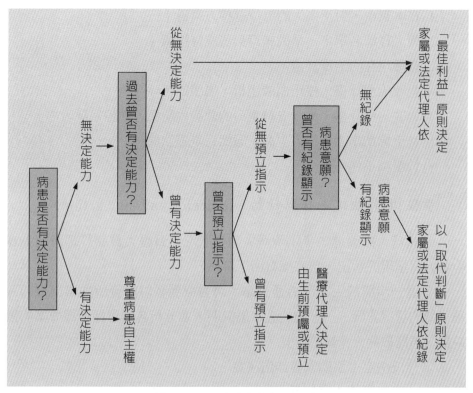

圖 18-2　醫療決定的優先順序

步驟 ㈧ 確認行動的範圍和預期的結果（identify the range of actions with their anticipated outcomes）

1. 要確認行動的範圍需要所有關鍵人物共同努力：病人的全責護理師和主治醫師應與病人家屬、神職人員、社工師和倫理學家共同討論，從不同層面探討不同的倫理決定，可能產生的結果。

2. 引用倫理原則、病人權利、醫護人員的倫理規範作為選擇倫理決策的依據，每一個備選方案都應該使用相關的倫理原則去檢視。

3. 在引用倫理原則作決定時，應考慮道德原則的普遍性，應試問：「如果這個倫理決策在另一位病人身上實行，將會如何？」以便將其他利害關係人帶入問題考量，並且也兼顧公平原則的維護。

4. 在本案中，對李太太的治療選擇方案爲：

(1) 列入移植名單中，準備施行第三次腎移植。

(2) 繼續現在的治療計畫。

(3) 修改治療計畫，停止血液透析，繼續使用呼吸器。

(4) 修改治療計畫，減少支持生命的靜脈內給藥，並停用呼吸器。

(5) 私下協助李太太結束生命，雖然這是違法的。

(6) 什麼都不作。

步驟 ㈨ 作決定並採取行動（to decide and take action）

1. 讓病人家屬進一步了解病人病情狀況：醫護人員應詳細將病人身心各方面呈現的狀況，讓家屬有所了解。

2. 進一步與病人家屬溝通討論：將醫療團隊討論後所列舉出來的各種可能的選擇方案，一一向病人家屬說明，並分析各種可能選擇方案的優缺點，再聽取病人家屬的意見。

3. 作成決定：協助家屬作出決定。

4. 本案家屬的決定如下：

(1) 李先生和其子女在加護病房探視李太太時，發現對李太太的每一碰觸或每一個小動作，都會帶給她疼痛。

(2) 李先生和其子女以及其他親友商議後，由李先生含淚宣布謝絕第三次腎移植的選擇，之後，也停止血液透析，並充分給予止痛劑來處理她的疼痛，李太太在兩天後去世，她的家人都陪在床邊。

步驟 ㈩ 評價（evaluation）

1. 所有參與倫理決策者，都應對每一個步驟的結果作評價，並自問：

(1) 結果是否與預期的一樣？

(2) 作出的決策是否解決倫理問題？

2. 接受決策後的責任，並繼續思考、反映及表現出適合倫理的行爲表現。

二、功利主義的倫理決策模式

功利主義（效益論）者強調所採取的行動應以最大利益和最大多數人的最大好處為依歸，也強調社會大眾的利益應比個人利益優先考量，本模式包括下列六步驟（見圖 18-3）：

㈠感受到問題的存在（problem perception）

當感受到問題確已存在，而且經驗證確定它是一倫理上的議題時，就應開始蒐集相關背景資料，包括病人及其家屬的社會、文化背景、價值觀等，以及是否涉及不同意見，各意見背後是否各有不同的價值觀？是否與現有法律相衝突……等。

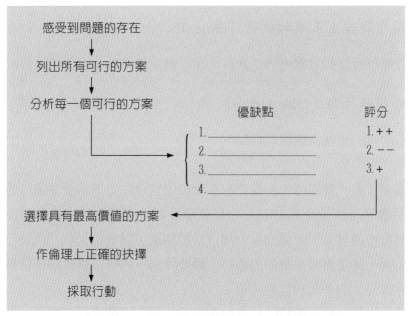

圖 18-3　功利主義的倫理決策模式

資料來源：Brody, H. (1981). *Ethical decisions in medicine*. 2ⁿᵈ ed. Boston: Little Brown.

㈡列出所有可行的方案（list alternatives solutions）

針對倫理衝突事件的性質，列出所有可行的方案，愈詳細、愈具體愈好。

㈢分析每一個可行方案的優缺點（analyze the strength and weakness to each solution）

將每一個可行方案的優點和缺點一一列出，並給予評分。

㈣選擇價值最高的方案（select alternative with highest value）

1. 將每一個可行方案的優點和缺點，逐一比較。
2. 選擇優點多，缺點較少的方案。

㈤作倫理上正確的抉擇（ethically correct choice）

若價值最高的方案可合法執行，即可選定該方案，並作成倫理決策。

㈥採取行動（take action）

依所作的倫理決策採取行動。

案例 2 是一實際發生的案件，部隊指揮官會決定不給受傷傷口感染士兵使用盤尼西林（penicillin），是經過批判性的理性思維作出的抉擇，此時部隊指揮官必須考慮到每一個行為的結果，對受傷士兵、性病士兵、其他士兵，甚至對國家整體的影響，最後作出一個可以導致最佳結果的判斷，亦即最大的全部利益的決策。

雖然指揮官最後選擇不給受傷傷口感染的士兵使用盤尼西林，但這並不表示表面義務：「道義上應該照護為國作戰受傷士兵」被廢除了，在一般情形下，給受傷士兵優先用藥是對的，但遇到特殊情況就另當別論了。在特殊情況下的判斷形成的原則，只適用在特定情況（表 18-3）。

表 18-3   案例 2

1943 年在北非戰場的美軍，由於盤尼西林供應量不足，那時有兩類士兵可因使用盤尼西林而獲益，一類是患有性病的士兵，另一類是因奮勇作戰受傷而傷口感染的士兵。在決定如何分配時，醫官主張站在道義上，受傷士兵應優先治療，以免感染惡化而死亡。但部隊指揮官則主張罹患性病的士兵應優先治療，理由是「他們能夠快速治癒，而負起抗敵任務」，請問您贊成哪一種分配方式？請引用功利主義和道義主義的倫理決策模式作決策，並比較兩種模式最後的決策是否不同？

舉例：應用功利主義的倫理決策模式解決案例 2 的分配問題。

可行方案	優缺點		評分
1. 性病士兵優先	1. 可立刻加入作戰行列	＋	
	2. 戰力提升，可能戰勝	＋＋＋	＋2
	3. 對不起奮勇作戰受傷士兵	－－	
2. 受傷傷口感染士兵優先	1. 感染被控制，傷口痊癒	＋＋	－1
	2. 戰力減弱，可能戰敗	－－－	
3. 一起用，用完為止	1. 公平分配，對得起兩類士兵	＋	±0
	2. 兩類士兵都可能無療效	－	

分析結果以方案 1 的價值最高，所以選擇方案 1 作決策，應立即給性病士兵盤尼西林。

此結果與功利主義（效益論）的論點一致，強調所採取的行動應以最大利益和最大多數人的最大好處為依歸，強調功利原則。

三、道義主義的倫理決策模式

道義主義（義務論）者主張在執行倫理決策時，應依據倫理原則和道德美德行事，不必考慮決策的後果，認為只要是對病人好的，都應該去作。臨床上有關延長病人生命的醫療措施，都是基於此種論點作成的決策（見圖 18-4）。

(一)感受到問題的存在（problem perception）

當確實感受到所面對的問題是一倫理上的議題時，就應開始蒐集相關背景資料，澄清相關的人、事、物，將可能牽涉在內的人或事作進一步了解。

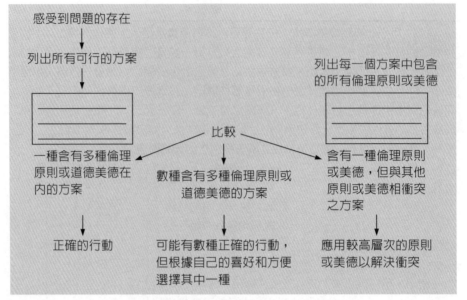

圖 18-4　道義主義的倫理決策模式

資料來源：Brody, H. (1981). *Ethical decisions in medicine.* 2nd ed. Boston: Little Brown.

㈡列出所有可行方案及其應用的倫理原則或道德美德（list alternative solutions and list ethical principles or rules）

1. 針對倫理衝突事件的性質，列出所有可能的可行方案。

2. 針對每一個可能的可行方案一一指出所應用的倫理原則或道德美德。

㈢比較（compare）

將每一個可行方案所包含的倫理原則或美德作比較，可能會出現下列三種狀況：

1. 只有一種方案其中包含多種倫理原則或道德美德；它應是唯一正確的選擇。

2. 同時有數種方案含有多種倫理原則或道德美德：可能有數種選

擇，但可根據個人的喜好和方便選擇其中一種。

　　3.方案中只有一種倫理原則或道德美德，但又與其他倫理原則相衝突，應選擇較高層次的原則，但也可以不作選擇。

㈣採取行動（take action）

選定可行方案後，即採取行動。

舉例：應用道義主義的倫理決策解決案例 2 的分配問題（圖 18-5）。

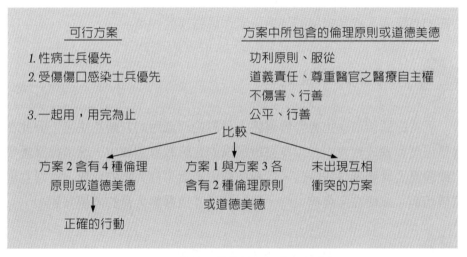

可行方案　　　　　　　　方案中所包含的倫理原則或道德美德

1.性病士兵優先　　　　　功利原則、服從
2.受傷傷口感染士兵優先　道義責任、尊重醫官之醫療自主權
　　　　　　　　　　　　不傷害、行善
3.一起用，用完為止　　　公平、行善

比較

方案 2 含有 4 種倫理　　方案 1 與方案 3 各　　未出現互相
原則或道德美德　　　　含有 2 種倫理原則　　衝突的方案
　　　　　　　　　　　或道德美德

正確的行動

圖 18-5　道義主義的倫理決策分配案例

　　分析結果方案 2 具有數種倫理原則或道德美德，所以選擇方案 2 作決策，並立即給受傷傷口感染士兵使用，此結果與道義主義（義務論）的論點一致，其強調在作倫理決策時，應依據倫理原則和道德美德行事。

肆　倫理決策能力的訓練

　　很多學者專家認為，每一位醫護人員都應努力強化自己的倫理素養和倫理判斷能力，以便遭遇倫理衝突議題時，能作出適當的倫理決策（牛，

1991；盧，1995；2020；Bagley，2003；Beauchamp & Childress, 2001；Han & Ahn，2000；Rushton，1988；Smith, 1996）。

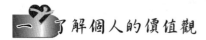

一、了解個人的價值觀

個人的價值信念和善惡觀念會影響其對倫理議題的判斷和決策，所以醫護人員除了應了解自己的價值觀外，也應了解病人或其家屬的價值觀，以便在面對倫理議題時，能尊重病人的價值觀及其所作的抉擇，避免個人主觀的判斷病人或其家屬的行為，而作成錯誤的決策。

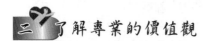

二、了解專業的價值觀

專業的價值信念也會影響醫護人員對倫理議題的判斷和決策，因此在醫學或護理養成教育中，以及醫療機構的在職教育訓練中，應訓練醫護學生或醫護人員透過自我評估，了解價值信念對事件判斷的影響，並建立專業價值觀，以便在照護病人時，也能尊重其他醫護人員的價值判斷。

三、認識相關的倫理理論和倫理原則

1. 倫理理論可以幫助我們分析和澄清倫理議題的性質，指引我們倫理決策的方向。因此，引用不同的倫理理論可能會有不同的倫理決策，以及帶來不同的結果，我們對此種可能的影響，應有所認識。

2. 倫理原則可以幫助我們決定所採取的行動是否符合道德原則，避免根據個人的偏見或主觀看法作判斷。

醫護人員應學習有關的倫理理論和倫理原則，以增加自己的倫理知識和判斷能力，以便在面對倫理爭議問題時，可以作適當的分析與判斷。

四　認識相關的倫理決策模式

　　認識各學者專家所發展的倫理決策模式，可以作為倫理決策過程的採行依據，避免考慮不周或忽略某些環節，而造成不當的決策。

　　有關倫理決策模式種類很多，除了本章所介紹的三種之外，大家也可以參考其他各家的模式，試著使用看看，最後選擇一種符合你個人價值信念，又能兼顧現行法律規定和醫院政策的模式。

 五　了解相關的法律規定

　　醫護人員應了解現有的法律規定，有時候倫理上的權利可能會與法律上的權利相衝突，所以一些符合倫理要求的事件，可能不符合法律上的規定。例如疾病末期病人，正遭受嚴重疼痛所折磨，本身也有誠摯意願謀求解脫，但協助病人死亡是法律所不允許的，此種情形下，就不應為了尊重病人的自主權以及為解除病人的痛苦，而為病人實施安樂死。

六　了解服務機構的政策

　　自己所服務機構的制度或政策有時也會和醫護人員的價值觀或病人的需求相衝突，甚至影響決策過程。醫護人員應努力了解服務機構的各種政策或規定，儘量在機構的規定和病人需求間尋求倫理決策的平衡點。

七　學習作倫理決策

　　1. 當發生倫理爭議事件時，單位主管應讓相關醫護人員身歷其境，參與整個決策過程，帶領他們確定該爭議事件是否確屬倫理問題。
　　2. 指導如何蒐集與該事件有關的事實資料。
　　3. 指導選擇合適的倫理決策模式，並運用之。

　　4. 學習列出各種可能的可行方案，並分析各種方案的優缺點，或可能導致的結果。

　　5. 考慮各項倫理原則或道德美德，並以此作為倫理決策的依據。

　　6. 依個人判斷或倫理審議委員會決議作決策。

　　7. 依據所作的倫理決策採取行動。

　　8. 評價行動後的結果，以及值得警惕之處。

伍　結語

　　在臨床醫療情境中，醫護人員隨時都可能面對倫理爭議問題，若每一個醫護人員都具有倫理相關知識，平時也願意多參與有關倫理問題的討論，當面對倫理爭議問題時，就有足夠的倫理決策能力去解決倫理問題。

　　倫理爭議之所以不容易處理，主要是牽涉範圍很廣，包括個人價值觀、社會文化、法律規定以及醫院政策等，醫護人員除了應了解上述事項及具有相關的倫理知識外，也應了解有哪些倫理決策模式可以參考應用，才能作出對病人最有利，也符合醫院政策和法律規定的倫理決策。

問題討論

一、王先生，72 歲，直腸癌末期，每天需注射大量麻醉性止痛劑，才能減輕劇烈疼痛。有一天發現他罹患嚴重肺炎，呼吸困難程度正逐漸加劇，若給予大量抗生素，肺炎可能會被治癒，不過，也許不久之後仍會死於癌症。若不給予抗生素治療，病人可能會因呼吸衰竭而死去，請問此種情況下，應如何處理較合適？請選擇一倫理決策模式作倫理決策。

二、潘太太在 52 歲時由於頸椎脫位，住進某醫學中心，並接受頸椎脫位手術，手術後第二天，向護士抱怨右手又麻又痛，護士告訴她這是手術後正常現象，未加以理會，不久後，陷入昏迷，必須靠呼吸器才能呼吸，後來經追蹤檢查發現手術部位血腫，於施行第二次手術後恢復意識，但卻全身癱瘓，而且只能靠呼吸器維持

生命。當時主刀醫師向她保證，會負擔她全部醫藥費，但該醫師於事發後 5 年移民美國，從此不理會她的醫療需求，醫院在事發滿 5 年後，因病人對醫療疏失之刑事責任追訴期限已過，即開始展開追討醫療費的訴訟，後經法院判決她必須償還 785 萬醫藥費。潘太太平時躺在床上還可以看看小說或電視打發時間，但後來由於雙眼白內障，視力逐漸模糊，她一再要求醫院能為她手術，以便恢復視力，但院方有正反不同意見，最後一直到她住院 13 年後死亡，都沒有作成決策，因反對的一方一直強調潘太太已經全身癱瘓，又必須靠呼吸器維生，即使眼睛看得見，也無意義，但病人則一再強調，她全身癱瘓是醫院和醫師之過失所造成，不能活動已經非常不幸，如果又看不到，讓她無法看到家人的歡笑和兒孫的可愛表情，也不能從電視了解社會現況，對她很不公平，請問您如果是她的主治醫師或全責護理師，您會如何作決定？

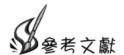

參考文獻

一、中文文獻

牛格正（1991）。*諮商專業倫理*。臺北市：五南。

吳明清（1983）。*我國青少年價值觀念及其相關因素*。未發表之博士論文。臺北市：國立師範大學。

李金漢（1982）。*個人價值觀念與消費行為*。臺北市：臺研院。

李勤川（1987）。三年制護理科學生價值觀、社會型態與生活形式之研究。*國立護專學報*，4，193-213。

周汎澔（2012）。倫理決策模式之要素，於施富金等合譯。*最新護理倫理：倫理兩難與實務應用*（初版），pp.2-3 至 2-4。臺北市：華騰。

林秋芬（1992）。臺灣護產職校畢業生價值觀與就業意願。*北醫學報*，21，35-51。

康宗虎（1980）。*高中學生價值觀念及其升學選科意願之關係*。未發表之碩士論文。臺北市：國立師範大學。

單文經、汪履維譯（1989）。*道德發展與教學*。臺北市：五南。

楊自強（1985）。*國中生價值觀念與父母教養方式關係之研究*。未發表之碩士論文。臺北：國立師範大學。

盧美秀（1995）。*護理倫理學*。臺北市：匯華。

盧美秀（2022）。*護理倫理與法律*（三版）。臺北市：華杏。

二、英文文獻

Aroskar, M. (1986). Using ethical decision-making to guide clinical-making. *Pediatric Nursing Quarterly*, 2 (2), 20-26.

Arrant, K. & Dimmitt, J. (1996). Choosing a framework for ethical analysis in advanced practice setting: the case for casuistry. *Archives of Psychiatric Nursing*, 10 (1), 16-23.

Bagley, C. E. (2003). Tool: the ethical leader's decision tree. *Harvard Business Review*, 81 (2), 18-19.

Ballou, M. & Bryant, K. (1997). A feminist view of nursing ethics. *Critical Care Nursing Clinics of North American*, 9 (1), 75-83.

Beauchamp, T. L. & Childress, J. F. (2001). *Principles of biomedical ethics*. (5th ed.) Oxford: Oxford University press.

Brody, H. (1981). *Ethical decisions in medicine*. (2nd ed.)Boston: Little Brown.

Camunas, C. (1994). Codes of ethics as resources for nurse executives in ethical decision-making. *Journal of the New York State Nurses Association*, 25 (4), 4-7.

Catalano, J. T. (1997). Ethical decision-making in the critical care patient. *Critical Care Nursing Clinics of North America*, 9 (1), 45-52.

Curtin, L. L. (1978). A proposed model for critical analysis. *Nursing Forum*, 17 (1), 12-17.

DeWolf, M. S. (1989). Ethical decision-making. *Seminars in oncology nursing*, 5 (2), 77-81.

Fowler, M. (1992). Ethical decision-making in clinical practice. *The Nursing Clinics of North America*, 24 (4), 955-965.

Frankena, W. (1983). *Ethics*. (2nd ed.)Englewood Clifts: Prentice Hall.

Garvin, B. J. & Boyle, K. K. (1985). Values of entering nursing students-changes over 10 years. *Research Nursing Health*, 8, 235-241.

Greipp, M. (1992). Greipp's model of ethical decision making. *Journal of Advanced Nursing*, 17, 737-738.

Greipp, M. (1995). Culture and ethics: A tool analyzing the effects of biases on the nurse-patient relationship. *Nursing Ethics*, 2 (3), 221-220.

Han, S. S. & Ahn, S. H. (2000). An analysis and evaluation of student nurses' participation in ethical decision making. *Nursing Ethics*, 7 (2), 113-123.

Hill, M., Glaser, K. & Harden, J. (1995). A feminist model for ethical decision making. In Rave, E. J. & Larsen, C. C. *Ethical decision making in therapy: feminist perspectives*. New York: Guilford press.

Hynes, K. M. (1980). An ethical system. In Davis, A. J. & Krueger, J. C. *Patient, Nurses, Ethics*. New York: American Journal of Nursing.

Iris, M. (1995). The ethics of decision-making for critically ill elderly. *Cambridge Quarterly of Healthcare Ethics*, 4 (2), 135-141.

Kohlberg, L. (1984). *The psychology of moral development: the nature and validity of moral stages*. San Francisco: Harper & Raw.

Ketefian, S. (1985). Professional and bureaucratic role conceptions and moral behavior among nurses. *Nursing Research*, 34, 248-253.

Reatikainen, R. (1989). Values and ethical principles in nursing. *Journal of Advanced Nurse*, 14 (2), 92-96.

Rokeach, M. (1969). *Belief's, attitudes and values*. San Francisco: Jossey-Bass.

Rushton, C. H. (1988). Ethical decision-making in critical care: part II strategies for nurse preparation. *Pediatric Nursing*, 14 (5), 411-412.

Savage, T. & Bever, C. (1989). Ethical decision making models for nurses. *Chart*, 86 (4), 2-5.

Simonds, A. K. (2003). Ethics and decision making in end stage lung disease. *Thorax*, 58 (3), 272-277.

Smith, K. (1996). Ethical decision-making by staff nurses. *Nursing Ethics*, 3 (1), 17-25.

Snyder, M. & Mirr, M. P. (1999). *Advanced practice nursing: a guide to professional development*. New York: Springer Publishing Co.

Thompson, J. & Thompson, P. (1985). *Bioethical decision-making for nurse*. East Norwalk, CT: Appleton-Century-Crofts.

Vincent, J. L. (1998). Information in the ICU: are we being honest with our patients? The results of European questionnaire. *Intensive Care Med*. 24, 1251-1256.

Wagner, N. & Ronen, I. (1996). Ethical dilemmas experienced by hospital and community nurses: An Israeli survey. *Nursing Ethics*, 3 (4), 294-304.

Walleck, C. (1991). Ethics: building the framework for dealing with ethical issues. *AORN Journal*, 53 (5), 1248-1251.

Waston, R. (1987). Application of a ethical decision-making model. *Emphasis: Nursing*, 2 (2), 92-100.

Watson, C. (1993). The role of nurse in ethical decision-making intensive care units. *Intensive and critical care nursing*, 9 (3), 191-194.

Wight, J. & Richards, M. (2003). For delate very high cost treatment for a single individual-a case report. *Faculty of Public Health Medicine*, 25 (1), 4-7.

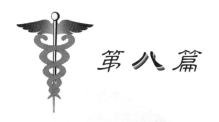

第八篇

專業倫理教育的省思
——以護理專業為例

（A new look at profession ethical education
–for example on nursing profession）

　　由於社會的變遷，促成社會結構和價值觀的改變，因而造成人與人互動和思考模式的改變，因此，在醫—病關係、對醫護倫理判斷方式以及對醫護倫理的觀點，也發生極大的變化。此外，由於生物醫學科技突飛猛進，也改變傳統的醫療與生殖方式，在如此巨大變遷下，護理倫理教育是否能掌握重點？護生及護理同仁對護理專業領域涉及的倫理議題是否有所認識？是否能夠將一些倫理理論及倫理原則以及倫理決策模式應用到護理專業領域涉及的倫理議題上？這些與倫理教育有關的問題，確有重新思考的必要。

第 19 章

醫護學門發展醫護倫理學的理由
The reasons of nursing practice to
develop the nursing ethics

一　發展倫理學的理由

　　護理界對護理倫理學感興趣主要是由於他（她）們試圖對大學課程占統治地位的科學方法論和知識標準提出挑戰。其次是對公平、正義的追求。倫理學向來關注人類的解放，發展倫理學將幫助護理人員擺脫弱勢地位，建立更大的個人和專業自主性。

二　護理學是一門自然科學還是應用科學？到底是否具有獨立的身分（identify）？

　　如果說護理學只是一門自然科學，則護理學的知識就應該像其他自然科學一樣，來自對自然現象的觀察和實驗，以及來自對自然科學理論的探究，不過，護理學的知識，既不完全來自對自然現象的觀察和實驗，也不完全來自對自然科學理論的探究。又如果說，護理學是一門應用科學，則護理學的知識應來自對基礎科學理論的演繹，不過，護理學的知識並不能完全從基礎科學理論中演繹出來。護理學知識及如何進行照護的實踐，除了應有自然科學和應用科學的基礎外，亦應透過對病人的實際照護經驗，因此，我們可以說護理學是一門關於人的科學（human science），它研

究如何關懷照顧病人，關懷照護（caring）是它獨特的功能。關懷照護的內容主要在提供使病人感到舒適的醫療照護措施，考量病人的最佳利益，讓病人即使在面對疼痛和極端衰弱時，仍能保有人性尊嚴。如果將護理學定位在關懷人的科學，則護理學本身就是一門道德專業，護理人員就必須學習與醫療照護有關的倫理道德，以便成為終身探究和實踐關懷照護的專業人員，同時也是一位道德行動者和病人權益的擁護者（邱，2000）。

三、護理學與護理倫理學的演進

護理學從利用衛生規則照護病人（Nightingale, 1860），已經逐漸演化為促進健康、預防疾病、恢復健康和減輕痛苦的專業領域（盧，2022；ICN, 2021）。而護理倫理學也從遵循守候病人的行動規則（Robb, 1921），演化到生命倫理學內一個確定的探索領域（Veatch & Fry, 1987）。

四、當代護理倫理學的發展方向

近年來國際倫理學專家得出的結論是：「護理人員是關懷照護的探究和實踐者，也是道德行動者」，他們認為當代護理倫理學發展的方向包括：改革護理倫理教學，修訂護理倫理規範，執行護理人員態度、價值觀、道德發展、道德推理能力以及倫理實踐或行為之研究，對護理實踐的道德概念進行哲學分析，並考慮發展護理倫理學的理論（邱，2000）。

五、倫理教育的重要性

大學教育的目的不但在於培養眼光、正義感、邏輯推理、道德勇氣與人類愛，以及辨別是非、批判、作決定和實踐力行的能力，同時也在發展價值觀及賦與智慧。要達成上述目標，必須藉由倫理教育之推動。護理教育也希望培育出來的學生都具有上列特質，所以在護理學門作好護理倫理

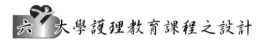
教育有其絕對必要性（黃，2003）。

六 大學護理教育課程之設計

理想的大學教育課程設計應分為兩階段（見圖 19-1）：

㈠第一階段

大學一、二年級最好以通識課程為主，教學重點放在：

1. 不教專業課程，只作精神武裝。
2. 加強語文能力。
3. 加強溝通技巧的訓練。
4. 提升美學、藝術與人文素養。
5. 培養接觸病人的態度。

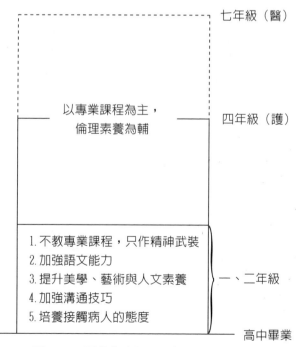

圖 19-1　理想的大學課程規劃

㈡第二階段

大學護理學系三、四年級和醫學系三至七年級以專業課程為主、倫理素養為輔，培養學生護理專業能力與敬業精神。

 七 結語

護理是一門照護人的專業，除了應有護理相關知識與技能外，也應具有關懷人的人文和倫理素養。所以在護生的培育過程中，倫理教育特別重要。要作好倫理教育首先應喚起護理界對倫理的重視，除了應有很好的課程設計與規劃外，也應樹立臨床典範，讓護生在專業社會化過程中，有好的學習榜樣。

問題討論

護理是一門攸關生命的專業，護理人員是否具有倫理素養極為重要。

一、請就您所了解的說明目前我國護理人員所具有之倫理素養深度與廣度。

二、各級護理學校的倫理教育是否有需要加強或改進之處？

第 20 章

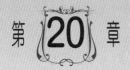

護理的迷思與正思
—— 好的護理面面觀
Nursing issues – multi-profile to good nursing

壹 護理的反思

反思（reflection）可以使護理人員了解深層的自己，也可以使一個人的思維細膩。反思不僅是主體內的思考過程，也是主體間的思考過程（Pierson, 1998）。有許多方法可以促進一個人的反思，反思與臨床能力發展有關，反思可以使護理人員從每天的工作經驗中學習（Johns, 1995）。護理的反思是指從各種不同的角度，重新檢視護理的定義和護理的價值，並尋求突破現狀，朝向更高的目標邁進。

護理的反思應從過去社會大眾對護士形象的看法開始，然後再導入目前大家對護理的不正確評斷（亦即迷思），最後再加以導正，並發展出病人認同的「好的護理」內涵。

貳 護士的傳統形象

護理的專業形象一直是護理界所關心的議題，護理人員的專業形象受社會大眾對護士的傳統看法影響深遠，主要的三種傳統形象為（盧，

2001）：

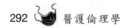 **民俗形象**

1. 護士的角色就像母親一樣。

2. 只要具有智慧，不必有太多學識。

3. 只要殷勤、慈祥、永遠在病人身邊，以自然的方式充實病人的生命即可。

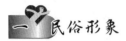 **宗教形象**

1. 把護士當成聖人，可以無限的付出，應該犧牲奉獻，應該燃燒自己，照亮別人。

2. 應對病人付出愛心，不需接受正式教育。

3. 應獨身、隱居、出世，並有深度修養。

僕人形象

1. 把護士看成服侍病人的傭人。

2. 把護士視爲一個未受過教育，是照顧老、弱、殘、疾的女人。

3. 認爲她們只是病人的侍候者。

 護理的迷思與正思

由於傳統上社會大眾都戴著有色的眼鏡在看護士（即所謂迷思），所以護理給社會大眾的印象不是很好，護理應如何重新定位，如何虛心反思，應是當前最重要的課題，反思之後，才能對護理重新定位。茲以圖示

列出護理的迷思與正思供各位讀者參考（見圖 20-1）。

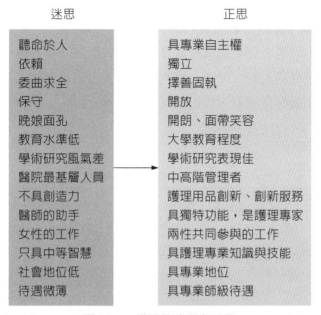

迷思	正思
聽命於人	具專業自主權
依賴	獨立
委曲求全	擇善固執
保守	開放
晚娘面孔	開朗、面帶笑容
教育水準低	大學教育程度
學術研究風氣差	學術研究表現佳
醫院最基層人員	中高階管理者
不具創造力	護理用品創新、創新服務
醫師的助手	具獨特功能，是護理專家
女性的工作	兩性共同參與的工作
只具中等智慧	具護理專業知識與技能
社會地位低	具專業地位
待遇微薄	具專業師級待遇

圖 20-1 護理的迷思與正思

 好的護理（good nursing care）

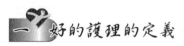 好的護理的定義

國內外護理界對「好的護理」有很多說法，特選擇下列兩者為代表：

1.「好的護理」就是與病人建立真誠的夥伴關係（Baines, 1998）。

2.「好的護理」是用心體會病人的需求，並盡己所能滿足病人的需求（Dawes, 1999）。

二　好的護理新舊觀點

過去護理界認為好的護理特質之一是「燃燒自己照亮別人」和「犧牲奉獻」，不過筆者個人認為在當今社會，我們應該修正為「不必燃燒自己，也可以照亮別人」，「不必犧牲自己，也可以貢獻別人」，鼓勵護理人員「創新知識與技能」，作對事（doing right things）和作好事（doing things right）。（見表 20-1）

表 20-1　好的護理新舊觀點

舊觀點	新觀點
燃燒自己，照亮別人 犧牲奉獻	不必燃燒自己，也可以照亮別人 不必犧牲自己，也可以貢獻社會 ↓ 創新知識與技能 作對事及作好事

三　好的護理的指標

高品質護理是好的護理之指標，要提供高品質的護理，除了應有良好的護理執業環境和護理執業標準外，護理人員還應具有人文素養與倫理素養，才能透過應用護理過程，正確的執行護理評估、擬定護理計畫、執行護理措施以及評值執行成效（見圖 20-2）。而倫理素養是需透過倫理教育的規劃和有效的教學方法才能達成。

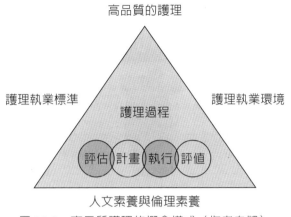

圖 20-2　高品質護理的概念模式（作者自擬）

四　從病人觀點談好的護理

　　有很多護理專家學者曾從病人的角度探討「好的護理」之內涵，盧（1989）與盧、林（1992）亦先後探討病人心目中「護理專業人員的理想特性」和「重要的護理行為」。發現病人心目中認為重要的理想特性和重要的護理行為，很多都與倫理素養有關。余、張於 2003 年發展的本土化好的護理其內涵，也大多與倫理素養有關，茲分別陳述如下。

㈠護理專業人員之理想特性

　　盧（1989）將護理專業人員的理想特性歸為十二類，49 項（見圖 20-3 及表 20-2）。

㈡重要的護理行為

　　盧、林（1992）將重要的護理行為歸為八大類，67 項（見圖 20-4 及表 20-3）。

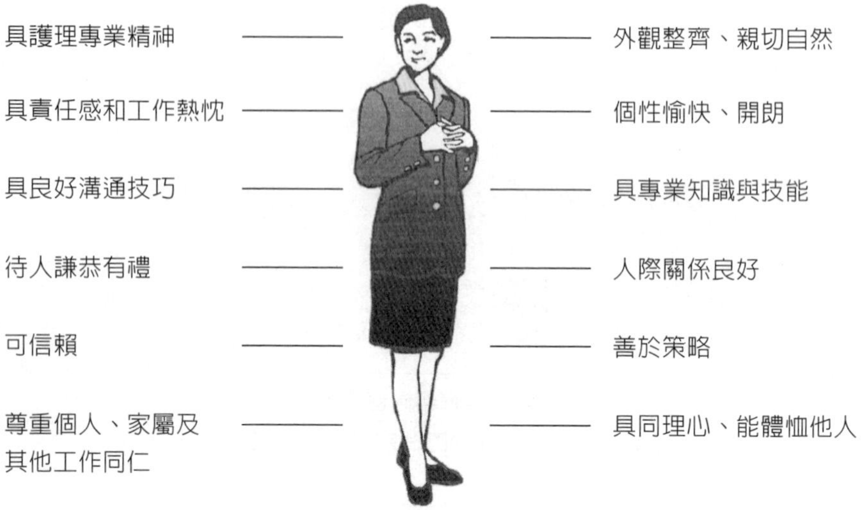

具護理專業精神　——————　　　　　　——————　外觀整齊、親切自然

具責任感和工作熱忱　——————　　　　　　——————　個性愉快、開朗

具良好溝通技巧　——————　　　　　　——————　具專業知識與技能

待人謙恭有禮　——————　　　　　　——————　人際關係良好

可信賴　——————　　　　　　——————　善於策略

尊重個人、家屬及　——————　　　　　　——————　具同理心、能體恤他人
其他工作同仁

圖 20-3　護理專業人員之理想特性

表 20-2　護理專業人員的理想特性內涵

類別	內容
I、外觀整潔、親切自然	1. 常面帶笑容。 2. 精神飽滿、精力充沛。
II、個性愉快、開朗	3. 時常以開朗的態度對待病人及其家屬。 4. 能接納病人家屬因擔心而表現的行為反應。
III、具專業知識與技能	5. 有足夠的能力執行護理和治療工作。 6. 會教導病人應如何照顧自己。 7. 能判斷可能危及病人健康的因素。 8. 在執行護理工作時，技術正確熟練。
IV、人際關係良好	9. 當病人住院時能立刻且積極的迎接病人。 10. 能與病人和其家屬建立良好的關係。 11. 能與醫師以及病房中其他工作人員相處融洽。 12. 人緣好，能得到其他工作人員的尊敬。
V、善於策略	13. 能注意病人的身心安全，避免任何意外傷害。 14. 當病人心情不好或身體不舒服時，能主動觀察出來，並設法減輕病人的不舒服。 15. 能明確判斷病人問題的輕重緩急，並作適當處理。 16. 具有判斷力，當病人的要求合理，而醫院未能配合時，可反應病人的意見給院方。

（表 20-2 續）

	17. 會為病人提供一些治療成功的案例，以激發病人的信心。
	18. 會鼓勵病人嘗試由不同角度來思考所面臨的問題，助其解決問題。
VI、具同理心、能體恤他人	19. 能站在病人的立場為病人著想，並會試著了解病人的感受。
	20. 能傾聽病人的訴苦，容忍病人的抱怨與挑剔。
	21. 在執行護理工作時，會考慮到病人當時的情況是否適合作此項護理活動。
	22. 關心病人的醫療環境。
	23. 當病人需要他／她時，會立刻給予關心與支持。
VII、可信賴	24. 能按時完成治療和護理工作。
	25. 守信用，能作到他／她所應允的事，若無法作到也能向病人解釋。
	26. 對自己的工作都很熟悉，在執行護理工作時小心謹慎。
	27. 能隨時誠實而且正確的將病人的治療報告給相關人員知悉。
VIII、尊重病人、家屬及其他工作人員	28. 尊重病人的人格尊嚴和為人處事的原則，不損傷病人的自尊心。
	29. 在執行各種護理時，會尊重病人的隱私權。
	30. 尊重病人的自主權和家屬的意見。
	31. 能與病人共同討論安排恰當的護理活動時間。
	32. 尊重一起工作的同仁。
IX、待人謙恭有禮	33. 對病人、家屬以及其他工作人員謙恭有禮。
	34. 能避免不必要的打擾病人。
X、具良好的溝通技巧	35. 當病人有問題請教護理人員時，護理人員能完全了解病人的問題。
	36. 對病人的問題能耐心傾聽，並給予適當的答覆。
	37. 能具體而且有效的將病人的問題傳達給醫師知道。
XI、具責任感和工作熱忱	38. 除了執行醫囑和護理工作外，也會經常探視病人，給予安慰與協助。
	39. 能主動向病人提出對病人有效益的個人經驗與方法。
	40. 能以淺顯易懂的話語，主動與病人討論病情。

（表 20-2 續）

XII、具護理專業精神	41. 能依病人病情輕重給予適當護理而不偏心。 42. 對病人很有愛心。 43. 能為病人保守祕密。 44. 喜歡自己的工作，能夠全心投入工作。 45. 不浪費醫療用物，但該用則用，絕不吝嗇。 46. 能了解自己的體力和優缺點，並力求改進。 47. 願意幫助病人，能為病人尋求社會資源。 48. 準時上班，能以其最大的努力貢獻其力量於工作上。 49. 能不斷學習新知，以最好的方法護理病人。

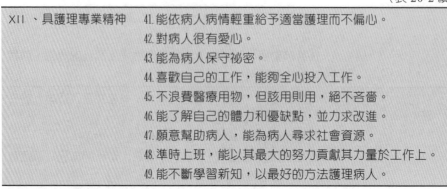

重要護理行為

認識及滿足病人的個別需求　｜　適時的出現給予支持，增進舒適感　｜　提供資訊　｜　展現專業知識與技能　｜　協助減輕疼痛與痛苦　｜　願意多花一點時間在病人身上　｜　尊重病人的隱私和自主權　｜　密切監測病人的變化

圖 20-4　重要護理行為

表 20-3　病人和護理人員共同認為重要的護理行為

類別	內容
I、認識及滿足病人的個別需求	1. 儘速提供病人所需的特殊用物，如：輪椅、烤燈、彎盆等。 2. 提供病人皮膚護理，以防皮膚破損。 3. 適時的給病人便盆和尿壺，同時用完後立即協助移去。 4. 協助病人獲得個人身體衛生的需要，例如：口腔、頭髮和身體的清潔。

（表 20-3 續）

	5. 協助病人用餐、睡眠、休息和活動。
	6. 協助病人上、下床和使用床欄。
	7. 住院期間，在不干擾其他病友情況下，准許病人執行其宗教習俗。
	8. 促進病人的舒適，例如：背部按摩。
	9. 給病人晨間和寢前護理。
	10. 提供病人一個舒適、愉快的環境，例如醫護人員不高聲說話。
	11. 擬定護理計畫時注意病人的休息、沐浴、進餐和睡眠。
	12. 能即時的協助病人。
II、適時的出現，給予支持，增進舒適感	13. 新病人住院時，親切的迎接病人並給予環境介紹。
	14. 對病人有禮貌，表示關懷且具耐心。
	15. 以友善的態度面對病人及家屬。
	16. 在病人尚未感到不太舒適之前，護理師已經知道如何使病人舒適。
	17. 當病人及家屬最需要護理師時，護理師就在那裡給予信心與支持。
	18. 守信用，應允病人的事能作到，若無法作到也能向病人解釋。
III、提供資訊	19. 了解病人的興趣並與其談論所關心及其有興趣的話題。
	20. 使用病人能懂的用語。
	21. 提供病人有關護理、檢查、治療等資訊。
	22. 告訴病人的主治醫師病人所擔心的事情。
	23. 向病人說明什麼對他是好的，什麼是不好的。
	24. 作任何檢查或治療前給病人適當的解釋，並給予充分時間討論和發問。
	25. 當病人有經濟困難時，主動聯絡社會服務部給予協助。
	26. 協助主治醫師查房，並提供與病人有關的資訊。
	27. 提供病人疾病相關資料，並與其討論，使了解如何自我照顧。
IV、展現專業知識與技能	28. 協助病人調適生病的角色，安心養病。
	29. 提供病人營養問題的護理指導與諮詢，必要時也能轉介給專業營養師。
	30. 當病人情況危急時，能立即採取有效的醫護行動。
	31. 在病人緊急情況下，於醫師到達前施予急救處理。

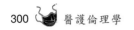

	32. 執行各項無菌技術或保護措施，預防病人受感染。 33. 能體諒病人的急躁性情並提供必要的協助。 34. 教導病人在家裡的服藥方法和日常生活須知。 35. 正確的準備病人的各項檢查和治療所需用品。 36. 準備並協助病人接受各項檢查和治療。 37. 準時給病人治療和用藥。 38. 能熟練執行病人的各項治療與護理技術。
V、協助減輕疼痛與痛苦	39. 檢查和治療過程中隨時維持病人和單位的整潔。 40. 主動觀察病人的身心狀況，並設法減輕病人的不舒服。 41. 了解病人的病況，並能回答病人的問題，減輕其焦慮。 42. 主動協助病人處理疼痛問題。 43. 站在病人的立場，並試著了解病人的感受。 44. 傾聽病人訴苦。
VI、願意多花一點時間在病人身上	45. 和病人的家屬討論病人對醫院、生病和治療的反應，以及在家裡所需要的照顧活動。 46. 對出院後需要繼續護理的病人，協助安排居家護理師到家訪視。 47. 協助維持病人單位的整潔。 48. 留意病人的繃帶、衣物和被蓋的合宜性。 49. 鼓勵病人自己學習照顧自己，並適時的給予讚美。 50. 使病人感覺您很樂意照顧他。 51. 協助安排宗教人士，例如：神父、牧師、道士、法師等探訪病人。 52. 如果病人病情需要會延後下班，並作妥善的交班。
VII、尊重病人的隱私和自主權	53. 支持病人的宗教信仰，增進心靈的安全與舒適感。 54. 尊重病人合理的看法和意見。 55. 與病人或其家屬談論病情時注意其隱密性。 56. 在施行檢查、治療和護理時，隨時注意病人的隱私。 57. 提供病人治療活動的參與機會。 58. 護理病人時，重視其個別差異和喜好。 59. 尊重訪客，當其影響護理活動時能作合理的彈性調整。 60. 能與病人討論各項護理，並讓其參與作決定。
VIII、密切監測病人的變化	61. 時常探視病情不穩定的病人，以及早發現異常狀況。 62. 注意病人病情的變化並作報告。 63. 定時觀察與測量病人的體溫、脈搏、呼吸和血壓。

（表 20-3 續）

> 64.注意病人的進食、排泄和睡眠情形。
> 65.當病人打點滴時，隨時檢查注射部位及液體流速。
> 66.完整的記錄病人水分的攝取和排泄情形，發現異常情形時，立即聯絡醫師處理。
> 67.善用病人的各種檢查和檢驗結果，當發現有異常情形時，立即聯絡醫師處理。

㈢ 本土化好的護理

余、張（2003）從病人的觀點發展一份本土化好的護理，其內容如表20-4。

表 20-4　本土化好的護理內容

題號	內容
1	在例行治療以外，我一定會安排時間探視病人。
2	即使病人對治療照顧處置的看法與我極為不同，我會了解並接受其想法。
3	當病人或家屬對我的照顧表達感謝時，我會覺得所有付出都值得了。
4	當病人作護理處置時，病人動作遲緩，我不會催促病人。
5	當病人或家屬有我認為不合理的要求時，我會試著站在他們的立場，體諒他們的心情。
6	我以照顧自己家人的態度照顧病人。
7	我能確實按照三讀五對的程序給藥。
8	我為病人執行各項技術時，能正確有效完成，且設法不增加病人痛苦。
9	同事常常會找我幫忙執行一些難度較高的護理（或他們有困難的）技術。
10	對於無法自我照顧、行動不便或行動受限的病人，我會為他們翻身、擺位或採取其他必要的舒適措施。
11	對於無法自我照顧、行動不便或行動受限的病人，我會為他們梳洗、擦澡或協助執行日常活動。
12	對於無法下床的病人，我會注意其排泄的需要，並協助其大小便。
13	我會為病人的需要而準備安全、舒適且溫馨的環境。

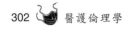

（表 20-4 續）

14	我隨時隨地都清楚我所照顧之病人的情況。
15	我能敏銳地觀察到病人的需要。
16	當病人有不適時，我會問診病人及執行身體評估以判斷病人的問題。
17	對有質疑的處方或處置，我會先澄清、求證，再去執行。
18	我能判斷病人需要護理人員的時機，並適時出現協助。
19	執行護理活動時，我能判斷何時要依病人的需要讓他喘口氣，休息一下。
20	我能判斷病人需要立即處置的狀況，並即時處理。
21	我的護理措施能使病人的健康情況改變，並達成醫療照護的目標。
22	當病人或家屬因對接受的治療感到恐慌、害怕時，我會給予解釋及澄清其憂慮。
23	當我給病人藥物後，我會持續評估病人症狀緩解程度，以作為後續調整處理方式的依據。
24	當我作衛教時，我會考慮到病人出院後持續照顧需求，而將病人返家後自我照顧的方法教導病人或主要照顧者。
25	當病人的情況需要其他資源協助時，我會為其尋找適當的支援並參與處理。
26	我會主動與病人及家屬互動以進一步了解他們的家庭與照顧的需要。
27	病人和家屬都很願意把他們的心事告訴我。
28	當病人或家屬因知道疾病診斷或預後而哀傷、哭泣時，我會陪伴他，直到其情緒平復。
29	在與病人或家屬溝通時，我會儘量以他們能了解的語言和方式交談。
30	我會與醫師、營養師、社工師或其他醫療團隊成員討論病人的情況。
31	我與同事在工作上能互相支援、合作並分享經驗。
32	為了增進自己的專業能力，我會主動閱讀吸收新知識。
33	我個人的人生成長經驗對我的護理工作有實質的助益。
34	對於當班所指派我的病人照顧工作，即使需要延遲下班，我也一定會將其告一段落才離開。
35	我很樂於將我的臨床護理經驗與他人分享。
36	我在護理病人的過程中，不論因何原因受挫，均能自行調整情緒與態度，而不影響工作，也不歸罪於病人或家屬。

(四)泰國曼谷大學應屆畢業生對好的護理的看法

Lundberg 和 Boonprasabhai（2001）針對泰國曼谷大學 20 名應屆畢業生，採用會談和民族誌學研究方法蒐集她們對好的護理的看法，最後整理成六個 C，其內容如表 20-5。

(五)北醫護理團隊對好的護理的看法

臺北醫學大學護理學院暨附設醫院與萬芳醫院的護理教師和護理部幹部每三個月舉辦一場護理論壇，92 年 3 月 22 日的主題是「好的護理面面觀」，在論壇結束前，請與會同仁寫出「好的護理」的定義，後經劉淑娟教授費心歸整，共發展出兩個取向，九個類目，197 個行為單元。大家共同認為好的護理是護理人員能夠不斷賦權、專能、無限開展，以用心、主動、真誠的態度表現出尊重、可溝通的助長他人的過程，亦即護理人員能夠不斷的擁有 3E（empowerment, expertise & exploitation），表現出 CARING（communicable, autonomous, respecting, intentional, nourishing & genuine）的過程（劉、盧、鄭，2004），特別摘錄於表 20-6。

表 20-5　泰國曼谷大學所發展的好的護理六大類內容

類別	內容
1. 具憐憫心 （compassion）	用心照顧病人、具同理心、仁慈、願意幫助病人並分享其感受、友善、關心和誠實。
2. 具專業能力 （competency）	具專業知識、技術與經驗，願意學習，有責任感，具專業精神，具自信心，知道如何做、毫不遲疑。
3. 提供舒適 （comfort）	盡自己所能提供協助、幫助，尊重病人個人尊嚴，提供病人需要的照護。
4. 溝通 （communication）	願意傾聽病人訴說，給予必要的說明，滿足病人知的權利。
5. 創意 （creation）	創新知識，應用理論於實務工作，繼續進修，從事研究工作。
6. 勇氣 （courage）	作病人的代言人，讓病人參與醫療照護決策，為病人解決問題，以維護病人權益。

資料來源：Lundberg, P. C. & Boonprasabhai, K. (2001)

表 20-6　北醫護理團隊對好的護理的定義

提供好的護理的要素（3E）	好的護理內涵（CARING）
1. 授權賦能（Empowerment） 2. 專能（Expertise） 3. 無限開展（Exploitation）	1. 可溝通的（Communicable） 2. 自主的（Autonomous） 3. 尊重的（Respecting） 4. 用心的（Intentional） 5. 助長他人（Nourishing） 6. 真誠的（Genuine）

　　1. 北醫護理團隊認為好的護理就是 CARING

　　CARING 就是關懷，是由 6 個英文字的簡寫所組成，茲將其涵義列表提示於表 20-7。

　　2. 北醫護理團隊認為要提供好的護理需要 3E

　　3E 就是對護理人員授權賦能、專能及使其無限開展，詳見表 20-8。

表 20-7　好的護理就是 CARING

類目	內容
可溝通的 （Communicable）	指護理人員是同理的、親切的，共包括 33 項行為單元。 ・同理包括：能站在病人立場、了解自己、病人及家屬需要、將心比心、體會、體恤、了解與感受。 ・親切的包括：親切、和善、溫暖的心、愛人如己、仔細傾聽、將病人當人、視病猶親、以愛自己的心愛別人、雙手溫柔接觸。
自主的 （Autonomous）	指護理人員是自主自信的，共包括 9 項行為單元。 ・包括：自主、自動、自信、自發、自覺、能入能出等。
尊重的 （Respecting）	指護理人員是重視病人、自己及專業，是關懷人與生命的，共包括 22 項行為單元。 ・重視包括：病人是真的、注重人性、尊重生命、尊重所作、作什麼是對別人好的、作對事。 ・關懷包括：關心、語言及非語言的關懷、身心靈的全人、人性化、陪病人開心成長及哀傷、情意的、愛與感情交流等。
用心的 （Intentional）	指護理人員發自內心的付出，共包括 22 項行為單元。 ・包括：全心、發自內在、心中有病人、用心去護理、用心去作、專心、用心等。

（表 20-7 續）

助長他人 （Nourishing）	指護理人員提供個案及家屬的照護，共包括 25 項行為單元。 ·包括：身心靈滿足、需求滿足、活動及指導、作病人及家屬代言人、考慮個別需要提供真正需求、更好更完善的照護、使病人放心寬心安心、適時適地適境處理與改善病人及家屬的問題、令人舒服、舒適、滿意、促進健康與舒適、預防疾病及傷害等。
真誠的 （Genuine）	指護理人員對服務及工作的熱忱，共包括 14 項行為單元。 ·包括：熱愛、當事業、樂在工作、真心、真誠、愛工作、服務熱忱、愛所作等。

表 20-8　提供好的護理的要素

類目	內容
授權賦能 （empowerment）	指護理人員從主管、醫療團隊、行政組織及同儕間獲得足夠的權能，共包括 19 項行為單元。 ·包括：主管的疼惜、欣賞、關心、支持。團隊的合作、鼓勵支持、共同提升。行政組織的和諧氣氛、上承下意的深入了解、合理的人力。同儕間的互相學習、鼓勵支持。此外，照護環境的改善、給予正向能量、強化好的行為、落實傳承等都是護理人員所關切的。
專精 （expertise）	指護理人員在提供護理服務時應具備的專業知能、互動能力及思考能力，共包括 28 項行為單元。 ·專業知能包括：專業知識、技巧、實力、知能、能力、新知、基礎教育、技術品質等。 ·互動能力包括：穩定情緒、有感覺、專業人際互動。 ·思考能力包括：思路清晰的腦、智慧、思考角色扮演、思考能力、決策判斷、有效率的專業判斷等。
無限開展 （exploitation）	指護理人員能夠轉化經驗為力量、不斷反思開展的過程，共包括 25 項行為單元。 ·轉化包括：好的經驗成為力量、挫折失敗為借鏡、不好經驗成為改善動力、累積、試圖突破改進、扭轉心有餘而力不足的困境。 ·反思包括：沉澱、時時反省、施與受相得益彰、人生歷練與分享、自己體驗、敏銳瞬間反省行動。 ·開展包括：有感動、喜樂心、培養快樂本質、作快樂人、快樂、勇氣、認真、負責、喜歡與人接觸、不斷體會成長過程。

伍 結語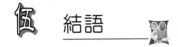

　　好的護理可以從各種不同角度及方式描述，不管是從病人的角度或從醫護人員的角度切入，都期待護理人員應具有專業的知識與技能，良好的倫理素養與態度，因此，我們應努力充實自己，並定期反思，讓我們的專業表現能符合病人和社會的期待。

問題討論

一、每個人對「好的護理」可以有不同的看法，請您提出個人的見解。

二、就我國目前護理教育課程的規劃和教學方法，是否可以造就學生「好的護理」概念及實際提供病人好的護理？

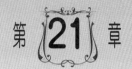

專業倫理教學
The education of professional ethics

　　近年來，醫護院校護理教育中已融入了倫理學的教學，不管是醫護課程中的倫理學教學，還是對醫學或護理實踐中產生的倫理衝突事件的分析，以及如何對自己的工作進行倫理反思，都大大增強了醫護人員的倫理決策能力。不過，在道德推理和道德判斷的技能，對倫理議題的意識，以及利用倫理學對具有政策涵義的更廣泛問題進行反思的能力，仍有待加強，因此在未來專業倫理學教學中，還有極大的發展空間。

 ## 專業倫理教育與倫理理論

　　沈（1996）認為近年來由於社會的變遷，已促成社會結構的改變，人與人之互動模式也因而產生變化，衍生而來的是倫理關係的改變及倫理觀點的改變，因此在專業倫理課程中，對倫理理論有重新討論的必要。

一、效益論與倫理教育

　　效益論（utilitarianism）又譯為「功利論」，它最主要的目的就是效益（utility），主張倫理行為是為了追求某些目的，不論是追求利益、幸福、人生的自我實現，都是根據目的來決定的倫理行為。

(一)心理論證

效益論者認爲所有人在心理傾向上都是追求快樂、逃避痛苦的。

(二)善惡判準

效益論者以合乎人類在心理上求樂避苦的傾向，作爲善惡的判斷基準。

(三)道德規範

效益論者主張道德規範是爲了增益人群之樂，減免其苦。主張道德規範本身並無純粹的義務性，而是以增樂避苦爲其規範的依據。

在工商業社會，許多人的倫理思想趨向於追求效益，例如生意能賺最多的錢就是善的；政策的決定能最有效，得到最大效益就是善的。不過，往往最大的效益很可能是違反正義的。所以追求最大效益的後果，可能違反道德或倫理。此外，爲了追求最大效益，就要不斷地算計，才可能在政策上或投資上達到最大的效益，也因此助長了虛無主義的風氣。

爲了避免追求效益而違背正義，倫理學家提出了「規則效益論」（rule of utilitarianism），主張在追求最大的效益時，必須遵守規則，如果某些可獲得最大效益的行爲與某些道德原則相牴觸時，就不可以作。不過，如果凡事都以規則爲優先，遵守義務而放棄效益，如此遵守規則、義務爲要務，就與義務論沒什麼不一樣，因此在倫理教育中，對此種矛盾應提出加以討論。

二、義務論與專業倫理教育

1. 義務論包含兩個層面，即「道德的義務」和「法律的義務」，又稱道義論。

2. 義務論主張不可以爲任何目的而守義務，而應該爲義務而義務，它強調人應自律地遵守義務，而不是經由外力強迫才遵守義務。

3. 義務論對於專業倫理所應遵守的規範，皆予以明確的規定，比較容易學習。

4. 強調道德義務或法律義務雖然是為了建立社會秩序，有其正面的價值，但若只有義務，最後的結果，往往會將民眾推向沒有美德的一邊。所以在倫理教育中，應針對義務論提出檢討和批評。

三、德行論與專業倫理教育

1. 德行論（virtue ethics）重視人本來具有的良好能力之發揮，而且在發揮自我能力的過程中也注意良好關係的建立。

2. 德行論在教育上，重視倫理的判斷，而不只是遵守義務，並將重點放在能判斷是非善惡，培養實踐智慧，並且養成長久的好習慣。

3. 德行論強調道德判斷的訓練勝過義務的學習，良好習慣的培養遠勝於強調自律。

4. 德行的意義：

⑴ 本有善性的實現：強調每一個人本有的能力可以自由發揮，達到自我實現，這是本有能力的卓越化，以追求卓越為人生的目的。

⑵ 良好關係的滿全：不論朋友、夫婦、兄弟、長上、屬下，甚至陌生人，不管是否同一家族或同一族群，皆以仁相待。

總之，德行就是本有能力的卓越化和良好關係的滿全，亦即：

⑴ 每個人本有能力的卓越化。

⑵ 人與人、人與自然關係的和諧化。

就專業倫理而言，專業人員也可以透過專業工作中專業理想的實現，達到個人能力的卓越與良好關係的滿全，例如在醫護專業工作中，醫護人員重視職業忠誠、專業學習、專業尊嚴、專業形象……。

5. 德行論強調在專業倫理教育中，應培養學生的判斷能力，使能判斷是非善惡，以追求能力卓越與關係和諧，因此，應多以案例學習、情境認知、鼓勵學生多討論、切磋，以培養其透過溝通以形成判斷的能力和習慣。

6. 在專業倫理教育中，強調德行論，可引導專業人員透過專業工作中，養成良好習慣與道德判斷力，實現專業理想，並藉此達到個人能力的卓越與良好關係的滿全。因此規範倫理學除了介紹義務論與效益論外，更應將德行論包括在內（參見圖 21-1）。

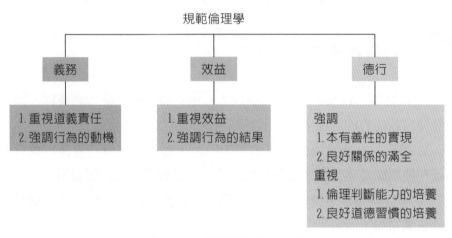

圖 21-1　規範倫理學的內涵

教師的倫理立場與倫理教學

教師在教授倫理學時，是否應有立場主張，目前仍有爭論，茲評析說明如下。

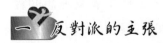反對派的主張

「教師的角色應該是引導學生去認識不同的立場主張，揭露其中所含的假定、原則或成見，弄清楚各種倫理立場所會帶來的後果，最後使學生學會如何自行推究出較為合理的結論。」（Baumgarten, 1980）。

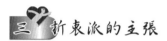
二　贊成派的主張

Goldman（1981）與王（1996）認爲：

1. 提出立場主張有激勵學生的作用，可產生良好的教學效果。

2. 教師提出立場主張，可作爲學生學習的榜樣。

3. 有立場主張的教師，通常會以身作則，爲學生展示出另一種有權威以及對異見的容忍。

三　折衷派的主張

折衷派認爲：「教師的角色除了應引導學生去認識不同的立場主張外，還應表明自己的立場，並說明所以持該立場的理由」。如此，學生不但可以完全了解不同的立場主張，而且還可以學習教師是如何選擇自己的立場主張，也可以引發學生熱烈討論，筆者也比較贊同此種論點。

參　專業倫理課程設計

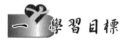
一　學習目標

學生學習本課程後應該能夠：

1. 對於專業領域曾經涉及之倫理議題有相當的認識。

2. 對於較常涉及之一般倫理原則有相當的認識。

3. 將一般倫理原則與倫理規則應用到專業領域涉及的倫理議題上。

二　專業倫理教育的理想目標

1. 使醫護專業團體成爲具有良好專業倫理教養的社群。

2. 使醫護人員具有良好的專業倫理教養：

(1) 具有良好的一般倫理道德教養，已養成了倫理道德實踐的習慣。

(2) 對於專業領域曾經涉及之倫理議題有相當的認識。

(3) 對於專業領域較常涉及之一般倫理原則有相當的認識。

(4) 具有相關的專業知識，足以認清事實，可作出正確的事實判斷。

(5) 能夠將一般倫理原則應用到專業領域涉及的倫理議題上，或有助於闡明或有助於解決倫理議題。

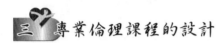 三、專業倫理課程的設計

授課內容：至少應包括下列九類（參見圖 21-2）：

1. 倫理理論。

2. 倫理原則。

3. 倫理規則。

4. 專業倫理規範。

5. 倫理判斷與倫理決策。

6. 醫病關係或護病關係。

7. 醫病或護病糾紛的預防與處理。

8. 醫護間的合作倫理。

9. 臨床常見的倫理爭論議題。

10. 其他。

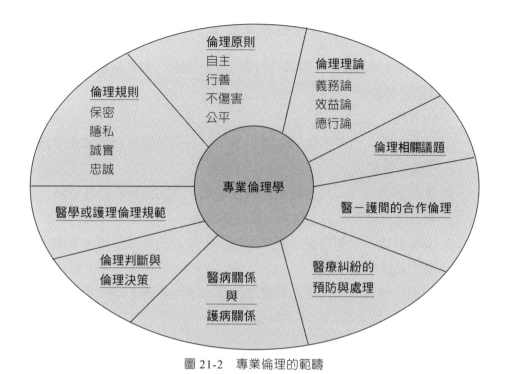

圖 21-2　專業倫理的範疇

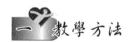專業倫理教學　

一、教學方法

(一)融入式教學法

在各科課程中進行，討論專業知識和技術如何合乎倫理要求。

(二)專業倫理學之教學法

1. 評析各種倫理理論、倫理原則及倫理規則。
2. 討論倫理價值與規範。
3. 討論各種倫理案例與實踐情境。

㈢混合「融入式與專業倫理學教學」

先採專業倫理學教學，再於各科課程中，配合各種情境融入倫理理論與倫理原則。例如：

　1. 內外科

⑴ 器官移植：活體捐贈的倫理爭議、死刑犯捐贈器官的倫理爭議；器官分配的原則。

⑵ 人類基因科技：基因檢測的倫理爭議；基因治療的倫理爭議；複製器官的倫理爭議；複製人的倫理爭議。

⑶ 安寧療護：緩和醫療之實施原則；安樂死的倫理爭議；實驗性醫療的倫理爭議。

⑷ 傳染病照護：照護愛滋病患之倫理爭議；照護 SARS 病患的倫理爭議。

　2. 婦產科

⑴ 試管嬰兒──人工生殖之倫理爭議。

⑵ 代理孕母合法化議題。

⑶ 墮胎之倫理爭議。

　3. 兒科

⑴ 侵襲性檢查與治療；⑵ 實驗性醫療。只由法定代理人同意，或也應取得孩童本人之口頭同意。

　4. 精神科

⑴ 優生學：絕育、去勢之倫理爭議；⑵ 強制醫療的倫理爭議。

二　授課方式

　1. 說明倫理學之理論基礎。

　2. 以實際案例說明倫理原則。

　3. 以實際案例說明兩難情境。

⑴ 在兩難情境的討論教學中教師的準備：

①必須事前對課程內容涉及的資料有充分的了解，上課時不要過分強調目標，而應重視學習過程本身。

②要有相當的倫理道德涵養，要能接受學生的意見，否則一面教導學生要理性、寬容，而自己卻作了反面教材。

⑵ 教學時可朝下列方式進行：

①先舉出相關事例，引發同學興趣。

②以實例說明曾經發生的惡果，以引發警惕之心。

③以實例說明模範，令人起景仰之心。

④指點在面臨誘惑和威脅時可以採取的正當途徑。

⑤蒐集醫學或護理倫理文獻，以供閱讀參考。

⑥對於專業領域內部現行的明文規範，以及未形諸文字的做法及默契加以說明並檢討。

⑦對於現行相關法令的規定及實施狀況，加以說明並檢討。

伍 結語

最後綜合國內各倫理專家對專業倫理教育的主張，作成以下結語（朱，1996；沈，1996；黃，1996；黃，2003；盧，2001；謝，1999）：

在現代社會虛無主義瀰漫和社會規範解構的情況下，推動專業倫理教育已刻不容緩，我們必須讓學生透過一般倫理教育和專業倫理教育學習，並實踐成為符合專業要求的人，而且也能在醫療照護工作中，養成良好習慣與倫理判斷力，實踐專業理想，達到個人能力的卓越與良好關係的滿全。任何一個文明國家，都很重視倫理道德教育，因為道德教育水準低落會直接影響到社會的安定與生存。

倫理教育並無特效藥，倫理教育的目標並不是外在的、強制性的人類改造，而是由個人內心自覺所產生的本質上變化。

倫理教育的真正涵義在使學生在每一情境中，可獨立思考，並作決

定，知道什麼是應該作的、什麼是不應該作的。

　　倫理教育的目的不在勉強學生接受外來的道德模式，而在於促進其道德認知與判斷能力朝著更高的階段發展，因此，在教學方法上應注重倫理與道德兩難問題的討論。

　　倫理教育也不能只偏重倫理道德判斷能力的增進，而忽略實踐習慣的培養，否則培養出來的學生只對抽象的正義等表現出感動莫名的激情，但卻對臨床實例視而不見。

　　專業倫理教育的場所不必侷限於學校，也可以由服務機構藉著職前教育或在工作中針對實際需要進行相關課程。

　　專業倫理教育係以一般倫理教育為基礎，如果中小學的一般倫理教育成功，則大學的專業倫理教育將可事半功倍。

　　全面的倫理道德教育必須同時兼顧倫理道德的說明和品行的培養。

　　專業倫理教育的身教重於言教，如果教師不能以身作則，課堂上的講授是沒有用的。很多人之所以表現出高尚的專業倫理道德，常是因為他們在求學時看到老師就是這樣表現的，亦即是教師在自身的實踐中感動了學生。

問題討論

一、為培養學生具有倫理的素養，並能身體力行，您認為採取何種教學和學習方法最具成效，並舉例說明之。

二、教師在就倫理議題討論時，是否應表明自己的立場？請提出您的看法。

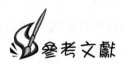

參考文獻

一、中文文獻

王啟義（1996）。有關教授應用倫理學的省思：教學目標與教師的道德立場。通識教育，3(2)，83-95。

朱健民（1996）。專業倫理教育的理論與實踐。*通識教育*，3(2)，33-56。

余玉眉、張碧芬（2003）。*探討我國醫療體系中「好的護理」之定義及內涵*。國科
　　會研究計畫。

沈清松（1996）。倫理學理論與專業倫理教育。*通識教育*，3(2)，1-18。

邱仁宗（2000）。護理倫理學：國際的視角。*中華護理雜誌*，35(9)，569-573。

黃光國（1996）。專業倫理教育的基本理念。*通識教育*，3(2)，19-32。

黃崑嚴（2003）。*護理教育的省思與建言*。臺北醫學大學護理學院課程改革研討會。

劉淑娟、盧美秀、鄭綺（2004）。好的護理對護理人員的意義。*新臺北護理期刊*，
　　6(1)，1-10。

盧美秀（1989）。護理專業人員理想特性的探討。*中華民國助產學會雜誌*，31，37-
　　59。

盧美秀、林秋芬（1992）。重要護理行為的探討：比較護士與病人的看法。*護理雜
　　誌*，39(3)，107-118。

盧美秀（1995）。*護理倫理學*。臺北市：匯華。

盧美秀（2001）。專業倫理教育的省思。*新臺北護理期刊*，4(1)，1-8。

謝博生（1999）。*醫學人文教育*。臺北市：臺大醫學院。

盧美秀（2022）。*護理倫理與法律*（三版）。臺北市：華杏。

二、英文文獻

Baines, L. (1998). Good nursing means true partnerships. *Nursing Standard*, 12 (31),
　　10, 22-28.

Baumgarten, E. (1980). *The ethical and social responsibilities of philosophy teacher*.
　　Metaphilosophy, 11, 183-191.

Dawes, B. G. (1999). Perspectives on priorities, time management, and patient care.
　　AORN Journal, 70 (3), 374-377.

Goldman, M. (1981). On moral relativism, advocacy and teaching normative ethics.
　　Teaching Philosophy, 4, 1-11.

International council of nurse (2000). *The ICN code of ethics for nurses*. Geneva: ICN.

Johns, C. (1995). The value of reflective practice for nursing. *Journal of Clinical
　　Nursing*, 4, 23-30.

Lundberg, P. C. & Boonprasabhai, K. (2001). Meanings of good nursing care among
　　Thai female last-year undergraduate nursing students. *Journal of Advanced*

Nursing, 34 (1),35-42.

Nightingale, F. (1860). *Notes on nursing: what it is and what it is not*. London: Harrison.

Pierson, W. (1998). Reflection and nursing education. *Journal of Advanced Nursing*, 27 (1), 165-170.

Robb, I. H. (1921). *Nursing Ethics: For Hospital and Private Use*. E. C. Loeckert, Cleveland, OH.

Veatch, R. M. & Fry, S. T. (1987). Allocating nursing time according to benefit. In *Case Studies in Nursing Ethics*. Philadelphia: J. B. Lippincott Company.

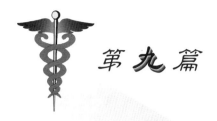

第九篇

醫護人員與病人的關係以
及醫療糾紛的預防與處理

(Relationship of physician, nurse and
prevention and intervention of malpractice)

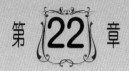

醫護人員與病人的關係
Relationship of physician, nurse and patient

 ## 壹　醫病關係的轉變

　　過去醫師與病人間的關係如同父子，目前則認為醫病關係是醫療提供者與醫療消費者間的關係，並將醫療行為界定為消費行為。從前的醫療模式是以「醫師為中心模式」（physician-centered model），現在則已是以「病人為中心的模式」（patient-centered model），以前病人就醫，一切聽從醫師的囑咐；現在病人就醫，則主張有權參與會影響其福祉的醫療決定。所以醫病關係隨著民主與自由思想的發展，從以前認為是德行的表現，變成是一種權利與義務關係，醫師必須善盡診斷與治療的義務（陳，2002）。

 ## 貳　醫護人員與病人關係的界定

　　從法律責任層面談醫護人員與病人的關係（翁，2001）：

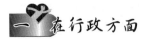

一 在行政方面

醫護人員與病人的關係是醫療照護提供者與接受者之間的關係，醫護人員如有不正當行為，則以醫療法和其他醫事法：例如醫師法、藥師法、護理人員法，處以罰鍰、停業、吊扣或吊銷執照處分。

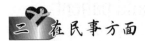

二 在民事方面

醫病與護病關係是委任人（病人）與受任人（醫護人員）關係，若有違反誠信原則之行為，受任人應負起損害賠償責任。當病人對損害之發生有過失時，將適用過失相抵原則，減輕或免除醫護人員責任。

三 在刑事方面

醫病與護病之間係行為者（醫護人員）與被行為者（病人）關係；如有應注意、能注意而不注意情形，導致病人重傷害或死亡時，醫護人員應負業務過失刑責。

 # 增進醫病、護病關係的基本要素

為增進醫護人員與病人間的關係，應遵守下列各項基本要素（Delbanco, 1992）。

一 尊重病人的價值觀和自主權

在醫療照護過程中應尊重病人的自我決定權，包括選擇醫療專業人員及治療方式。換句話說是要醫護人員了解病人的健康需求、尊重病人的個

別差異,讓病人依其自主意願來選擇治療方式。

二、具備良好的臨床專業能力

病人期待醫護人員具備良好的臨床專業能力、運用醫學知識、遵守醫學倫理、選擇適當的治療方法以減輕病人身心的痛苦,在病人的病情需要時,能轉診給相關的專家作進一步治療。

三、具良好的溝通技巧

要有良好的溝通技巧,用心聆聽病人的陳述、了解病人的症狀及價值觀、給予病人認為必要的資訊、教導病人有關健康照護的知識、技能,以避免誤解及醫療糾紛的發生。

四、具有同理心

病人不但期待醫護人員有良好的專業能力,也期待醫護人員具有同理心,能將心比心、設身處地去體會病人的感受,能夠洞察、了解病人的焦慮、害怕並給予情緒支持。

五、提供持續性醫療照護

醫病關係建立後,應能繼續提供後續的醫療照護計畫,協助病人利用合適的醫療資源,獲得良好的醫療照護。

六、與家屬建立和諧關係

家庭是個人的支持系統,對病人的情緒和臨床治療成效有顯著的影

響，因此醫護人員必須充分地與家屬溝通，建立良好的關係。病人家屬正面的支持，可使醫療發揮事半功倍之效；反之，則可能因誤解而造成醫療糾紛。

七 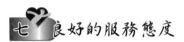良好的服務態度

良好的服務態度即是與人相處的特質，例如：具有憐憫、慈悲之心、親切、友善、愉快等，能營造出醫病間相互信任的氣氛，對和諧的醫病關係有重要影響。

肆 醫病關係不良的原因

醫師與病人之間，常因下列原因導致關係不佳（莊，2000；楊，2001；賴，2000；謝，2003；Cohen & Bishop, 1995）。

一 醫師與病人的地位不對等

病人生病求醫，對醫師有所求的情況下，常自覺低醫師一等，而醫師施展醫術為病人除去病痛或挽救病人生命，也會不自覺地自以為高人一等。醫師憑其專業知識與技能之優勢，具有崇高的地位，對醫療處置之規劃與執行，擁有絕對的裁量權，在這種基礎不完全平等的情況下，常造成雙方互動的障礙。

二 醫學知識了解上的困難

由於醫療科技的不斷發展，許多專精深奧的診斷與治療，使醫師愈來愈不容易向病人解釋清楚。但另一方面，由於知識的普及，大眾媒體和資

訊網路的發達，病人對疾病的好奇與被誤導，常導致醫病溝通的困難，這種彼此了解的困難，醫師會因爲無法使病人了解而失去耐心，病人也因爲不能了解而產生誤會。

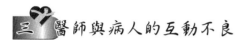

三　醫師與病人的互動不良

病人生病就醫時，不但內心充滿緊張與焦慮，而且對醫師不經意的言談與動作都非常敏感，有時會誤解爲惡意的侮蔑，但又不敢提出質疑，醫師每天又來去匆匆，對相關的診斷、檢查和治療所作說明也不充分，在醫—病雙方互動不良下，很容易產生互不信任的態度，一旦治療效果不佳時，極易導致醫病關係惡化，甚至演變爲醫療糾紛事件。

四　醫界的「受害人情結」

目前臺灣醫界仍存在著「受害人情結」，認爲病人不知感恩，認爲法官過度偏祖病人，此種指責病人的自衛情緒，常使醫病關係更加惡化。

五　消費者意識抬頭，大力主張病人權益

病人常自認爲是醫療消費者，既然是消費者就有權利要求獲得最好的服務，遇有不滿意的醫療處置不但勇於提出理論，也常語出威脅，若院方或醫師不加理會，甚至還以招待記者、大肆宣揚收場。

六　健保制度的影響

我國自實施全民健康保險制度以後，由於支付制度不斷改變，醫師在衝業務量以便確保一定的高收入情況下，給病人的時間相對減少，門診診療平均不到五分鐘就要看一個病人，不容易作完整的病史詢問與理學檢

查，只好以增加實驗室或高科技的檢查來補償可能的疏忽。當病人接受許多檢查而無法從忙不過來的醫師口中獲得滿意的說明時，對醫師的草率看病態度就失去信心，有時候會為了同一種症狀同時看了好幾位醫師，因此造成醫病關係更大的疏離，也形成醫療資源的浪費。

七　醫院經營過度商業化

在商業利益主導醫療院所經營的情況下，各醫療機構競相提升業務量，透過經營管理手段以提升盈餘的利潤，結果，醫師在「創造對病人的最大利益」與「創造對自己或醫院的最大利益」之間產生利益衝突，使在「對病人應負的責任義務」和「對所屬醫療機構及其經營目標所負的責任義務」之間產生了兩難困境，最後病人遂成為此困境下的犧牲者，在病人的權益受損的情況下，更加深醫病間的鴻溝。

伍　如何建立良好的醫病或護病關係

要建立良好的醫病或護病關係，應先從醫護人員、病人和制度三方面著手。

一　醫護人員方面

許多學者專家認為要增進醫病關係或護病關係，應從醫護人員本身作起（林，2002；盧，2022；賴，2000；戴 2003；謝，2003）。

(一)醫護人員應具有懷衛（FIFE）理念，以病人為思考的中心

戴（2003）強調醫護人員在病人求醫時，應用心了解病人的感受（feeling）、了解病人對疾病的認知（ideas）、了解疾病對身體功能的

影響（functioning），以及病人的期待（expectation），此種以病人為中心的四大倫理思維，簡稱為懷衛（FIFE）。

(二)加強醫護倫理教育，培養雙 EQ（蔡，2003）

加強醫護倫理思考與倫理價值判斷的深度與廣度，使醫護人員不但具有優良的醫療照護知識和技能（IQ），也有很好的情緒管理（emotional quotient），更有令人放心的另一種倫理智商（ethics quotient, EQ），使能以誠懇的態度對待病人。

(三)加強溝通技巧的訓練

使用影片讓醫學生或護生學習如何與病人溝通，提早讓學生與病人接觸，並以小班制的方法由教師就醫病或護病關係與學生討論。此外，對在職的醫護人員也應定期舉辦在職教育，以提升溝通能力，避免因溝通不良產生誤解。

(四)善盡專業義務

1. 信守承諾

醫病關係與護病關係係建立在醫護人員與病人間互信的基礎上，醫護人員應信守承諾，盡全力為病人解除病痛，增進舒適。

2. 保守病人的祕密，並尊重其隱私

醫護人員對於病人的個人資料、各項檢查結果與治療經過應予保密，並尊重個人隱私，凡未經病人同意之事項，絕不可擅自公布。

(五)確實掌握增進醫病關係的基本要素

醫護人員應努力充實醫療相關知識與技能，尊重病人的價值觀和自主權，對病人具有同理心，以良好的態度提供病人持續性的照護。

(六)維護專業價值

醫護專業的基本價值，在於利用專門的專業知識與技能來協助病人恢

復健康，並取得社會大眾的信賴與尊敬，因此，醫護人員應扮演「病人的代言人」與「社會公義的維護者」角色，本著道德意識，遵循倫理規範，發揮專業的自制與自律美德，以便同時兼顧病人的利益和社會大眾的信賴與尊敬。

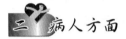 二　病人方面

病人也應掌控下列接受醫療照護的原則（徐，2003）：

(一)要有所主張

病人有權要求醫護人員說明各種檢查與治療的方法、過程以及可能的結果，並提問與病情有關的疑問。

(二)評估醫護人員的醫療照護能力

評估內容包括醫學知識與技能、態度與行為、溝通技巧以及是否讓病人參與作決策。

(三)隨時吸收醫學新知

1. 自我充實醫學知識、正確解讀媒體的醫療報導。
2. 關心自己的醫療照護流程，掌握與病情相關的資訊。

(四)選擇對自己有利的醫療照護措施

當醫護人員在說明與檢查或治療有關的資訊時，應用心聆聽，積極參與討論，並選擇對自己最有利的醫療照護措施。.

(五)與醫師密切合作

良好的醫病關係是合作而非對抗，因此：

1. 看醫師之前要作好準備，把發病經過先回顧一遍，如果正在服藥，也應告訴醫師，如果對藥物不清楚，也可將藥帶到醫院給醫師過目。

2. 詳細描述發病之症狀、經歷的時間、部位等。

3. 遵從醫師的指示服藥，預約門診應按約就診。

㈥要誠實與友善

對醫護人員的態度應友善，對發病經過、就醫情形、服藥情形以及是否有某些行為與疾病發生有關，都應誠實告訴醫護人員，才能獲得正確的診斷與治療。

㈦要尊重醫護人員

應保持禮貌，對醫護人員應予適度的尊重，絕對不可出現語言或肢體暴力。

㈧信任但保留適度的存疑

平時對醫護人員應保持信任的態度，但當對所受到的醫療處置有疑問時，應提出質疑。

三　醫療制度方面

為增進醫護人員與病人的關係，除了醫護人員和病人有各自應努力與遵守的事項外，也應針對下列事項持續改進（Institute of Medicine, 2001）：

㈠醫療照護應維持醫護人員與病人之間的持續性「痊癒關係」（healing relationship）

可以提供病人電話、資訊網路諮詢，隨時提供病人醫療資訊。

㈡醫療照護應依病人的需要和價值觀而調整

應有更多彈性依病人的個別需要和價值觀而調整治療方式。

㈢病人應有醫療照護的主控權

過去醫療照護的主控權掌握在醫護人員手裡，未來應讓病人獲得更多醫療資訊，並參與醫療決策，掌握醫療照護的主控權。

㈣病人與醫護人員應共同分享醫療相關資訊

過去醫療相關資訊都記錄在病歷上，由醫護人員掌控，未來應有效的與病人溝通討論，讓病人分享相關資訊。

㈤應根據實證醫學作醫療決策

過去對病人的治療大多是依醫師個人所受的訓練與經驗，未來在臨床醫療決策上應依據實證醫學的結論，不要因不同醫師而有差異。

㈥病人的安全應由整個醫療體系來確保

過去病人接受醫療處置時，大多靠醫護人員作業時的小心謹慎，來避免病人受到傷害，未來應由整個醫療系統用制度來確保病人不會受到不必要的傷害。

㈦醫療過程應透明化

過去病人懂得比醫護人員少，醫護人員只要保密，便可維持和病患知識不對等的優勢；未來在醫療過程應儘量將資訊透明化，醫護人員應公開所考量的因素，和病人共同討論後才作成決策。

㈧醫療照護應能滿足病人預期的需求

過去大多在病人提出醫療需求後才開始著手提供醫療照護服務；未來應在病人尚未提出醫療需求前，即可事先預知其主要問題，並及時滿足其需求。

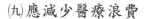
(九) 應減少醫療浪費

過去無病亂投醫或偽造就診紀錄等之不當醫療浪費，應建立嚴謹的管理與稽核制度加以杜絕。

(十) 應加強醫師間的合作

過去在醫療上大多由病人的主治醫師單獨決定醫療方針，未來為達到醫療照護的協調合作，應加強醫療機構間與醫師間的合作溝通。

 陸　結語

醫護人員與病人之間的關係，基本上是一種以恢復健康為目標的人際關係，此一關係應能持續地存在於醫護人員與病人之間，藉以協助病人獲得良好的醫療照護。國內目前的醫病關係已有逐漸疏離的趨勢，因此，在醫療過程中，醫護人員應不只是「醫療照護提供者」而已，也要成為病人的朋友；而病人除了是醫療照護的「接受者」之外，也應成為醫療照護過程的「參與者」，醫病或護病雙方應以共同參與的方式溝通互動，建立互相信賴及夥伴關係，以營造高品質的醫病或護病關係。

問題討論

一、郭偉明教授是肝癌手術治療的權威，求診病人很多，平時不苟言笑，對病人病情解說用詞不多，而且非常簡短，病人即使想多了解自己的病情，也不敢多問，病人只好到處打聽，甚至道聽塗說，最後常處在非常不安的狀態，請問郭教授與病人的關係是否符合當今社會的期待？是否可有改進之道？

二、李正順先生是一成功企業家，因心肌梗塞住院，住在特等病房，由於事業有成，非常自傲，對醫護人員講話都很不客氣，甚至都以指使的口氣要求醫護人員替他作這作那，請問李先生的態度在當今醫病關係的發展上是否合宜？應如何修正？

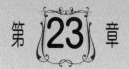

第23章

醫療糾紛的預防與處理
The prevention and intervention of malpractice

 壹　醫療糾紛的意義與定義

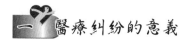 一、醫療糾紛的意義

醫療保健原本是每個國民的基本權利，就社會層面而言，它是一種服務性的消費行為；就國家層面而言，它是國民的基本權利。醫療保健服務係由醫院所提供，醫療服務提供者包括下列兩大主軸：

㈠醫療專業人員

包括醫師、護理師（士）、藥師（生）、醫檢師（生）、物理治療師（生）、職能治療師（生）、營養師、臨床心理師、呼吸治療師及助產師（士）等。

㈡非專業人員

包括醫務管理、工程、膳食、洗縫、環境清潔、傳送及保全人員。

在醫療院所與病人的糾紛事件中，除了可能發生醫病糾紛外，也可能由於其他相關醫事專業人員和非專業人員所引發，甚至由於醫院管理不當所引發。

二、醫療糾紛的定義

醫療糾紛在最近一、二十年都是世界各國的熱門話題，醫療糾紛在美國係使用 medical malpractice，可直譯爲醫療不當執業，或稱之爲醫療爭議，主要是指因爲醫療疏失所造成的醫療傷害問題。它可分爲廣義和狹義兩種定義（公民大學，2003；李，2001；何，2001；林，2001；楊，2002）：

㈠廣義的醫療糾紛

廣義的醫療糾紛泛指醫師和病人之間的一切爭執，依爭執內容又可細分爲：

1. 費用爭執

係指對醫療所產生費用支付問題的爭執；例如病房差額或對全民健保不給付項目之爭執。

2. 醫德的爭執

係指醫師個人素養問題，包括態度不佳、收受紅包等。

3. 醫療傷害責任歸屬的爭執

係指病人認爲在醫療過程中受有醫療傷害，而向醫師有所主張或要求稱之。可擴大解釋爲醫護人員爲病人施行相關醫療行爲時，因病人或其家屬親友對醫療之過程或結果不滿意，與醫護人員發生之糾紛。

㈡狹義的醫療糾紛

狹義的醫療糾紛則專指第三類「醫療傷害責任歸屬的爭執」。

貳、醫療糾紛增加的原因

最近數年醫療糾紛事件層出不窮，究其原因，可歸爲下列數項（公民大學，2003；何，2001；李，2001；盧，2022）：

1. 病人權利意識提高：近年來由於民眾的知識水準普遍提升，自認自己就是一個醫療消費者，已能善於主張自己的權益，因此，如果認爲醫療過程中有損自身利益，不再逆來順受，一定會力爭到底。站在法律的水平上，向醫護人員請求其應有的權益。

2. 由於醫療商業化，民眾也自然將醫療行爲視同爲商業行爲。

3. 醫病關係改變及醫師與病人社會地位改變：

(1) 過去醫病關係類似父子關係，一切聽從醫師指示行事，最近已逐漸演變成醫療提供者與醫療消費者關係，而且最近醫療商業化，醫療行爲有如生產線般的一貫作業，醫師提供給個別病人的治療時間縮短，有時候也未善盡告知說明義務，使病人對服務品質不滿，醫病關係惡化。

(2) 由於大型醫院的管理及運作，醫病之間的信賴關係與親密關係，已大爲減少，醫師的權威地位已受到挑戰，此外，病人受害者角色亦引起社會之同情，醫師的優勢地位已不如從前。

4. 病人的期望與現實間的落差：雖然目前醫療科技非常發達，但有些疾病仍無法治癒，因此病人的期望常與現實出現落差，當事與願違時，即容易向醫師或醫院請求賠償。

5. 社會運動過度蓬勃：最近幾年由於國內社會運動蓬勃發展，已使社會秩序解體，公權力淪喪，許多自力救濟事件層出不窮，醫療糾紛事件也常採取自力救濟方式。

6. 社會風氣敗壞，大眾媒體過度渲染，推波助瀾：有些病人或家屬對醫護人員過度強求，對於無法治癒的疾病或急救無效的情況，均心存賠償的歹念，若談判不成則抬棺抗議，甚至招待記者指責醫護人員或醫院的不是，常常演變成醫療糾紛事件。

7. 第三者的介入和慫恿：有些誤會事件只要說明或澄清應可和平落幕，但往往由於病人親友或民意代表的慫恿，而擴大爭端，最後也演變成醫療糾紛事件。

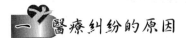 醫療糾紛的原因與型態

一、醫療糾紛的原因

發生醫療糾紛的原因很多，茲分別說明如下（公民大學，2003；李，2001；林，2001；楊，2002）。

(一)與醫療有關的原因

1. 診斷錯誤

由於診斷錯誤，導致不當治療或延誤治療。例如子宮外孕，誤診為腸炎，導致輸卵管破裂出血，或肝癌誤診為肝硬化，延誤治療等。

2. 用藥不當

包括用藥劑量或給藥途徑錯誤、用錯藥或給錯藥等。

3. 手術不當

包括手術部位不對，手術過程中疏於注意導致大出血，或異物遺留體內。

4. 輸血疏失

包括輸血過程疏失，導致張冠李戴，輸血時未雙重核對，導致拿錯血等。

5. 醫療處置不當

治療方法或急救處置不當或技術不正確等。

6. 院內感染

主要由於醫療照護過程未特別嚴守無菌技術，或使用汙染的衛材所引起。

(二) 其他原因

1. 轉診延誤或轉診途中發生病情驟變

有時由於醫院診所因限於設備和專長，無法提供必要的醫療處置，但又未立刻予以轉診，導致延誤治療，或在轉診途中病情突起變化，又無醫護人員陪同造成死亡，也會產生醫療糾紛。

2. 偽造紀錄或診斷書

⑴ 有時病人情況惡化，醫護人員該注意、能注意，但並未注意，以致未及時採取必要的處理，但為隱匿，故意填寫不實紀錄，若事後被發現，除了會使醫療糾紛更嚴重外，醫護人員也會觸犯偽造文書罪。

⑵ 醫師有時會因同情病人的處境，而開出不實的診斷書，讓病人獲取殘障補助，甚至逃避兵役，也會觸犯偽造文書罪，將會被處三年以下有期徒刑、拘役或五百元以下罰金。

3. 收受紅包，但醫療處置結果不符合病人的期望

4. 性騷擾

醫師對女性病人進行身體各器官系統的檢查，針對身體之敏感部位的檢查，若未事先徵得病人同意，也無女性護理人員在旁陪同，有時會被病人指為性騷擾，也可能演變成醫療糾紛事件。

5. 醫療儀器設備或衛材之瑕疵

此與管理不當有關，醫院有責任提供良好的醫療設備及衛材，若平時疏於維護，或為節省成本而採購不良品，而造成病人的損害，也會引發醫療傷害的損害賠償問題。

6. 病人或家屬過度苛求

有些疾病以目前的醫療科技並不能治癒，但病人或其家屬則認為醫護人員未善盡醫療責任，一味指責醫護人員的不是，如此也會引發醫療糾紛。

7. 醫護人員或行政人員服務態度不佳

醫護人員或行政人員有時會因工作負荷太重，在重大壓力下出言不遜

或惡言相向,或對病人的詢問置之不理,也會產生糾紛。

8. 不合理收費

有些醫院會要求病人自費購置高貴藥品、衛材,雖然在當時當場都照作無誤,可是事後若有其他親友提出質疑,也可能向健保單位提出申訴而引起糾紛。

二、醫療糾紛的型態

醫療糾紛依其發生後雙方之互動型態,大致可分為下列五種(吳,1993;李,2001):

(一)理解型

在醫療糾紛事件發生後,醫院與病人雙方經冷靜思考,和誠懇溝通後化解糾紛。

(二)吵鬧型

當醫療糾紛事件發生後,雙方得理不饒人,尤其病家大聲指責,拒繳費用或對外招待記者,甚至抬棺抗議等,時間可能持續很久。

(三)暴力型

當醫療糾紛事件發生後,病人或其家屬使用暴力傷害醫護人員、搶走病歷或破壞醫療設備等。

(四)告狀型

當醫療糾紛事件發生後,病人或其家屬寫信、上網或以電話向醫院院長或衛生主管機關告狀。

㈤訴訟型

當醫療糾紛事件發生後,病人或其家屬直接向警察機關報案,或直接向法院提出訴訟。

 肆 醫療糾紛損害賠償的影響

醫療糾紛發生之後,不論國內外,都必須「依損害程度予以賠償」,因此對醫病關係的調整和對醫師的執業態度都有深遠影響,茲分別對正面或負面的影響說明如下(李,2001;何,2001;陳,2000)。

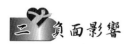 正面影響

1. 透過醫療疏失的賠償制度,經由病人的請求,可以擴大病人權利的宣導,減少醫病間的衝突,並避免病人或其家屬以暴力或其他社會衝突之方式解決糾紛事件。

2. 醫療疏失之賠償制度可以使素質不良的醫師加以淘汰,在美國,發生醫療疏失愈多者,其醫療保險費則愈高。可使醫師因面臨執業的困難而力求小心謹慎。此外,美國健康部也會將發生醫療疏失的醫師名單分送到各大醫院,對醫師的僱用有警示作用,長期而言,對醫療品質的提升應有所助益。

3. 賠償制度對醫療疏失有防範作用,尤其對醫師有警惕作用,可使醫師們為避免負擔損害賠償責任而以善良管理人應有之注意,提供醫療服務。

二 負面影響

1. 損害賠償制度在美國只對保險公司和律師有利,據統計病人所獲

得的賠償金額大約只有賠償總額的 50%，其餘的 50% 均用於支付律師或其他鑑定費用。

2. 損害賠償制度將導致醫師責任保險額的增加，相對的使醫療服務的成本增加。

3. 由於醫師的執業成本增加，也增加醫師執業的恐懼感，並且因而退出醫療服務，若此情形繼續增多，將導致有病無處就醫之窘境。

4. 醫師可能會為保障自己安全，避免訴訟而採行各種防禦性醫療（defensive medicine），例如增加各種診斷檢查或增加用藥等，都會造成醫療成本和社會成本的增加。

醫療糾紛的預防與處理

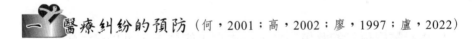 醫療糾紛的預防（何，2001；高，2002；廖，1997；盧，2022）

(一)與病人建立良好關係

1. 提供以病人為中心的醫療照護模式。
2. 維護病人的權益。
3. 增加與病人的互動。
4. 對各種醫療照護活動在進行時應作詳細說明。
5. 尊重病人的價值觀與人性尊嚴。

(二)了解在何種情況下較會發生醫療糾紛

了解容易發生醫療糾紛的人時地，包括：

1. 容易發生醫療糾紛的地點

包括急診部、手術室、加護病房和產房。

2. 容易發生醫療糾紛的時程

包括剛入院、緊急情況以及病況危急或突生變化時。

3. 容易發生醫療糾紛的病人

包括急診病人、外傷、車禍病人、生產婦人、自以為是不聽從醫囑病人、高額收費病人、訪客特多或特少病人、輾轉到處求醫病人以及神經質或人格缺陷病人。

㈢依醫療常規執行醫療照護

每一家醫院都應依照目前醫療科技水準及實證醫學研究結果，建立各種疾病的醫療照護常規，供醫護人員採行。

㈣自我充實、保持最新醫護知識與技能

1. 利用自我學習，吸收醫學新知。
2. 參加院內外在職教育活動。
3. 參加繼續教育。
4. 以實證醫學研究結果，作為醫療照護行動之依據。

㈤善盡注意義務

1. 詳細評估病人之身心狀況。
2. 當病人有不舒服之表示，應立即追蹤處理。
3. 在醫療照護過程中小心謹慎，隨時提高警覺。

㈥善盡告知說明義務

1. 對各項檢查與治療均應詳細說明。
2. 具侵襲性之檢查與治療，應詳細說明，在病人了解後同意才執行。
3. 對醫院的各項規定也應向病人解釋清楚，讓病人有所遵循。

㈦採行人性化照護及人性化管理

1. 採行人性化照護，尊重、關懷病人。
2. 採行人性化管理，關懷醫院的員工，讓員工有最佳的身心狀況以

照護病人。

(八)詳實記錄醫療照護內容

1. 病人的病情變化應詳實記錄。
2. 病人病情變化之整個醫療處理經過也應完整記錄。

二 醫療糾紛的處理 (何，2001；林，2001；高，2002；醫改會，2003)

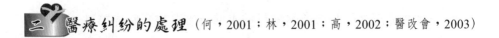

(一)醫療糾紛發生時應誠實面對病人

1. 醫護人員應以冷靜、誠懇的態度面對病人。
2. 以說明、澄清、溝通代替對抗、衝突。

(二)把握第一時間溝通

1. 平時即應教育醫護人員了解病人的身心狀況與需求，以及如何避免溝通上的衝突。
2. 設置專職處理人員，當醫療糾紛事件發生時，可及時提供病家所需的協助。
3. 立即提供完整的資料（病歷）。
4. 告知病人或家屬可以利用哪些醫院內部管道和院外管道表達需求。

(三)儘速釐清糾紛事件，並說明事實

1. 釐清事實
由醫院的醫療糾紛審議委員會進行調查，以了解醫療過程和結果是否有瑕疵或任何問題。
2. 說明事實與後續處理方式
由相關主管或醫療糾紛處理專職人員，邀請病人或家屬到醫院聽取說明。說明內容應包括事實澄清和後續將採取的補救措施。

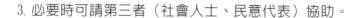

3. 必要時可請第三者（社會人士、民意代表）協助。

㈣若已進入司法程序，則應充分舉證

醫師在醫療糾紛中若要免除損害賠償責任應就「無過失」負舉證責任，這是民事訴訟法第二七七條在 2000 年修訂後的規定（第二七七條為「當事人主張有利於己之事實者，就其事實有舉證之責任。但法律別有規定，或依其情形顯失公平者，不在此限」）。當原告病患主張被告之醫護人員依侵權行為關係應負損害賠償責任時，應由被告就其「無故意或過失」之事實，負舉證責任（全國法規資料庫，2021；許，2002）。

　1. 詳細提供物證，包括病歷和各種佐證資料。

　2. 充分舉證，提供文獻或研究報告等參考資料。

　3. 請教律師如何舉證。

㈤事後檢討

若院方或醫護人員確實有所疏失，則應：

　1. 進行檢討，並執行改善措施，作成案例，讓相關人員知所警惕。

　2. 針對疏失部分，由當事人向病人或其家屬致歉。

　3. 建立一明確標準，提供相關單位採行。

三　對未來的建議

未來當然仍以預防醫療糾紛為主，不過醫療糾紛有時難以預防，因此：

　1. 醫療機構應組成醫療事故關懷小組，即時進行病人關懷與協助。

　2. 當發生醫療糾紛，進入司法程序前，應依照 2022 年 5 月 30 日立法院三讀通過之「醫療事故預防及爭議處理法」，向各縣市政府衛生局「醫事審議委員會」申請「醫療爭議調處」。

　3. 成立「醫療責任保險合作社」，由保險合作社處理賠償問題。

陸 結語

醫療糾紛的問題隨著國民的權益意識提高、醫師地位改變、全民健保造成醫—病關係疏離，在臺灣有日漸增加的趨勢。雖然從社會學的角度觀之，它是不可避免的，不過將來應透過醫護教育的重新規劃和社會制度改革，來謀求合理的解決，以減少醫療糾紛的社會成本，並減少醫—病雙方所受的傷害。

問題討論

一、李護理師今年剛從護專畢業，進入某綜合醫院嬰兒室工作已兩個月，有一天接獲護理長口頭指示，為新生兒施打肝炎疫苗，平常肝炎疫苗都存放在嬰兒室冰箱，所以當天早上接獲口頭指示後即從冰箱取出肝炎疫苗，但發現與平常使用的模樣不同，隨即向資深護理師求證，但該護理師告訴她肝炎疫苗最近換了包裝，所以李護理師就拿去施打在六個新生兒身上，該六名新生兒施打後不久，紛紛出現異狀，後來才知道是誤打麻醉護士存放的肌肉鬆弛劑，事發後雖然將六名新生兒分別送到各大醫院急救，但有一名終告不治，後來經司法程序，李護理師被判刑 2 年 6 個月，麻醉護士則判刑 1 年 6 個月，緩刑 2 年，請問：

　　1. 李護理師在施打肝炎疫苗之程序是否符合一般醫院常規？

　　2. 該綜合醫院是否有管理不當之疏失？理由為何？

　　3. 該麻醉護士的處罰是否太輕？理由為何？

二、郭如花懷孕後即定期到某區域醫院產檢，並決定採取剖腹生產，有一天在家開始陣痛，隨即坐計程車到醫院，到醫院時子宮口已開了四指，當時其產科醫師正好在看門診，因為子宮口已開了四指，所以醫師指示採自然分娩，但非常不幸的發生產後大出血，後來證實是瀰漫性血管內凝血（即羊水跑進血管），雖極力救治，但病人終於不治死亡，請問：

　　1. 產科醫師是否有醫療疏失？是否應對郭如花的死亡負責？

　　2. 在此糾紛中，醫師可提出哪些對自己有利的主張？

參考文獻

一、中文文獻

公民大學（2003）。病房**85033**影片簡介——有關醫療糾紛。取自 http://www. education.ntu.edu.tw/school/civis/timenews-board.asp?siteid=gettextcode&textco de:20030721D。

全國法規資料庫（2021）。民事訴訟法。取自 https://reurl.cc/Wq57qe

李毓珮（2001）。醫療糾紛處理機制之探討。未發表之碩士論文。臺北：國立臺北大學。

何曉琪（2001）。醫療錯誤之國際發展與研究取向之優劣分析——美國、澳洲、英國及臺灣之實證分析。未發表之碩士論文。臺北市：國立臺灣大學。

吳正吉（1993）。護理人員如何預防與解決醫療糾紛。醫事法學，4(6-8)，74。

林明泉（2002）。臺灣地區外科手術醫療糾紛之研究——以醫病關係為例。未發表之碩士論文。臺北市：國立師範大學。

林誠二（2001）。醫療糾紛處理機制之探討。未發表之碩士論文。臺北市：國立臺北大學。

高添富（2002）。醫師責任與保險法制之研究。未發表之碩士論文。臺北市：政治大學。

徐美苓（2003）。踏出求醫的第一步，七項掌控醫療照顧的原則。財團法人臺灣醫療改革基金會會訊，7，17-20。

翁玉榮（2001）。也談醫病關係——從法律責任層面。財團法人臺灣醫療改革基金會成立特刊，23。

莊茂（2000）。臺灣病人人權之研究。臺灣醫學人文學刊，1(1)，86-101。

許振東（2002）。從舉證責任的倒置看醫療糾紛的問題。臺灣醫界，45(6)，35-37。

陳春山（2000）。醫師、病人、醫療糾紛。臺北市：書泉。

陳榮基（2002）。醫療糾紛之預防。臺灣醫學人文學刊，3(1、2)，103-109。

楊秀儀（2001）。醫療糾紛與醫療無過失制度——美國經驗四十年來之探討。政大法學評論，68，1-38。

楊秀儀（2002）。論醫療糾紛之定義、成因及歸責原則。臺灣本土法學雜誌，27，121-131。

衛生福利部（2022）。醫療事故預防及爭議處理法，臺北市：衛生福利部。

蔡甫昌（2003）。從生命倫理之發展談醫學倫理教育。*醫學人文通訊*，創刊號，35-36。

廖文煥（1997）。刑事醫療過失實務。*華岡法粹*，25，4。

賴其萬（2000）。醫病關係。於戴正德、李明濱編著。*醫學倫理導論*，pp.71-81。臺北：教育部。

盧美秀（2022）。*護理倫理與法律（三版）*。臺北市：華杏。

謝博生（2003）。*醫療概論*。臺北市：國立臺灣大學醫學院。

戴正德（2003）。二十一世紀醫生所需的倫理思維。*臺北市醫師公會會刊*，47(2)，38-40。

醫療改革基金會（2003）。*突破醫糾困境，誠實是最好的政策*。臺北市：醫改會。

二、英文文獻

Cohen, M. & Bishop, J. (1995). Other attitudes affecting the doctor-patient relationship. *Academic Medicine*, 70 (6), 461.

Delbanco, T. L. (1992). Enriching the doctor-patient relationship by inviting the patient's perspective. *Annals Internal Medicine*, 116, 414-418.

Institute of Medicine (2001). *Crossing the quality chasm: a new health system for 21ˢᵗ century*. American: National Academy.

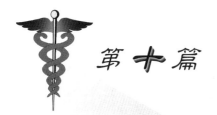

第十篇

臨床上常見的
倫理爭議議題

(Clinical common ethical issues)

　　由於科技的高度發展，使許多醫療相關診斷與治療不斷創新，隨著這些創新的診斷和治療以及人類價值觀的改變、對人權的重視，也帶來許多倫理與法律爭議議題，本篇特就下列重要議題深入探討：

・代理孕母的倫理與法律議題。

・器官移植的倫理與法律議題。

・醫學研究與人體試驗的倫理與法律議題。

・人類基因科技的倫理與法律議題。

・安樂死的倫理與法律議題。

・病人約束的倫理與法律議題。

・精神病患強制就醫的倫理與法律議題。

第 24 章

代理孕母的倫理與法律議題
Ethical and legal issues of surrogate motherhood

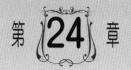

壹　前言

　　不孕是許多已婚夫婦心中的痛，據估計臺灣每五千到一萬個婦女中，就有一位婦女需要藉由代理孕母的方式才能擁有自己的孩子，這群不孕婦女渴望藉由代理孕母來解除切身之痛與完成一生的心願。不過，由於代理孕母涉及第三人的身體，以及長達十個月的懷孕過程，同時也牽涉到血統認定及親子關係界定的法律問題，臺灣的女性主義論者也認為，願意擔任代理孕母者多半是經濟弱勢的一方，在法令不周情形下，難以保障弱勢者的權益，而嚴格的血統主義認定，更將女性視為孵育箱，物化女人的身體。從技術面而言，代理孕母的懷孕生產過程將使兩個女人同時接受繁瑣、痛苦的治療過程，而且必須進行好幾次植入才可能成功。此外如何簽訂代理孕母契約，酬勞如何規定才算合理，所牽涉到的倫理問題如何解決等，在立法院審議人工生殖法，是否應將代理孕母合法化之際，實有進一步探討社會各界對代理孕母相關議題看法的必要（陳，1999；蔡、陳，1998；Wyse, 2000；Van Zyl & Van Niekerk, 2000）。

　　從傳統社會的借腹生子到衛生署時期研擬開放的代理孕母已嚴重衝擊社會既存的法律與規範，在探討代理孕母是否應該合法化之前，我們應先了解代理孕母的意涵，我國代理孕母的法律沿革、世界各國對此技術的相關規範以及我國各界對代理孕母的看法，以便對代理孕母議題表達個人或

專業團體立場。

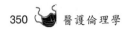 **代理孕母的定義**

　　代理孕母譯自「surrogate mother」，「surrogate」係指代替、取代之意，係指一位婦女基於同情因素或其他經濟理由，同意代為生育小孩（Baid, 1996; Van Niekerk & Van Zyl, 1995）。

㈠根據胎兒與孕母之間是否有血緣關係（蔡、陳，1998）

　1. 有血緣的代理孕母（genetic surrogacy）
係指孕母與胎兒間有某種程度的血緣關係，又可分為下列兩種：
⑴部分代孕（partial surrogacy）：精子是委託夫婦之夫的，卵子則是孕母的，經由人工授精，而後在孕母子宮中孕育到生產的代孕方式。
⑵完全代孕（total surrogacy）：精子由別人捐贈，或由孕母配偶捐贈，與孕母的的卵子授精，而後孕育生產的生產方式。
　2. 妊娠代孕（gestatory surrogacy）
由委託夫婦的精卵，或由不具名者捐贈，經由人工授精，而後將胚胎植入孕母子宮內代孕，胎兒與孕母完全無血緣關係。

㈡依據我國「人工生殖法草案」中的規定

　　我國 2003 年提出的人工生殖法草案第三條，將代理孕母定義為「與受術夫妻約定提供子宮，接受受術夫妻之胚胎並代為孕育生產胎兒的婦女」。

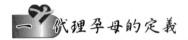 **我國代理孕母立法沿革**

　1. 1986 年 7 月公告實施之「人工生殖技術倫理指導綱領」，原則上

禁止代理性質的孕母行為。

2. 1994 年公告實施之「人工生殖技術管理辦法」明文禁止醫療機構施行代理孕母之人工生殖技術。

3. 1996 年 1 月 30 日再討論「人工生殖法草案」中,人工生殖技術諮詢委員會決議不開放代理孕母合法化。

4. 1997 年 6 月,將代理孕母開放與否,兩案併陳,列入人工生殖法草案,並於 1999 年 3 月呈現代理孕母版本,並對實施代理孕母的條件、代理孕母契約、代理孕母所生子女之法律地位作了規範。

5. 2002 年 5 月衛生署在其「人工生殖法案總說明」中,特別提出「以代理孕母方式實施人工生殖,因事涉複雜的權利義務關係,且尚無法為現制觀念所接受,目前不予考慮」。

6. 2003 年 3 月 40 名立法委員聯合簽名提出之人工生殖法草案又將代理孕母納入其中,但行政院版之人工生殖法草案,仍維持 2002 年 5 月之內容。

7. 2007 年 3 月 21 日公告之「人工生殖法」,未列入「代理孕母」內容。到目前為止,仍未將「代理孕母」合法化。

三 世界各國對代理孕母的立法情形

根據衛生署(2002)的統計,截至 2001 年止已有 30 多個國家對代理孕母有所規範,但真正立法通過者只有英國、以色列以及美國部分州。特列舉 6 個國家加以說明(林,1999;陳,1994;楊,1996;Benshushan & Schenker, 1997;Brinsden, Appleton, Murray, Hussein, Akagbosu & Marcus, 2000)。

㈠英國

1. 1982 年成立人類受精及胚胎發展研究委員會,探討人工生殖技術對社會可能造成的影響,並於 1984 年公布瓦諾克報告(Warnock

Report），建議禁止代理孕母行為，強調因個人目的而利用另一人代理懷孕是不道德的，且擔心造成商業剝削的危險及私下利他性代孕或不收取費用的代孕（例如為不孕好友或姊妹代孕）。

2. 1985 年通過「代孕安排法」，禁止商業行為的代理孕母，但不孕夫婦可以自行尋找代理孕母，只要沒有商業經紀人參與其中，無償的仲介仍屬合法。不過對代孕所生子女的法律地位、契約效力和型態並未規定。

3. 1990 年通過「人類生殖與胚胎研究法」，加入「代理妊娠不可強制」條文。同時對母親身分加以界定，代理孕母所生的子女視為孕母的法定子女。此外，由於代理孕母契約不可強制執行，所以代理孕母仍保有子女監護權。

(二)美國

1. 1988 年美國國家統一各州法律制定委員會通過「技術援助妊娠出生子女法定地位統一法」，禁止商業化的代理孕母行為，並對代理孕母所生子女的法律地位加以規範，提供各州立法之參考。

2. 目前通過代理孕母法案的州，包括維吉尼亞、阿肯色、俄亥俄、新罕布夏、加利福尼亞，法案中規定委託的不孕夫婦才是合法的父母，若雙方引發爭議，應依合約解決，強調代理孕母應遵守合約，放棄對孩子的扶養權。

3. 北達科他州及亞利桑納州仍禁止代理孕母行為。

(三)德國

1. 1985 年由「基因工程學之可能性與危險性」特別調查委員會，提出體外授精、染色體重組及遺傳細胞治療報告書，報告書中原則上禁止代理孕母行為，不過若為遺傳學及醫學認定該婦女確無懷胎能力時，得例外以其近親代為孕育子女。

2. 1989 年於「收養介紹法」中，增列禁止有關代理孕母之居間仲介行為，以及禁止仲介代理孕母為目的的廣告與宣傳。

㈣法國

1. 於 1984 年成立國家倫理諮詢委員會，針對遺傳、生殖與法律問題展開討論，1986 年的報告書中主張代理孕母契約違背公序良俗者無效，因而不履行契約者亦不必負損害賠償責任。

2. 1989 年之生命科學與人權關係草案亦否定代理孕母的合法性，認為違反者應受刑事制裁，不過並未嚴格執法。

㈤澳洲

1. 昆士蘭州於 1988 年制定代理孕母親子法，法案中不論代理孕母是否涉及商業交易，一律禁止。

2. 南澳亦於 1988 年修訂家庭關係法，禁止代孕行為，不過對違反者是否處罰，並無規定。

3. 維多利亞省於 1984 年制定之「不孕法」，亦禁止代理孕母契約及商業仲介行為。

㈥日本

日本厚生科學審議會於評價生殖輔助技術專門委員會在 2000 年 12 月提出之「有關提供精、卵、胚胎等生殖輔助醫療報告書」時，強調「以營利為目的，協助他人配偶生子，作成胚胎，代理孕母等應予以處罰」，不過政府並未立法加以規定。

由上述國家的立法過程，可知其對人工生殖所可能衍生的問題，大多以成立特別委員會方式邀請醫學、法律及倫理學者專家參與研究討論，並針對研究、討論結果，提出報告供法令制定時之參考。不過由於代理孕母極具爭議性，到目前為止，各國對於代孕行為的合法性及契約的法律效力等問題亦未達成共識，大多傾向將代理孕母問題由家庭自行解決，而非交由政府裁決。

貳 各界對代理孕母合法化的看法

代理孕母雖可解決部分不孕夫妻的痛苦和對子女的渴望，但無可否認的，亦已牽涉到人類基礎的人倫關係和法律問題，因此，在正式立法之前，必須進行有關生理學、心理學、社會學、倫理學以及法學等等的深入探討，尤其在觀念和意識層面更應加以重視。茲將宗教界、法界、倫理學界、女性主義論者、不孕婦女以及醫護界對代理孕母相關議題的看法彙整如下。

一、宗教界對代理孕母的看法

宗教界普遍認為代理孕母是違反倫理、違反人的尊嚴，不但使婦女子宮工具化，也使生命商品化，嚴重矮化孕育過程的價值，且難以禁止商業行為。

(一)佛教界

佛教界認為代理孕母不宜純粹定位為「不孕夫婦誕生新生命的福音」，而是人類「有後有愛」生育的渴望本能驅動與文化訓練中，以貪瞋癡互相角力的產物。在這場角力中，科技戰勝生命，使孕母和受精卵都成了工具或配件。如果一個人只為了減免自己不孕之苦而增加他人（特別是無權選擇出生背景的嬰兒）的痛苦，依佛法而言是當事人只顧自利而未能善盡護生責任（釋昭慧，1997）。

大部分佛教界人士皆肯定人倫的價值，認為人皆有佛性，人間的布施是無我的布施，人間的慈悲是無執的慈悲，代理孕母需有感同身受的慈悲為懷，不應將代理孕母視為生孩子的工具，孕母亦不應因私心而將胎兒占為己有或視為生財工具。因此，部分佛教人士在上述條件下，並不反對代理孕母的作為，反而會在慈悲心的引導下樂見其成（尉，1997a）。

㈡基督教

就傳統社會而言，父母與子女關係的形成，不是婚生、就是非婚生，不是親生就是收養。不過，自從七○年代末期有了代理孕母之後，問題就變得更複雜，以往的父母與子女關係比較單純，它使血緣父母、妊娠父母和社會父母三者關係明顯分開，表示遺傳不等於生育、生育不等於養育、各有各的獨立性，也給傳統的自然生殖倫理觀點帶來嚴重的衝擊。因為「人類已掌握了製造嬰兒的技術，生殖過程可以與婚姻、家庭相脫離，這種分離生殖過程至婚姻、家庭關係的做法，自然引起代表西方傳統自然生殖倫理觀的基督教的強烈反應，不過，這樣的反應強度並非整個基督教人士都是一致的。一般而言，基督教的反應較不強烈，天主教的反應則較強烈，兩方教派之反應、意見極為類似，不過天主教派較有一致的論點」（尉，1997b）。以下將以天主教的論點作為重要論述之重點。

㈢天主教

天主教認為代理孕母將侵害親子倫理和嬰兒自然出生權利，屈辱人性尊嚴，破壞婚姻家庭尊嚴，是一種割裂母職的行為，艾立勤（1999、2003）強調是否應讓代理孕母合法化應從下列各個角度來考量。

1. 胎兒的尊嚴
⑴ 代理孕母將「小孩的來臨」變成科技的產品、交易的商品，在施術過程中更是伴隨著製造過多胚胎，而有減胎及將胚胎拿來作實驗、冷凍、銷毀等濫殺無辜的行為，它是不道德的。
⑵ 代理孕母在醫學技術上需經過體外授精（試管嬰兒），其執行過程並未尊重胎兒的尊嚴。因在體外授精過程中，可能製造多個胚胎（備份），而只有一個胚胎被孕育出生，其餘的或淘汰或以冷凍保存供日後使用，在此過程中，胚胎被視為一種產品，而非人。在上述過程中，也使父母與子女之間失去人性的關係，因為那些備份的胚胎和那個被孕育出生的胚胎，同樣是父母的子女，但是父母卻只承認出生的嬰兒，照理應該是每一個胚胎均成為父

母的子女，都應該享有父母的愛，而不應有差別待遇。此種做法不但傷害親子關係，也破壞手足之情。

2. 婚姻家庭的尊嚴

「二人成爲一體的婚姻」是上帝所預許的，婚姻有其極高的尊嚴而不容許第三者的介入，藉助另一位女性來懷孕的「代理孕母」是違反道德的行爲。

3. 夫婦性愛行為的尊嚴

父母因愛而結爲一體，是胎兒對愛的基礎生命經驗，這是科技與試管所無法代替。而且，十月懷胎爲父母與子女之間親密、信任關係的建立，是極爲深刻的，父母因愛結合及受孕的事實是人類受孕的尊嚴、人的尊嚴與婚姻生活的尊嚴，三者之間不可分割的樞紐。

4. 代理孕母的尊嚴

代理孕母是將女性身體工具化，加強女性傳統「傳宗接代」的工具角色，成爲父權體制壓迫女性的助力，使女性喪失自主性，因此，代理孕母本身並無尊嚴可言。

5. 母子或母女的基本關係

倫理上母子（女）關係的基礎，在於子女是人，是爲自己存在，是目的，不是工具，但是代理孕母似乎只在滿足不孕夫婦的渴望，而將「胎兒」、「代理孕母」都視爲工具或物體，而不是人。人不應是滿足他人渴望的工具，這是倫理的基本原則（眞理），此種錯誤，不但把胎兒及代理孕母非人化，也把母子（女）關係非人化。

所以，我們不應該因同情一些人主觀對孩子的渴望，而破壞母子或母女關係的客觀倫理基礎，以及踐踏胎兒和代理孕母的尊嚴。

二 法界人士對代理孕母合法化的看法

㈠代理孕母所生子女之法律定位爭議

1. 主張代理孕母合法化者，認爲代理孕母所生子女之法律地位，可

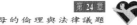
規定為「夫妻於婚姻關係存續中，以夫之精子與妻之卵子，經代理孕母懷胎及分娩之子女，自受胎時起視為受術夫妻之婚生子女。但受術夫妻、代理孕母或其配偶能證明該子女非自受術夫妻之生殖細胞受胎者，得於發現此事實一年內提起否認父母子女關係之訴。經第一項否認之訴確定判決後，關於父母子女之關係適用民法之規定」。

2. 我國民法親屬編第九六七條規定：「直系血親謂己身所從出或從己身所出之血親」，因此，懷胎分娩者為該子女的母親（全國法規資料庫，2015；詹等，1996）。

3. 民法第一○六一條界定「婚生子女係指由婚姻關係受胎而生之子女」，並應具備下列三大要件：(1) 其父母應有婚姻關係；(2) 其受胎係在婚姻關係存續中；(3) 由母之夫受胎。民法並根據醫學統計規範於一○六二條規定「凡在婚姻成立 181 日後，或婚姻解除後 302 日內出生的子女，均推定為婚姻關係中所懷胎者，並將在此婚姻中受胎而生之子女推定為夫之婚生子女。」（全國法規資料庫，2021；林，1996）

4. 若以現行民法規定來解釋代理孕母所生之子女，則可能會出現下列問題（王，1998；陳，1998）：

(1) 代理孕母若為未婚，其所生子女即為「無法律上之父」的非婚生子女。父親雖得認領子女，但具基因、血緣的母親，卻只能以收養方式與子女建立法律上的身分關係，此與開放代理孕母的立法本意相衝突。

(2) 若代理孕母已婚，則父子（父女）關係的推定將使代理孕母之夫成為該子女法律上的父親。若代理孕母夫婦不願提出婚生否定之訴時，不孕夫婦在取得與子女的法律身分關係將出現紛爭。

5. 除了子女身分的認定問題外，代理孕母、不孕夫婦及施行人工生殖的醫療機構三者如何訂定代理孕母契約？代理懷孕的委託行為及彼此權利義務應如何規範？契約的可執行性如何等等，都有待解決。

(二)醫事法律專家的看法

茲引述醫事法律專家李（2000）對代理孕母的論點如下：

1. 生殖必須已經具有法意識共識地被認為屬於我國憲法所保障的一種個人基本權利時，中央政府才有積極立法為純屬個人因素的先天無子宮或子宮因病切除的不孕症者，開放代理孕母生殖機會的法理上必要。

2. 將生殖設定是屬於夫或妻，甚至是一個人的權益時，只要無性生殖在技術理論面已經可行，法理上就導引不來禁止這種科技的研究與運用。

3. 若一方面開放容許代理孕母，他方面卻禁止無性生殖，將造成互相矛盾。

4. 臺灣目前先天無子宮的婦女到底有多少人，未見衛生主管機關或婦產科醫學界公開表明，缺乏可信統計數據足以支持必須及時立法的背景理解。

5. 在中央衛生主管倡導醫療法規鬆綁之際，若容許代理孕母行為，而又沒有配套設計用以控制的情況下，將導致子宮因病切除的浮濫，最後可能導致子宮切除愈多，代理孕母之需求也相對增加的婦產科獨贏局面，當然健保支付也會配合醫界訴求而相對增加。

6. 若委託夫婦和代理孕母間因契約的訂立與履行衍生爭議，受害的將是無辜的孩子（例如孩子出生前一個月，委託夫婦離婚，孩子生下將無人撫養）。

(三)法律學者的看法

臺大法律系顏（1999）認為國家不應禁止代理孕母合法化，其所持理由如下：

1. 對於「非可歸責於己」的不利益，國家應盡力協助以消除不平等。不孕應為非可歸責於這些婦女的不利益，不應以法律限制而削弱其社會地位。

2. 就規範理論來觀察，應朝下列兩個層面思考：

(1)法律的禁止通常都要連結某種「制裁」，因此，除了禁止的正當性之外，也要考慮制裁的正當性。但是在違法實施代理孕母的情況下，不論處罰誰，其正當性都不高。若只處罰醫師而不處罰當

事人，這種不處罰主行為而罰幫助行為的立法，會讓人懷疑所涉及的行為真是一種「犯行」嗎？其次，禁止不等於該行為不會存在，只要行為誘因仍在，行為就會不斷出現，禁止的結果，反而會促使出現更高價位的商業代孕行為。因此頭埋沙中的「禁止做法」，只會讓地下實施者的法律關係陷入更大的不安定狀態，萬一鬧上法院，就只好「法官造法」一番。

(2) 女性主義反對身體商品化，事實上是「具體困境的抽象運用」，因為代理孕母的開放，已經確定可以幫助某些不孕婦女，除非能證明開放將會對多數婦女造成極大的不利益，否則抽象地援用身體商品化或為父權傳宗接代等概念來反對，除了繼續讓不孕婦女不方便外，並無助於女性具體處境的改善。

(四) 其他法界人士的看法

大多數法界人士認為代理孕母將會衍生下列問題：

1. 成長的胚胎（兒）所有權屬誰？

2. 委託夫妻有無權利要求孕母戒除生活惡習，以免對胎兒不利？

3. 孕母接受植入授精卵後如果還有性生活，自己的受精胚胎是否會擠掉原來的胚胎？

4. 若胎兒有缺陷，委託夫妻不認帳，怎麼辦？

5. 出借子宮後，將引發哺乳系統分泌乳汁，大腦邊緣系統開始產生母愛，屆時要交出「親生小孩」可能造成痛苦，而拒絕交出嬰兒怎麼處理？

6. 孕母若以胎兒為由行其他非必要需索又該如何規範？

7. 對出生的小孩是否該保密？如何保密？

三 倫理學家的觀點

㈠一般倫理學家的看法

1. 大多數的倫理學家認為代理孕母是一種非自然的行為，破壞自然的定律，可能需要付出很大的代價。

2. 就功利主義的觀點，它雖然可解除部分不孕夫妻的痛苦和對生子之渴望，但違反倫理道德規範。

3. 生子是神聖的事，不可以有商業行為，當作交易也是不道德的。

4. 生產若變成商業買賣，會迫使貧窮的女性淪為工具，會失去其尊嚴。

5. 若同時借腹與借卵，易產生與同母異父之兄弟姊妹結婚之亂倫情形。

㈡臺大哲學系學者

孫（1997）強調代理孕母行為必須符合下面四個條件才算合乎倫理：

1. 委託代理孕母必須是在沒有任何其他辦法下的救濟手段

這通常係指婦女無法以自己的子宮孕育胎兒的狀況，包括婦女子宮因病切除，或子宮雖然尚在，卵巢也能排卵，但由於過去有習慣性流產或其他嚴重病變，經醫師診斷不宜懷孕者。

2. 委託夫婦必須使用自己的精卵

大家都認為「沒有一個孩子會高興不知道自己的父母是誰」，若選擇使用別人的精卵，等於有意阻絕孩子的親子認同。此外，若代理孕母所使用的是自己的卵，這已不是代理懷孕，而是將生育與養育分裂，將割斷原本不容割斷的親子關係。

3. 所使用的人工生殖方法不可以任意傷害授精卵或胚胎

授精卵或胚胎已是在連續發展過程中的初期人類生命，我們沒有理由把胚胎當成只是沒有生命的細胞組織或生化材料，應避免培養過多的受精卵，事後再進行減胎手術。

4. 不可將代理孕母商業化

以報酬為主要目的的代理孕母容易使代理孕母只為了錢，而將胎兒或自己身體工具化，而且也可能演變成有錢婦女對貧窮婦女的經濟劫掠。

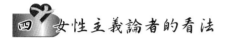

四 女性主義論者的看法

(一)反對派的看法

認為代理孕母是將女性身體工具化，加強女性傳統「傳宗接代」的工具角色，成為父權體制壓迫女性的助力，使女性喪失自主性，將生子定為女人的天職，也是女人存在的唯一價值。

茲將學者劉（1997）對女性主義者反對「代理孕母」的看法，摘錄於下：

1. 代理孕母制是將女性身體工具化，加強女性傳統傳宗接代的工具性角色，成為父權體制壓迫女性的助力，使女性喪失自主性，更嚴重威脅臺灣女性的健康。

2. 人工協助生殖法號稱世界第一的法案，值得思考的是，我國並非科技最進步的國家，也不是最有同情心及愛心的國家，為什麼我們要首開先河？

3. 代理孕母明顯違反社會善良風俗，在人工試管嬰兒技術上產下的男嬰已明顯比女嬰多，而且商業行為根本無法透過法令約束。

4. 將來不孕夫婦與孕母之間若因契約的訂定與履行衍生爭議，受害的將是無辜的孩子。況且現行的收養制度下，許多不孕夫婦已收養孩子，建構幸福美滿的家庭，在臺灣條件不足，未作好準備情況下，不應讓代理孕母合法化。

(二)贊成派的看法

支持代理孕母合法化者則認為代理孕母生及養分離的情境，女性可以自由選擇要在哪個過程當上母親，有給職的代理懷孕可使社會正視女性生

育的辛勞。

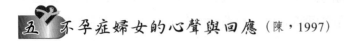

五　不孕症婦女的心聲與回應（陳，1997）

(一)不孕症婦女的心聲

陳昭姿女士自喻代表一群苦命的不孕女人，道出其血淚的心聲，她勇敢駁斥一群泛道德論者，不明就裡的要求她們勇敢面對不孕的事實，要求她們發揮大愛去領養別人的孩子。她無法認同所有的指責與要求都針對女人，卻沒有人檢討東方社會裡的「丈夫」與「婆家」，面對「妻子」與「媳婦」的不孕該有的態度與省思。

(二)對反對代理孕母論調的駁斥

反對代理孕母合法化者最常使用的質疑包括子宮工具化、親子倫理與婦女人權，陳女士的回應如下：

1. 子宮工具化的疑慮

子宮原本就是一個工具，除了讓孩子生長，它沒有其他已知的功能。婦女出於自由意願下提供子宮，既非脅迫，何來剝削之說呢？

2. 親子倫理顧慮

我國人工生殖法草案對代理孕母的定義，應屬精卵都來自不孕夫婦之代孕行為，比目前的捐精、捐卵更無血統問題，親子關係的定位清楚對親子倫理的顧慮純屬多餘。

3. 婦女人權考量

女性主義論點所強調的應是父權文化下的需求，這是一個似是而非的說辭，其實反而只發生在捐卵的行為，因為妻子本身無卵，而只是為了保留夫的精子而生育下一代，才是對婦女人權的剝奪。而代理孕母卻同時完成妻與夫的願望，因為它共同保留了妻與夫的生殖細胞。

4. 收養孩子的問題多

收養孩子之後，養父母有許多問題等待克服，例如：如何將其身世去

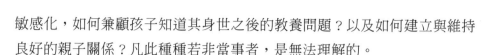
敏感化，如何兼顧孩子知道其身世之後的教養問題？以及如何建立與維持良好的親子關係？凡此種種若非當事者，是無法理解的。

(三)對社會及不孕夫婦的建議

陳女士根據其個人經驗，對不孕夫婦提出下列三項建議：

1. 社會應該設法盡全力以科技幫助這些不孕夫婦擁有自己的孩子。

2. 如果證明科技也失敗了，最好勸導當事人嘗試思考沒有孩子的生活。

3. 如果以上兩件事都作不到，最後才考慮領養別人的孩子。

陳女士最後強調讓代理孕母合法化，可提供不孕夫婦多一個選擇，不孕夫婦可根據個別承受的家庭壓力、自身的經濟能力，以及夫婦兩人對往後的生活型態作選擇。

六　醫護界對代理孕母的看法

醫護界對代理孕母的反對不像宗教界、倫理界及法界人士那麼強烈，大多以半接受態度，默默為不孕夫婦及代理孕母提供醫療服務，不過仍共同關注下列問題：

(一)代理孕母商業化與胎兒商品化

根據 Reame 和 Parker（1990）的研究發現在 125 位代理孕母應徵者中，89% 的動機為獲取金錢回饋。Ber（2000）及 Erlen 和 Holzman（1990）也強調商業化行為可能會把代理孕母當作胎兒的製造廠，而忽略其人格上的地位。

(二)代理孕母與胎兒的身心傷害

代理孕母在懷孕過程中可能必須接受基因檢查、羊膜穿刺以及植入技術，不但可能造成身體傷害，也可能造成精神上負擔。此外，代理孕母

在懷孕期間與胎兒之情感發展在孩子出生前已存在，孩子出生後立即終止此種情感連結，對母子皆是一種傷害（Ber, 2000; Reame & Parker, 1990; Van Niekerk & Van Zyl, 1995）。芬蘭的研究發現在 17 位代理孕母中，就有 2 位出現產後憂鬱症（Söderströn-Anttila, Blomqvist, Foudila, Hippeläinen, Kurunmäki, Siegberg, Tulpplala, Tuomi-Nikula, Vilska & Horatta, 2002）。

(三) 臨床實務上的困難

1. 遺傳工程諮詢失誤之責任歸屬

代理孕母在孕前及產前的遺傳諮詢多由醫護人員負責，若因諮詢失誤造成孩子遺傳基因疾病，應由誰負責？目前各國對此問題並沒有規定。

2. 處理母子分離痛苦的困難度高

代理孕母最感痛苦的事，是要不斷告誡自己，所懷的不是自己的孩子，必須想盡辦法讓自己與胎兒沒有情感連結，以減輕分離的痛苦，護理人員面對此種情況，尤其對已陷入產後憂鬱症的代理孕母，所能給予的協助極為有限，常陷入兩難困境。

 # 代理孕母的倫理與法律爭議

茲將人工生殖（含代理孕母）所產生的倫理與法律爭議綜合整理如表 24-1。

表 24-1　人工生殖之倫理與法律爭議問題

問題 人工生殖方式	法律問題	倫理問題
1. 不孕夫妻間之體內授精或體外授精	無	無
2. 借精生育	夫妻若在婚姻關係存續中，則妻所生子女，法律上為夫之婚生子女。	1. 與夫無血緣關係。 2. 易產生與同父異母之兄弟姊妹結婚情形。

（表 24-1 續）

3. 借卵生育	1. 妻為法律上的母親。 2. 實際上捐卵女子才是孩子的真正母親。	1. 與妻無血緣關係，但有懷孕事實。 2. 易產生與同母異父之兄弟姊妹結婚情形。
4. 借腹生育	係一違法行為。 易發生孩子歸屬權糾紛。	1. 破壞自然的定律。 2. 屈辱人性尊嚴，破壞婚姻家庭尊嚴。 3. 矮化孕育過程的價值。
(1) 被借腹女子已婚	1. 所生之子女，為被借腹夫妻的婚生子女。 2. 必須經提否認之訴後，才由不孕夫妻以認領方式領養。	4. 將女性身體商品化、工具化。
(2) 被借腹女子未婚	1. 所生子女為委託者之非婚生子女。 2. 由不孕夫妻以領養方式領養。	5. 易淪為商業行為。 6. 易產生與同母異父之兄弟姊妹結婚情形。

 # 肆 代理孕母合法化之相關規範

我國立法院（2003）由 40 位立法委員共同提出的人工生殖法草案中，有關使用代孕者之人工生殖相關規定如下。

一、實施使用代孕者受術夫妻之要件

1. 醫療機構為受術夫妻實施代孕者人工生殖前，應施行下列之檢查與評估：

(1) 一般心理、生理及家庭、社會狀況評估。

(2) 家庭病史：包括本人、其二親等以內之直系、旁系血親之遺傳性疾病紀錄。

(3) 有無有礙健康之傳染性疾病。

⑷ 其他經主管機關公告之事項。

2. 符合下列各款情形之夫妻，醫療機構始得為其施行使用代孕者之人工生殖：

⑴ 經依規定實施檢查及評估結果，適合接受人工生殖者。

⑵ 夫妻雙方均具有生殖細胞，無需接受他人捐贈精子或卵子者。

⑶ 妻具先天性無子宮或子宮因病切除者。

⑷ 妻因子宮疾病或全身性疾病不適合懷孕，經主管機關指定之兩家醫療機構內一定資格之醫師證明屬實者。

二　代孕者之條件

1. 符合下列各款條件者，醫療機構始得接受其為代孕者：

⑴ 20 歲以上，未滿 40 歲之婦女。

⑵ 曾生育子女者。

⑶ 經依規定實施檢查及評估結果，適合為代孕者。

2. 代孕者與受術夫妻為四親等內親屬，且輩分不相當者，不得為之。

三　代孕者人工生殖計畫

經主管機關許可之醫療機構實施代孕者人工生殖前，應擬具實施計畫報請主管機關核定。

四　代孕契約

1. 當代孕者人工生殖計畫經主管機關核定後，受術夫妻應與代孕者訂定書面契約，並依公證法之規定公證。

2. 代孕者有配偶者，其配偶應共同簽訂，但受術夫妻非因過失不知

代孕者有配偶，致該配偶未為簽訂時，契約仍為有效。

3. 主管機關應擬具並公布代孕者人工生殖模範契約，並規定其應記載及不得記載之事項。

4. 凡所簽訂契約之內容，違反主管機關所規定之內容者該條款無效。

5. 所簽訂契約之內容，不得限制代孕者依優生保健法第九條第一項第三款施行人工流產之權利。

五　代孕者專業仲介機構

公益性法人經報請主管機關許可，得從事代孕者之仲介，但應遵守有關工作人員資格、工作內容及範圍、作業細則、管理、監督及其他應遵行事項之規定。

六　代孕者人工生殖子女之地位

1. 代孕者分娩所生子女，視為受術夫妻之婚生子女，但能證明非由受術夫妻之生殖細胞結合形成之胚胎孕育而成者，不在此限。

2. 受術夫妻簽訂契約並經公證，縱有契約無效或經撤銷之情形，或受術夫妻間之婚姻不成立、無效；經撤銷，或受術夫妻離婚或一方死亡，仍準用前項之規定。

七　人工生殖資料之保存及管理

醫療機構實施人工生殖，應製作病歷，除使用捐贈生殖細胞或代孕者之人工生殖完成活產者，應至少保存 25 年外，其餘病歷應依醫療法規定保存 10 年。

1. 受術夫妻之病歷部分，應記載下列事項：受術夫和妻之姓名、住

（居）址、國民身分證統一編號或護照號碼、出生年月日、身高、體重、血型、膚色、髮色、檢查和評估紀錄、實施之人工生殖技術。

　　2. 代孕者之病歷部分：

　　⑴ 代孕者之姓名、住（居）址、國民身分證統一編號或護照號碼、出生年月日、身高、體重、血型、膚色、髮色及種族。

　　⑵ 婚姻狀態、生育經驗及日期。

　　⑶ 檢查與評估紀錄。

　　⑷ 受術夫妻之姓名、住（居）址、國民身分證統一編號或護照號碼、出生年月日、身高、體重、血型、膚色、髮色及種族。

八　人工生殖資料之通報

醫療機構實施人工生殖，應依主管機關規定期限，通報下列資料：

　1. 人工生殖子女之出生年月日、性別、妊娠週數及體重。

　2. 受術夫妻、代孕者之國民身分證統一編號或護照號碼。

　3. 實施人工生殖的種類、項目、次數及成功率。

伍　我國醫護人員、宗教界及法界人士對代理孕母相關議題的看法

　　盧（2001）曾指導研究生鍾春枝探討醫護人員、宗教界及法界人士對代理孕母議題的看法。該研究所指代理孕母係指與不孕夫婦約定提供子宮、接受不孕夫婦精卵或胚胎，並代為孕育胎兒的婦女。採結構性問卷，以 Likert 5 分法評分，非常不同意 1 分，非常同意 5 分。問卷內容共 17 題（見表 24-2）結果如下：

表 24-2　代理孕母議題內容

1. 不孕夫妻由丈夫提供精子，妻子提供卵子，由無血緣關係的女性成為代母，不會產生亂倫，應予合法化。

2. 代理孕母可使不孕夫妻與正常夫妻一樣有相同機會擁有自己血緣的子女，造福社會上的不孕夫婦，所以應合法化。

3. 無子宮（先天或因病切除）、子宮畸型或發育不全之已婚婦女，可藉由「代理孕母」的方式擁有自己的孩子。

4. 為幫助不孕夫婦，未婚婦女在本人同意下即可出借子宮代為懷孕。

5. 已婚婦女，除本人意願尚需徵得丈夫同意，才可出借子宮為不孕夫婦生育小孩。

6. 代理孕母是一種自願善良行為，除生育費外不可接受任何金錢或生活費作為生育酬勞。

7. 委託夫婦應有權利要求孕母戒除吸菸、酗酒等惡習，以免對胎兒不利。

8. 代理孕母接受植入授精卵後，應禁止性行為，以免自己的授精卵擠掉原來的胚胎。

9. 若代理孕母所生之新生兒有缺陷，委託夫婦不可不接受。

10. 代理孕母與委託夫婦，雙方都應有保密的義務。

11. 代理孕母與委託夫婦應為相互不認識之第三者。

12. 代理孕母與胎兒產生了親子情感後，為避免孕母與小孩的傷害，應可以將孩子留下由孕母自己撫養。

13. 代理孕母若成為商業行為，將會造成社會上有錢的人對貧窮婦女的經濟掠奪，使其出租子宮。

14. 代理孕母制度讓女性子宮變成工具，讓女人被物化，貶低了女人的尊嚴。

15. 女人的子宮屬於自己所有，應可以選擇如何使用，代孕只是出租子宮，提供勞務以換得金錢報酬，非關道德。

16. 代理孕母涉及到孕母及委託人需同時接受繁瑣痛苦的治療過程，會對女性健康造成傷害，故不應合法化。

17. 代理孕母與委託夫婦間若因契約的訂定和履行衍生爭議，受害的是無辜的孩子，故應加以禁止。

一、各界人士對代理孕母議題的看法

(一)法界人士

法界人士對代理孕母的看法最正向，總平均值 3.25（SD = 0.49），17 題中有 13 題之平均值在 3.0～4.27（表 24-3）。

1. 在代理孕母是否應該合法化方面（1、2、16、17 題）平均值介於 3.21～3.36 較偏向同意。

2. 在婦女身體自主權方面，贊同「代理孕母若成為商業行為，將造成社會上有錢人對貧窮婦女的經濟掠奪，使其出租子宮」（M = 3.51，SD = 1.16）。較不同意「代理孕母制度讓女性子宮變成工具，讓女人被物化，貶低了女人的尊嚴」（M = 2.68，SD = 1.20）及「代孕只是出租子宮，非關道德」（M = 2.72，SD = 1.11）。

3. 在代孕小孩利益方面，大多贊成應以小孩利益為優先考量，相關的第 7～11 題之平均值在 3.08～4.27 之間，對「代理孕母與胎兒產生了親子感情後，為避免孕母與小孩的傷害，應可以將孩子留下由孕母自己撫養」，則持反對態度（M = 2.46，SD = 0.96）。

4. 進一步分析法界人士組內看法的差異（表 24-4）只有第 11 題「代理孕母與委託夫婦應為相互不認識的第三者」，律師、法官、檢察官和法學教授在看法上有顯著差異，法官較持不贊同態度（M = 2.48，SD = 1.12）。

(二)宗教界人士

宗教界人士對代理孕母普遍持反對態度，總平均值 2.62（SD = 0.67），17 題中只有 7 題之平均值是在 3.0～4.01（表 24-3）。

1. 在代理孕母是否應該合法化方面（1、2、16、17 題），平均值介於 1.76～1.96 之間，傾向持不同意態度。

2. 在婦女身體自主權方面，與法界人士一樣，贊同「代理孕母若成為商業行為，將會造成社會上有錢人對貧窮婦女的經濟掠奪，使其出租子

宮」（M = 4.01，SD = 1.12），同時也贊同「代理孕母制度讓女性子宮變成工具，讓女人被物化，貶低女人的尊嚴」（M = 3.99，SD = 1.17），不同意「代孕只是出租子宮，非關道德」（M = 1.73，SD = 0.96）。

3. 在代孕小孩利益方面，大多同意應以小孩之利益為考量，相關的 5 題（7、8、9、10、11 題），其平均值介於 3.41～3.83 之間。

4. 進一步分析宗教界人士組內看法的差異（表 24-4），發現在第 1～11、13、15 題等 13 題，佛教、基督教與天主教在看法上均有顯著差異，天主教較持反對態度（M = 2.22，SD = 0.66）。

表 24-3　醫護人員、宗教界人士及法界人士對代理孕母議題的看法

題目	全體 N = 546		醫護人員 n = 206		宗教界人士 n = 189		法界人士 n = 151	
	M	SD	M	SD	M	SD	M	SD
題 1	2.64	1.17	2.84	1.15	1.96	0.94	3.21	1.03
題 2	2.67	1.17	2.89	1.17	1.96	0.92	3.25	1.01
題 3	2.85	1.17	3.14	1.14	2.11	0.99	3.35	0.97
題 4	2.41	1.15	2.54	1.16	1.78	0.82	3.0	1.12
題 5	3.11	1.30	3.40	1.20	2.44	1.30	3.55	1.09
題 6	2.82	1.22	2.94	1.23	2.50	1.22	2.99	1.14
題 7	3.85	1.11	3.94	1.04	3.64	1.28	3.94	0.99
題 8	3.37	1.25	3.24	1.26	3.41	1.28	3.52	1.18
題 9	3.62	1.33	3.74	1.31	3.54	1.32	3.53	1.37
題 10	4.15	1.04	4.30	0.97	3.83	1.19	4.27	0.89
題 11	3.38	1.16	3.58	1.07	3.83	1.21	3.08	1.17
題 12	2.41	1.01	2.31	0.95	2.52	1.12	2.46	0.96
題 13	3.88	1.12	4.03	1.03	4.01	1.12	3.51	1.16
題 14	3.46	1.32	3.57	1.26	3.99	1.17	2.68	1.20
題 15	2.20	1.10	2.23	1.04	1.73	0.96	2.72	1.11
* 題 16	2.64	1.27	2.69	1.20	1.94	1.08	3.36	1.15
* 題 17	2.42	1.24	2.46	1.20	1.76	0.96	3.11	1.19
總平均	2.99	0.63	3.16	0.51	2.62	0.67	3.25	0.49

註：* 反向計分。

表 24-4 醫護人員、宗教界及法界人士組內人員對代理孕母議題的看法及差異

項目	醫護人員 醫師 n=73 M	SD	護理人員 n=133 M	SD	M-W test Z	宗教界人士 法師 n=60 M	SD	牧師傳道人 n=76 M	SD	神父修士修女 n=53 M	SD	K-W Test χ^2	法界人士 律師 n=84 M	SD	法官 n=21 M	SD	檢察官 n=27 M	SD	法學教員 n=19 M	SD	K-W Test χ^2
題1	3.08	1.11	2.71	1.16	-2.190*	2.14	0.86	2.09	1.04	1.54	0.73	16.347**	3.31	1.02	3.05	1.09	3.04	1.09	3.16	0.96	2.242
題2	3.16	1.12	2.74	1.17	-2.480*	2.15	0.85	2.08	1.00	1.55	0.76	17.181**	3.36	0.99	3.14	1.01	3.04	1.09	3.21	0.98	2.557
題3	3.34	1.08	3.03	1.15	-1.699	2.25	0.75	2.35	1.12	1.58	0.84	24.162**	3.42	0.96	3.24	1.00	3.22	1.05	3.37	0.90	1.337
題4	2.65	1.12	2.48	1.18	-1.157	2.05	0.83	1.85	0.83	1.37	0.60	23.856**	3.11	1.02	2.90	1.22	2.62	1.30	3.16	1.12	3.712
題5	3.45	1.14	3.37	1.24	-0.321	2.88	1.22	2.47	1.33	1.86	1.13	19.398**	3.43	1.07	3.48	1.15	3.73	1.15	3.95	0.97	5.543
題6	2.87	1.21	2.98	1.25	-0.610	2.78	1.17	2.55	1.24	2.07	1.16	9.049*	3.01	1.11	3.00	1.14	2.80	1.32	3.11	1.10	0.814
題7	3.82	1.00	4.01	1.06	-1.630	4.05	0.85	3.80	1.23	2.79	1.49	18.305**	3.96	0.97	3.86	0.96	4.04	0.81	3.79	1.32	0.510
題8	3.15	1.16	3.29	1.32	-0.953	3.90	0.82	3.56	1.25	2.49	1.39	24.171**	3.54	1.09	3.20	1.15	3.75	1.22	3.47	1.50	2.935
題9	3.85	1.13	3.68	1.40	-0.307	3.95	1.03	3.58	1.31	2.89	1.49	11.822**	3.55	1.35	3.81	1.33	3.48	1.45	3.16	1.46	2.112
題10	4.25	0.90	4.33	1.01	-1.252	4.11	0.90	3.94	1.13	3.20	1.47	9.766**	4.34	0.80	3.81	1.08	4.44	0.65	4.26	1.15	5.731
題11	3.40	0.97	3.68	1.11	-2.264*	3.65	0.91	3.52	1.16	2.67	1.47	11.766**	3.16	1.09	2.48	1.19	3.40	1.19	3.00	1.33	8.353*
題12	2.36	0.87	2.29	0.99	-0.908	2.71	0.94	2.55	1.20	2.19	1.23	5.597	2.42	0.95	2.43	0.68	2.52	0.96	2.58	1.30	0.267
題13	3.78	0.93	4.17	1.06	-3.557**	3.75	1.20	4.05	1.02	4.27	1.10	7.850*	3.48	1.12	3.52	1.21	3.84	1.14	3.22	1.26	0.3243
題14	3.19	1.27	3.78	1.22	-3.240**	3.86	1.17	3.91	1.16	4.25	1.16	5.575	2.61	1.15	2.71	1.10	2.88	1.36	2.68	1.34	0.843
題15	2.51	1.03	2.08	1.02	-3.078**	1.75	0.89	1.93	1.02	1.44	0.88	11.637**	2.74	1.16	2.76	1.14	2.68	1.07	2.63	0.96	0.088
題16	3.11	1.11	2.47	1.18	-3.729**	2.05	1.05	2.03	1.13	1.69	1.03	5.475	3.46	1.06	3.38	1.07	2.96	1.43	3.42	1.17	2.480
題17	2.86	1.22	2.23	1.13	-3.568**	1.77	0.82	1.81	1.04	1.67	1.01	1.339	3.28	1.08	2.85	1.14	2.84	1.40	3.00	1.37	3.576
總平均	3.22	0.51	3.13	0.51		2.87	0.47	2.68	0.69	2.22	0.66		3.29	0.44	3.15	0.42	3.14	0.72	3.24	0.33	

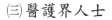
㈢醫護界人士

醫護界人士對代理孕母的看法傾向正向態度（M＝3.16，SD＝0.51），17 題中有 9 題之平均值在 3.0～4.30（表 24-3）。

1. 在代理孕母合法化方面（1、2、16、17 題）平均值介於 2.46～2.89 之間，介於同意與不同意間。

2. 在婦女身體自主權方面，亦贊同「代理孕母若成為商業行為，將造成對貧窮婦女的經濟掠奪，使其出租子宮」（M＝4.03，SD＝1.03），也同意「代理孕母會讓女性子宮變成工具，貶低女人尊嚴」（M＝3.57，SD＝1.26），不同意「代孕只是出租子宮，提供勞務以換得金錢，非關道德」（M＝2.23，SD＝1.04）。

3. 在代孕小孩利益方面，大多同意應以小孩之利益為考量，相關的第 7～11 題之平均值均在 3.24～4.30 之間，不過不同意「代理孕母可以將孩子留下撫養」（M＝2.31，SD＝0.95）。

4. 進一步分析醫護界人士組內看法的差異（表 24-4）發現在第 1、2、11、13～17 等 8 題，醫師與護理人員在看法上有顯著差異，在代理孕母合法化方面，護理人員較持反對態度，但在婦女身體自主權方面比醫師贊同「商業化會造成對婦女的經濟掠奪」及「代理孕母讓女性子宮變成工具，會貶低女人尊嚴」。

二、各界人士對代理孕母議題看法上的差異

由表 24-5 的統計分析結果可知，只有第 7～9 題及第 12 題，各界人士在看法上無顯著差異。

1. 在代理孕母合法化方面（1、2、16、17 題），各界看法均有顯著差異，其贊同程度分別為醫護人員大於宗教界，宗教界小於法界，醫護人員小於法界。

2. 在婦女身體自主權方面（13、14、15 題）各界看法也有顯著差異，其贊同程度因議題不同而異。

表 24-5　比較醫護人員、宗教界人士及法界人士對代理孕母議題看法的差異

研究變相	1＝醫護人員；2＝宗教人士；3＝法界人士						Kruskal-Wallis Test		Mann-whitney Test
	M	SD	M	SD	M	SD	χ^2	P 值	
題 1	2.84	1.15	1.96	0.94	3.21	1.03	109.238**	0.000	（1＞2）（2＜3）（1＜3）
題 2	2.89	1.17	1.96	0.92	3.26	1.01	116.630**	0.000	（1＞2）（2＜3）（1＜3）
題 3	3.14	1.14	2.11	0.99	3.35	0.97	115.596**	0.000	（1＞2）（2＜3）
題 4	2.54	1.16	1.78	0.82	3.0	1.12	99.986**	0.000	（1＞2）（2＜3）（1＜3）
題 5	3.40	1.20	2.44	1.30	3.55	1.09	71.773**	0.000	（1＞2）（2＜3）
題 6	2.94	1.23	2.50	1.22	2.99	1.14	15.944**	0.000	（1＞2）（2＜3）
題 7	3.94	1.04	3.64	1.28	3.94	0.99	4.105	0.128	
題 8	3.24	1.26	3.41	1.28	3.51	1.18	4.421	0.110	
題 9	3.74	1.31	3.54	1.32	3.51	1.37	3.516	0.172	
題 10	4.30	0.97	3.83	1.19	4.27	0.89	21.210**	0.000	（1＞2）（2＜3）
題 11	3.58	1.07	3.83	1.21	3.09	1.17	15.476**	0.000	（2＞3）（1＜3）
題 12	2.31	0.95	2.52	1.21	2.46	0.96	3.497	0.174	
題 13	4.03	1.03	4.0	1.12	3.52	1.16	23.284**	0.000	（2＞3）（1＞3）
題 14	3.57	1.26	3.99	1.17	2.68	1.20	80.209**	0.000	（1＜2）（2＞3）（1＞3）
題 15	2.23	1.04	1.73	0.96	2.72	1.11	73.284**	0.000	（1＞2）（2＜3）（1＜3）
※題 16	3.31	1.20	1.94	1.08	3.36	1.15	98.186**	0.000	（1＞2）（2＜3）（1＜3）
※題 17	3.54	1.20	1.76	0.96	3.10	1.15	92.534**	0.000	（1＞2）（2＜3）（1＜3）

註：※ 反向計分。*$P ＜ .05$　**$P ＜ .01$

3. 在代孕小孩利益方面，只有 10、11 題各界在看法上有顯著差異。

由上述研究結果可知國內各界對代理孕母合法化問題，仍抱持觀望態度，只有法界較傾向同意，各界普遍關切的重點仍在代理孕母是否會淪為商業化，以及女性的子宮是否變成工具而貶低女人的尊嚴。不過，可喜的是各界都贊同應將代孕小孩的利益列為優先考量。

陸　結語

　　代理孕母是否應予合法化目前仍持續有人提出呼籲，應納入「人工生殖法」，因牽涉層面頗為廣泛，雖大多數人仍持反對意見，但我國立法當局認為，若能提出相關規範並列入人工生殖法之中，應可減少衍生的法律或倫理議題。不管最後結論如何，凡我醫護人員均應以服務對象的最佳利益為考量，提供必要的支持與服務。

問題討論

一、李秀英今年 40 歲，其丈夫為家中獨生子，與丈夫已結婚 7 年，一直無法懷孕，後經醫師檢查發現其子宮與卵巢均發育不良，在其公婆傳宗接代壓力下，最後尋求其未婚好友同意，以代孕方式為其傳宗接代，請問此種做法是否合乎我國法律規定？生下的孩子之身分如何認定？是否會產生倫理問題？

二、本章介紹各界對代理孕母的各種看法中，您最贊同哪一種？請說明理由。

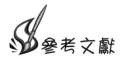

參考文獻

一、中文文獻

王綺華等（1998）。徵求子宮，待遇從優？！──代理孕母法律問題初探。法律學刊，26，31-62。

立法院議案關係文書（2003）。人工生殖法草案。立法院院總第一五八六號。委員提案第四八○二號。

立法院（2003）。人工生殖法草案。立法院議案關係文書。

艾立勤（1999）。代理孕母割裂母職侵害親子倫理。臺北市：中國時報。88.3.11。

艾立勤（2003）。人工生殖的全球化：兩個不同倫理視域的比較。臺灣醫學人文學刊，4(1&2)，42-47。

行政院衛生署（2002）。人工生殖法草案。臺北市：行政院衛生署網頁。

全國法規資料庫（2018）。人工生殖法。取自 https://reurl.cc/KXao59

全國法規資料庫（2021）。民法。取自 https://reurl.cc/Z16oV6

李聖隆（2000）。從法的觀點看代理孕母。臺北市女性權益促進會。

林菊枝（1996）。親屬法新論。臺北市：五南。

林燕翎（1999）。夾縫中的女人——探討臺灣代理孕母的問題。未發表之碩士論文。臺北市：臺灣大學。

孫效智（1997）。代理孕母的倫理與法律問題。應用倫理研究通訊，4，8-11。

陳美伶（1994）。人工生殖之立法規範。未發表之博士論文。臺北市：政治大學。

陳昭姿（1997）。翹首期盼代理孕母合法化——等待生命的轉捩點。應用倫理研究通訊，4，31-33。

陳蕙芬（1999）。人工生殖子女之法律地位。未發表之碩士論文。臺北市：國防管理學院。

陳惠馨（1998）。人工生殖之代理孕母衍生問題對現行民法之衝擊。「代理孕母合法化之探討」國際婦女法學會。

尉遲淦（1997a）。從佛教觀點看代理孕母的問題。應用倫理研究通訊，4，17-19。

尉遲淦（1997b）。從基督教觀點看代理孕母的問題。應用倫理研究通訊，4，20-22。

楊哲銘（1996）。代理孕母的法律問題——誰是媽媽？法律與你，36，161-167。

詹森林等（1996）。民法概要。臺北市：五南。

蔡秀美、陳彰惠（1998）。從母育護理談代理孕母合法化。護理雜誌，45(3)，21-25。

劉仲冬（1997）。代理懷孕之女性及醫療社會觀。應用倫理研究通訊，4，23-29。

顏厥安（1999）。國家不應禁止代理孕母的法學與憲法學根據。應用倫理研究通訊，4，34-35。

鍾春枝、盧美秀（2001）。臨床常見倫理議題的探討：比較醫護人員、宗教界及法界人士的看法。未發表之碩士論文。臺北市：臺北醫學大學。

釋昭慧（1997）。代理孕母——貪瞋癡眾生的角力場。應用倫理研究通訊，44，9-19。

二、英文文獻

Baid, P. A. (1996). Ethical issues of fertility and reproduction. *Annual Review of*

Medicine, 47, 107-116.

Benshushan, A. & Schenker, J. G. (1997). Legitimizing Surrogacy in Israel. *Human Reproduction*, 12 (8), 1832-1834.

Ber, R. (2000). Ethical issues in gestational surrogacy. *Theoretical Medicine and Bioethics*, 21, 153-169.

Brinsden, P. R., Appleton, T. C., Murray, E., Hussein, M., Akagbosu, F. & Marcus, S. F. (2000). Treatment by in vitro fertilization with surrogacy: experience of one British centre. *British Medical Journal*, 320 (7239), 924-929.

Erlen, J. A. & Halzman, I. R. (1990). Evolving issues in surrogate motherhood. *Health care for woman international*, 11, 319-329.

Reame, N. E. & Parker, P. J. (1990). Surrogate pregnancy: clinical features of fourty-four cases. *American journal of obstetrics and gynecology*, 162 (5), 1220-1225.

Södertron-Anttila, V., Blomqvist, T., Foudila, T., Hippeläinen, M., Kurunmäki, H., Siegberg, R., Tulpplala, M., Tuomi-Nikula, M., Vilska, S. & Horatta, O. (2002). Experience of in vitro fertilization surrogacy in Finland. *Acta Obstet Gynecol Scand.*, 81, 747-752.

Van Niekerk, A. & Van Zyl, L. (1995).The ethics of surrogacy: women's reproduction labour. *Journal of Medical Ethics*, 21, 345-349.

Van Zyl, L. & Van Niekerk, A. (2000). Interpretations, perspectives and intentions in surrogate motherhood. *Journal of Medical Ethics*, 26 (5), 404-409.

Wyse, W. (2000). Still giving nature a helping hand? Surrogacy: a debate about teach technology and society. *Journal of Molecular Biology*, 319, 985-993.

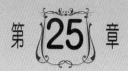

第 25 章

器官移植的倫理與法律議題

The ethical and legal issues of organ transplantation

 ## 器官移植

「器官移植」在法律上已被視為一種正當而且善良的行為，很多先進國家都已立法支持。

我國也制定了「人體器官移植條例」，在 1987 年 6 月 19 日公布施行，並於 2003 年、2011 年和 2015 年分別再修正（行政院衛生署，2003a；2011；全國法規資料庫，2021）。

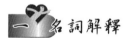 名詞解釋

(一)移植

係指將身體的某一部分，或器官全部或部分分離，而後種植到同一個體或其他個體之內。

(二)捐贈者

係指捐贈器官或身體某一部分的人：

1. 活體有血緣關係的捐贈者：係指活體捐贈者與受植者有血緣關係。
2. 活體無血緣關係的捐贈者：係指活體捐贈者與受植者之間，並無

血緣關係。

　3. 屍體捐贈者：係指人死之後，捐出其身上器官者。

(三)受植者

係指接受別人捐贈之器官或組織者，又稱接受者。

(四)移植物

係指有生命之人體或動物器官、組織細胞，以及無生命的人工彌補物。

二　臨床上常見的移植器官

　1. 腎臟移植——屍體和活體。
　2. 心臟移植——屍體。
　3. 肝臟移植——屍體和活體。
　4. 胰臟移植——屍體和活體。
　5. 肺臟移植——屍體和活體。
　6. 角膜移植——屍體和活體。
　7. 皮膚移植——活體。
　8. 骨髓移植——活體。

三　美國 1993-2003 年和 2007-2017 年器官移植數比較

(一)各類器官移植總數比較（見表 25-1）

特將從網路取得資料 1993-2002 年和 2007-2016 年之統計列於表 25-1（Organ Procuremeat and Transplantation Network, 2003; 2017）。

　　從表中顯示，腎臟的活體移植有增加趨勢。肝臟、肺臟和腸子的屍體捐贈亦有增加。在肝臟的活體捐贈，臺灣明顯比美國捐贈人數還多。

表 25-1　美國自 1993-2002 年和 2007-2016 年器官移植總數比較

類別		1993	1994	1995	1996	1997	1998	1999	2000	2001	2002	2007	2008	2009	2010	2011	2012	2013	2014	2015	2016	2017*
腎臟	屍體	7,509	7,638	7,690	7,728	7,771	8,024	8,040	8,125	8,228	8,539	7,240	7,188	7,248	7,241	7,434	7,421	7,547	7,763	8,250	9,116	5,499
	活體	2,851	3,007	3,382	3,660	3,923	4,407	4,685	5,440	6,009	6,236	6,043	5,968	6,388	6,278	5,773	5,619	5,736	5,539	5,630	5,635	3,273
肝臟	屍體	3,404	3,591	3,879	4,018	4,101	4,424	4,497	4,593	4,670	4,969	6,936	6,751	6,739	6,611	6,684	6,630	6,774	7,064	7,416	8,152	4,921
	活體	36	60	54	62	86	92	251	394	518	360	266	249	219	282	247	246	252	280	360	345	211
胰臟	屍體	111	94	107	165	209	245	358	437	471	553	1,924	1,829	1,740	1,660	1,562	1,451	1,376	1,273	12,92	1,344	749
	活體	2	0	1	1	0	0	0	1	1	1	0	1	0	0	0	0	1	0	0	0	0
腎／胰	屍體	661	746	913	850	847	970	935	908	888	905	-	-	0	0	-	-	1	-	-	-	0
	活體	0	2	6	10	6	2	8	6	3	0	-	-	-	-	-	-	-	-	-	-	0
心臟	屍體	2,295	2,337	2,363	2,342	2,293	2,348	2,188	2,199	2,202	2,155	2,286	2,222	2,281	2,406	2,380	2,451	2,582	2,724	2,854	3,238	1,927
	活體	2	3	0	1	1	0	0	0	0	0	0	0	0	0	0	0	0	0	0	1	2
肺臟	屍體	660	708	848	791	910	840	864	941	1,034	1,029	1,382	1,388	1,568	1,697	1,756	1,708	1,896	1,880	2,018	2,294	1,412
	活體	7	15	25	26	23	29	28	18	20	13	6	0	0	0	2	2	2	0	0	0	0
心／肺	屍體	60	71	69	39	62	47	51	48	27	33	-	-	-	-	-	-	-	-	-	-	-
腸子	屍體	34	23	45	43	66	68	71	78	111	106	205	197	187	159	135	114	121	146	156	155	67
	活體	0	0	1	2	2	2	3	0	1	1	1	2	2	1	0	1	1	1	2	0	1

統計分成兩部分，即 1993-2002 年和 2007-2017 年。※2017 年統計至 8 月 8 日止。

資料來源：Organ Procurement and Transplantation Network (2003; 2017)。

(二)屍體和活體移植總數（見表 25-2）

表 25-2　美國自 1993-2003 年屍體與活體移植總數

	1993	1994	1995	1996	1997	1998	1999	2000	2001	2002	2003*
全部	17,632	18,295	19,383	19,738	20,299	21,498	21,978	23,191	24,182	24,900	19,101
屍體	14,734	15,208	15,914	15,976	16,259	16,966	17,004	17,329	17,631	18,289	14,062
活體	2,898	3,087	3,469	3,762	4,040	4,532	4,974	5,862	6,551	6,611	5,039

*2003 年至 9 月 30 日止。

資料來源：Organ Procurement and Transplantation Network（2003）。

四 香港之人體器官捐贈與等候移植情形（見表 25-3）

表 25-3　香港醫院管理局的醫院內人體器官／組織捐贈數字

器官／組織　　年份	2000	2001	2002	等候器官移植的大約人數 *
腎臟				
屍體	41	49	73	1000
活體	19	14	9	
肝臟				
屍體	18	23	30	75
活體	36	37	45	
心臟	6	10	11	20
肺	0	1	3	6
心肺	0	0	1	1
眼角膜（隻）	166	239	295	300-400
鞏膜	12	20	22	沒有大約的數字 **
皮膚	45	37	22	
骨	6	6	5	

*由於等候器官移植的人數會有機會成為器官受贈人的臨床情況而不時改變，因此只能提供大約人數。

**鞏膜、皮膚及骨移植通常用作醫治某些緊急的病情，因此未能提供等候這些器官移植的大約人數。

資料來源：香港立法會（2003）。

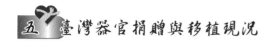

五 臺灣器官捐贈與移植現況

(一)臺灣地區 2017 年有效等候接受器官移植和已完成移植人數

從財團法人器官捐贈移植登錄中心（2021a）之「即時統計」資料顯示，在 2021 年 12 月 27 日等候移植人數共計 10,517 人，已完成移植人數 819 人（表 25-4）。

表 25-4　2021 年國人有效等候器官移植和已完成移植人數

器官類別	等候移植人數	已完成移植人數
心臟	221	51
肺臟	82	26
肝臟	1,029	108
腎臟	7,982	197
胰臟	94	10
腸	11	0
眼角膜	1,098	427
總計	10,517	819

(二)2015-2019 年等候器官人數與捐贈人數（表 25-5）

表 25-5　2015-2019 年等候器官及捐贈人數一覽表

年份	等候器官人數	捐贈人數
2015	8,674	264
2016	8,942	290
2017	9,619	339
2018	9,576	327
2019（3/26）	9,816	156

※ 以每年 12/31 的人數呈現

資料來源：器官捐贈移植登錄中心（2019）。

㈢臺灣地區各類器官捐贈和移植人數統計（見表 25-6）

表 25-6　臺灣地區各類器官捐贈和移植人數統計

移植和捐贈人數 / 年份	器官移植							器官捐贈	
	腎臟	心臟	肝臟	肺臟	胰臟	心肺	年度總人數	年度總人數	占百萬人口比率（pmp）
1992 年	141	17	11	0	0	0	169	115	5.4
1993 年	118	32	10	0	0	0	160	108	5.1
1994 年	109	31	7	0	0	0	147	91	4.3
1995 年	87	28	17	3	5	5	140	73	3.4
1996 年	92	43	17	10	1	1	163	91	4.1
1997 年	138	66	18	10	0	0	232	132	6
1998 年	135	54	21	4	0	0	214	110	5
1999 年	99	48	23	10	0	0	181	90	4.1
2000 年	116	41	28	5	0	0	193	93	4.1
2001 年	99	54	29	13	0	0	195	120	5.2
2002 年（1～6 月）	33	11	10	2	0	0	56	32	-

資料來源：中華民國器官捐贈協會（2002）。

　　從表 25-6 顯示，在 1992-2002 年間的器官捐贈和移植人數不多，不過於表 25-8 和表 25-9，則可發現在 2012-2020 年各類器官和組織捐贈已逐年增加中。而且肝、腎的活體捐贈從 2013-2020 年，每年均在穩定成長中（表 25-10）。另外，從安寧緩和醫療及器官捐贈意願資訊系統之 2015 年各單位簽署器官捐贈同意書人數就有 32,607 人，募捐的單位包括財團法人器官捐贈登錄中心、中華民國器官捐贈協會、醫學中心、區域醫院、地區醫域和衛生所等，相信願意捐贈人數逐漸增加後，病患獲得屍體捐贈的人數亦會逐年增加（安寧緩和醫療及器官捐贈意願資訊系統，2016；器官捐贈移植登錄中心，2021）。

㈣1990-2001 年國人和死刑犯捐器官概況（見表 25-7）

表 25-7　1990-2001 年國人和死刑犯捐器官概況

年度	全國捐贈人數（含死刑犯）	死刑犯捐贈數	死刑犯占全國捐贈比例
1990	89	1	1.12%
1991	113	28	24.78%
1992	115	10	8.70%
1993	108	9	8.33%
1994	91	11	12.09%
1995	73	5	6.85%
1996	91	7	7.69%
1997	132	9	6.82%
1998	110	4	3.64%
1999	90	6	6.67%
2000	93	11	11.83%
2001	120	5	4.17%
合計	1,225	106	8.65%

資料來源：中華民國器官捐贈協會（2002）；法務部（2003）。

㈤2012-2016 年及 2016-2020 年國人屍體捐贈概況（表 25-8 和表 25-9）

表 25-8　2012-2016 年國人屍體捐贈一覽表

類別 年代	捐贈器官案例數						捐贈組織案例數					捐贈人數
	心臟	肺臟	肝臟	腎臟	胰臟	腸	眼角膜	皮膚	骨骼	心瓣膜	血管	
2012	76	5	90	190	9	1	224	27	30	-	-	193
2013	77	6	73	197	18	4	259	32	32	-	-	202
2014	80	10	95	210	12	2	298	31	35	-	-	223
2015	75	7	102	206	15	5	397	43	27	-	-	264
2016	78	11	96	188	21	2	483	59	39	1	51	290
總計	386	39	476	991	75	14	1,661	192	163	1	51	1,172
	1,981						2,068					

資料來源：財團法人器官移植登錄中心（2017）。

表 25-9　臺灣 2016-2020 年之器官與組織捐贈人數一覽表

損贈類別 年代	捐贈器官（案例數）						捐贈組織（案例數）						捐贈人數
	心臟	肺臟	肝臟	腎臟	胰臟	腸	眼角膜	皮膚	骨骼	心辨膜	血管	其他	
2016	78	12	96	188	21	2	483	59	39	1	51	14	290
2017	82	11	108	217	7	2	537	41	25	0	47	7	339
2018	66	14	90	181	11	1	537	41	21	0	37	6	327
2019	86	24	118	246	14	3	613	51	40	0	51	11	375
2020	79	23	109	245	18	4	679	65	36	0	42	5	402
小計	391	84	519	1077	61	12	2,849	257	161	1	228	43	1,733
總計	2,144						3,539						5,683

資料來源：器官捐贈移植登錄中心（2021a）。歷年捐贈統計。

㈥2013-2020 年國人肝、腎活體捐贈移植概況（表 25-10）

臺灣在 2013-2020 年，8 年來肝、腎活體捐贈移植，肝臟 3,300 例、腎臟 810 例（財團法人器官捐贈移植登錄中心；2021b）

表 25-10　臺灣 2013-2020 年肝、腎活體捐贈數

年後	肝臟	腎臟
2013	448	131
2014	486	130
2015	506	104
2016	460	117
2017	444	133
2018	494	171
2019	434	171
2020	436	161
小計	3,708	1,118
總計	4,826	

資料來源：器官捐贈移植登錄中心（2021b 年 5 月 21 日）。102 年—109 年國內肝、腎活體損贈移植數。

(七) 2005-2018 年臺灣器官移植存活率

根據全民健保住院費用申報和承保資料統計分析，2005-2018 年移植總數 8,500 例，年齡中位數 50 歲，存活率以 3 個月最高、5 年（60 個月）存活率以腎臟 89% 最高、肝臟 74% 次之。女性存活率略高於男性，見表 25-11（中央健康保險署，2021）。

表 25-11　2005-2018 年臺灣器官移植存活率

類別	案例數	年齡中位數	存活率（%）			
			3 個月	12 個月	36 個月	60 個月
心臟	1,100	51	88	80	72	67
腎臟	4,252	47	98	96	94	90
肝臟	6,217	54	92	86	79	75
肺臟	114	50	78	71	54	44
合計	8,500	50				

資料來源：中央健保署（2021 年 5 月 11 日）。2005-2018 年器官移植存活率資訊。

貳　人體器官移植條例對器官移植的規定

 可合法移植的器官類目

依人體器官移植條例施行細則第三條之規定，可合法移植的器官類目為：

1. 泌尿系統的腎臟。
2. 消化系統的肝臟、胰臟及腸。
3. 心臟血管系統的心臟、心瓣膜。
4. 呼吸系統的肺臟。
5. 骨骼肌肉系統的骨骼、肢體。

6. 感官系統的眼角膜、視網膜。

7. 皮膚。

8. 其他經中央衛生主管機關依實際需要指定之類目。

二、使用屍體器官之規定

1. 依人體器官移植條例第四條之規定：醫師自屍體摘取器官施行移植手術，必須在器官捐贈者經其診治醫師判定病人死亡後為之。前項死亡以腦死判定者，應依中央衛生主管機關規定之程序為之。

2. 依人體器官移植條例第五條之規定：前條死亡判定之醫師，不得參與摘取、移植手術。

三、可合法自屍體摘取器官的情形

1. 依人體器官移植條例第六條之規定，醫師自屍體摘取器官以合於下列規定之一者為限：

(1) 死者生前以書面或遺囑同意者。

(2) 死者最近親屬以書面同意者。

前項第一款書面同意應包括意願人同意註記於全民健康保險憑證（健保卡）。經意願人書面表示同意者，中央主管機關應將其加註於健保卡。

若違反上述規定，而私自進行屍體器官之摘取，將被處新臺幣九萬元以上，四十五萬元以下罰鍰。

2. 非病死或可疑為非病死之屍體，非經依法相驗，認為無繼續勘驗之必要者，不得摘取其器官。但非病死之原因，診治醫師認定顯與摘取之器官無涉，且俟依法相驗，將延誤摘取時機者，經檢察官及最近親屬書面同意，得摘取之（第七條）。

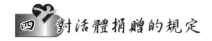

四　對活體捐贈的規定

　　衛生福利部過去對於活體肝臟捐贈移植手術規定，應依「活體肝臟捐贈移植許可辦法」執行，因有鑒於近來年，醫療機構報請中央主管機關許可活體肝臟捐贈移植手術，經審議通過比例極高，顯示醫療機構已具足夠自行審查之量能，因此 2015 年於人體器官移植條例新增第八條第三項，授權衛生福利部訂定「器官捐贈移植醫院醫學倫理委員會組織及運作管理辦法」，其中明定「醫學倫理委員會審查器官捐贈移植手術案件之程序與範圍」，於 2017 年 4 月 12 日公布施行，並於 2017 年 5 月 5 日廢止「活體肝臟捐贈移植許可辦法」，由各醫療機構自行進行審查。（衛生福利部，2017a；2017b）。

　　我國「人體器官移植條例」規定如下（全國法規資料庫，2021）

㈠醫院自活體摘取器官施行移植手術，應符合下列規定（第八條）

　　1. 捐贈器官者須為成年人，且有意思能力。

　　2. 經捐贈者於自由意志下出具書面同意及其最近親屬之書面證明。

　　3. 捐贈者經專業之心理、社會、醫學評估，確認其條件適合，並提經醫院醫學倫理委員會審查通過。

　　4. 受移植者為捐贈者五親等以內之血親或配偶。

㈡18 歲以上之人得捐贈部份肝臟予其五親等以內之親屬。

㈢第一項第三款所定醫院醫學倫理委員會，應置委員五人以上，包含法律專家學者及其他社會公正人士，醫院以外人士應達五分之二以上，任一性別委員不得低於三分之一。委員會之組織議事、審查程序與範圍，利益迴避原則、監督、管理及其他應遵行事項之辦法，由中央主管機關定之。

㈣第一項第四款所定配偶，應與捐贈者生有子女或結婚二年以上。但待移植者於結婚滿一年後始經醫師診斷，須接受移植治療者，不在此限。

㈤ 腎臟之待移植者未能於第一項第四款規定範圍內，覓得合適之捐贈者時，得於二組以上待移植者之配偶及該款所定血親之親等範圍內，進行組間之器官互相配對、交換及捐贈，並施行移植手術，不受該款之限制。

㈥ 前項器官互相配對、交換與捐贈之運作程序及其他應遵行事項之辦法，由第十條之一第二項之專責機構擬訂，報中央主管機關核定發布。

㈦ 對活體捐贈之說明義務（第九條）

醫師自活體摘取器官前，應注意捐贈者的健康安全，並以可理解之方式向捐贈者及其親屬說明手術之目的、施行方式、成功率、摘取器官之範圍，手術過程，可能之併發症及危險。在施行器官移植時，應善盡醫療上必要之注意，並視需要安排追蹤檢查。

本條例 2021 年 1 月 20 日修正之第八條自 2023 年 1 月 9 日施行。

五、對最近親屬同意之規定順序（第八條之 1）

1. 配偶。
2. 直系血親卑親屬。
3. 父母。
4. 兄弟姊妹。
5. 祖父母。
6. 曾祖父母或三親等旁系血親。
7. 一親等直系姻親。

六、對施行器官移植之申請與核定

1. 醫院、醫師應經中央主管機關核定其資格及器官之類目，始得施行器官之摘取、移植手術（第十條）。

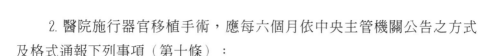
2. 醫院施行器官移植手術，應每六個月依中央主管機關公告之方式及格式通報下列事項（第十條）：

⑴ 摘取器官之類目。

⑵ 移植者及捐贈者之基本資料。

⑶ 受移植者之存活狀況。

⑷ 移植器官之機能狀況。

⑸ 摘取器官及施行移植手術之醫師或眼角膜摘取技術員姓名。

⑹ 其他經中央衛生主管機關指定之項目。

3. 對器官需求和捐贈資料之通報：醫院應將願意捐贈器官及等待器官移植者之資料，通報中央衛生主管機關。中央衛生主管機關為促進捐贈器官之有效運用，應自行設立專責單位或捐助成立專責機構，辦理前項資料之資料庫建置；必要時，並得委託相關機構、團體辦理之（第十條之1）。

七、應善盡保密之義務

衛生機關、醫療機構、醫事人員、受委託之機構、團體及其相關人員，對於因業務知悉願意捐贈器官及等待移植者之姓名及病歷資料，不得無故洩漏（第十條之一）。

八、對器官勸募之規定

醫院為配合器官捐贈風氣之推動，應主動建立勸募之機制，向有適合器官捐贈之潛在捐贈者家屬詢問器官捐贈之意願，以增加器官捐贈之來源。

捐贈器官移植之死者親屬，中央衛生主管機關得酌予補助喪葬費；其補助標準，由中央衛生主管機關定之（第十條之一）。

九 應建立完整醫療紀錄

醫師摘取器官之醫療機構，應將完整醫療紀錄記載於捐贈者病歷，並應善盡醫療及禮俗上必要之注意（第十一條）。

十 應採無償方式

提供移植之器官，應以無償捐贈方式為之（第十二條）。

十一 摘取之器官不適宜移植者之處理

依人體器官移植條例施行細則第十一條之規定，醫師摘取之器官，經檢驗不適宜移植者，應依下列方法處理：

1. 具傳染性病源之器官應予以焚毀並作完全消毒。

2. 不具傳染性病源之器官得提供醫學院校、教學醫院或研究機構作研究之用或予以焚毀。

對於不適宜移植之器官，若未按上述規定處理，將被處新臺幣三萬元以上十五萬元以下罰鍰。

十二 對醫師執行器官摘取及移植之規定

依人體器官移植條例施行細則第九條第二項規定：凡業經中共主管機關核定，符合器官移植規定資格之醫師，除了可以在本院施行器官摘取及移植手術外，亦得至其他醫院或適當處所摘取捐贈者器官，並得至其他核定之醫院施行移植手術。

十三　器官之保存

　　為妥善保存摘取之器官，以供移植之用，得設置人體器官保存庫；其設置，應經中央衛生主管機關之許可。前項人體器官保存庫，其設置之資格、條件、申請程序、應具備之設施、作業流程、許可之廢止及其他應遵行事項之管理辦法，由中央衛生主管機關定之（第十四條）。

　　第一項所稱人體器官保存，包括人體器官、組織、細胞之處理與保存，及以組織工程、基因工程技術對組織、細胞所為處理及其衍生物之保存。人體器官保存，得酌收費用；其收費標準，由中央衛生主管機關定之（第十四條）。

十四　表揚或補助

　　捐贈器官供移植之死者親屬，直轄市或縣（市）政府得予表揚。其家境清寒者，並得酌予補助其喪葬費（第十五條）。

十五　對違法者之處罰

㈠違反第九條第一項、第十條第三項、第十條之一第二項、第三項或第十一條二項、第十三條規定者，處新臺幣三萬元以上十五萬元以下罰鍰（第十六條之一）。

㈡醫院或醫師違反第六條第一項、第七條或第八條規定以及以廣告物、出版品、廣播、電視、電子訊號、電腦網路或其他媒體，散布、播送或刊登促使人為器官買賣之訊息者，處新臺幣九萬元以上四十五萬元以下罰鍰。

㈢有下列情形之一者，處新臺幣十萬元以上五十萬元以下罰鍰，並令限期改善或退還收取之費用，屆期未改善或未退還者，按次處罰，情節重大者，並得廢止其許可（第十八條之一）。

1. 違反第十四條第二項所定人體器官保存庫設置者條件，應具備之設施及其他應遵行事項之規定。
2. 違反第十四條第三項收費規定，超額或自立名目收費。

 有關器官捐贈的法律問題

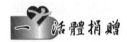

(一)主張活體捐贈的理由

1. 可合法捐贈的活體器官或組織為腎臟、肝臟、皮膚、骨髓。
2. 可合法捐贈的理由：
(1) 人體腎臟是成對的，只要有一個健康腎即可健康地生活。
(2) 人體皮膚及肝臟的再生能力很強。
(3) 人體骨髓不斷在製造。
3. 主張活體捐贈的理由（Anonymous, 1982; Bay & Hebert, 1987）：
(1) 屍體捐贈的數量不敷所需。
(2) 活體捐贈之存活率較高。
(3) 可以彈性安排施行手術之時間，選擇在對病人最有利的時機施行。

(二)法律上對活體器官捐贈的限制

1. 器官或組織為人體不可或缺，除腎臟有左右兩枚，得僅捐贈一枚外，我國民法第一九二條至第一九五條規定，侵害他人生命權利和身體健康者，應負損害賠償責任。而且此種生命權利不能以契約或捐贈者的同意證明而拋棄。
2. 腎臟活體移植，雖然通常不影響捐贈者生命，但如因摘取或移植的結果，造成捐贈者與接受者雙方身體或健康遭受傷害而成重傷者，依照刑法第二八二條加工自傷罪之規定，得處三年以下有期徒刑。因而致死

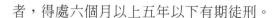
者，得處六個月以上五年以下有期徒刑。

　　3. 角膜、皮膚、血液及骨髓之捐贈，通常不影響人體的生命，應可任意捐贈。不過，眼角膜之捐贈，將造成捐贈者該眼失明，依刑法第十條第四項第一款規定：「毀敗一目或二目之視能」謂之重傷，依刑法第二八二條之規定，將被處三年以下有期徒刑。故我國眼角膜移植條例中規定：「角膜捐贈者，應於死亡後始得摘取，並排除刑法『侵害屍體罪之適用』。」

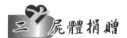
二　屍體捐贈

㈠贊成屍體捐贈的理由

　　1. 可將資源作最佳的運用，遺愛人間。

　　2. 提供死者家屬化悲哀為喜悅的機會。

　　3. 是莊嚴崇高精神的最高表現。宗教界也非常支持。

㈡有關死亡的認定問題

　　1. 贊成屍體捐贈者，大多主張「腦死即為個體死亡」。

　　2. 反對者，站在擁護病人人權之立場，則認為「腦死並不等於個體死亡」。

㈢英美已採心跳停止作為死亡判定

　　英美國家採用心臟停止後即執行器官捐贈已經多年，因相關倫理學家和醫師認為「心跳停止後器捐是回歸最原始的死亡定義，只要看心電圖就可以認定」，較容易和家屬、病患解釋心跳停止後器捐，較無疑義。臺大生醫倫理中心主任蔡甫昌教授特別舉例說明像英國和荷蘭的器捐案例中，有四成是藉由心跳停止後器捐。我國若能在照顧好病患生命末期的舒適和尊嚴下，應可以造福更多需要接受器官移植的民眾，彌補無法被判定腦死病患或重傷者的器官捐贈方式，使器官的來源更多元，讓等待器官者得以

獲得器捐。衛生福利部於 2017 年 10 月 6 日邀集國內移植、倫理、法學專家及相關醫學會代表召開會議，針對是否推動心臟死後器官移植政策與作業規範進行討論，最後於尊重生命價值與病人自主權之原則下達成共識，對於死亡的判定如下：「於撤除維生醫療心臟停止後，需有至少 5 分鐘等候觀察期，始由醫師宣告確認死亡，此期間需確認無任何心跳，且不得執行任何醫療行為。」並規定執行心臟停止死亡後器官捐贈之醫院，應訂定作業程序，並報衛生福利部備查（吳，2017；衛生福利部醫事司，2017c）。

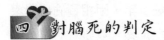 **法律對屍體捐贈器官的規定**

前面已詳述，在此特以死刑犯捐贈器官的規定說明如下（法務部，1991；2003）：

1. 在下列情況下可以摘取其器官
(1) 受刑人本人簽具捐贈同意書。
(2) 配偶或三等親者，至少有一親屬簽具捐贈同意書。

2. 執行死刑之方式（配合移植上之考慮）
(1) 槍擊部位由心臟改為頭部。
(2) 槍擊十分鐘後，會同法醫和檢察官作腦死判定。
(3) 若符合腦死條件則送到合格之醫院，以摘取器官。

不過，世界人權組織針對以死刑犯器官施行移植，有許多負面批評，目前國內醫院已不摘取死刑犯器官移植。

對腦死的判定

(一)人體器官移植條例第四條對腦死判定的規定

醫師自屍體摘取器官施行移植手術，必須在器官捐贈者經其診治醫師判定病人死亡後為之。

前項死亡以腦死判定者，應依中央衛生主管機關規定之程序為之。

(二)死亡是一種過程（圖 25-1）

腦死：大腦和腦幹均死亡。

腦幹死：大腦未死，但腦幹已死亡。

植物人：大腦死亡，但腦幹未死。

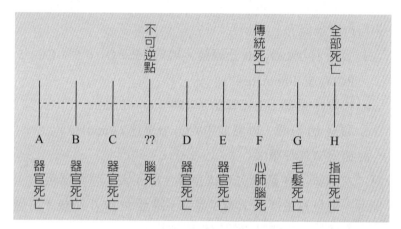

圖 25-1　死亡的過程

(三)腦死的判定步驟與判定基準（行政院衛生署，1988、2002）

1. 判定前的先決條件

(1) 陷入深度昏迷，不能自行呼吸，必須依賴人工呼吸器。

(2) 導致昏迷的原因已經確定。

(3) 病人係遭受無法復原之腦部結構損壞。

2. 排除可逆性昏迷

(1) 排除因為新陳代謝障礙、藥物中毒與低體溫所導致之昏迷。

(2) 如罹病原因不明，即應排除不列入考慮。

3. 觀察時間

(1) 若為原發性腦部損傷，觀察 12 小時即可。

(2) 若為腦部損傷之外，又有藥物中毒的可能性時，應等藥物半衰期

過後，再觀察 12 小時。若藥物不明時，至少應觀察 72 小時。

4. 腦幹功能測試

需完全符合上述 1、2、3 條件後，才能進行下列測試：

(1) 第一次測試：

①腦幹反射：「頭—眼」、「瞳孔對光」、「眼角膜」、「前庭—動眼」、「痛刺激」、「作嘔」等六項反射皆消失。

②自行呼吸能力

a. 吸入 100% O_2 10 分鐘後，再給 95% O_2 + 5% CO_2 5 分鐘使 PCO_2 達 40mmHg 以上。

b. 移除呼吸器，由氣管給予 100% O_2 6L/min。

c. 觀察 10 分鐘，動脈血中 CO_2 分壓達 60mmHg 以上。

d. 確定有無呼吸。

(2) 第二次測試：在第一次測試完畢，接回人工呼吸器至少 4 小時後施行，但足月生產至未滿 3 歲者，應至少 24 小時後才可施行，並應完全依第一次測試之規定程序進行。

5. 腦死判定

若經前後兩次測試，病人「均無腦幹反射」，「也不能自行呼吸」，即可判定為「腦死」。

(四)腦死判定醫師之資格條件及參與腦死判定之人員

1. 判定腦死之醫師

應符合下列資格條件之一：

(1) 具神經科、神經外科專科醫師資格者。

(2) 具麻醉科、內科、外科、急診醫學科或小兒科專科醫師資格，曾接受腦死判定之訓練，並持有證明文件者。

前款第二目之腦死判定訓練，其訓練課程，由中央衛生主管機關定之。

2. 參與腦死判定之人員

(1) 具判定資格之醫師二人。其中 1 人宜為富有經驗之醫師。

⑵病人之原診治醫師，應提供病人之資訊及了解腦死判定結果。

㈤死亡診斷書之簽發

由具腦死判定資格之醫師二人共同簽署腦死判定檢視表，並由病人原診治醫師據以出具死亡診斷書。

 ## 肆 我國器官捐贈的同意制度

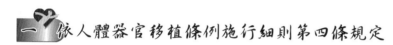 ### 一 依人體器官移植條例施行細則第四條規定

「本條例第六條第一款所定書面同意，得以填具『器官捐贈卡』方式為之」。

前項器官捐贈卡，由中央衛生主管機關訂定其格式，並得以印製提供使用。

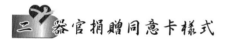 ### 二 器官捐贈同意卡樣式

器官捐贈同意卡

器官捐贈是尊重生命最高的表現，所以我願意身後：

　□供病理解剖　　□器官捐贈

藉這份同意卡，我的心願立即生效

立同意卡人簽章：＿＿＿＿＿＿＿＿＿＿＿＿＿

聯絡地址：＿＿＿＿＿＿＿＿＿＿＿＿＿＿＿

三 如何表達器官捐贈的心願

只要將器官捐贈同意卡填妥隨身攜帶，並且在適當時機把您的愛心和家人一起分享即可，不必到醫院登記或辦理任何手續。中華民國器官捐贈中心備有精美同意卡歡迎索取。

四 是否可以改變器官捐贈的決定

器官捐贈是個人的心願，捐贈者有絕對權利來改變心意。萬一改變決定，只要將同意卡撕毀或告訴家屬即可。

伍 勸捐器官的難題及其因應措施

一 器官捐贈的十大難題

1. 傳統的信仰：由於宗教信仰、文化和全屍觀念，病人和家屬均無捐贈意願。

2. 感情因素：病人死亡時家屬悲傷至極，使相關人員不敢開口勸捐。

3. 愧疚不安：家屬由於自己的疏忽導致意外死亡，內心愧疚不安，不忍心再捐出其器官。

4. 否認事實：家屬還想追求或等待奇蹟。

5. 擔心不能獲得救助，醫師不會盡全力。

6. 不敢作主：自己不反對，但無法簽下同意書。

7. 親友反對。

8. 家人同意，但有額外的請求。

9. 法律的糾紛：害怕對理賠不利。

10. 醫療糾紛：家屬對醫療處理存疑。

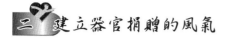

二　建立器官捐贈的風氣

㈠大力宣導

可藉由電視、廣播、報紙和雜誌等大眾媒體大力宣導。

1. 讓民眾了解器官捐贈的過程。

2. 邀請民眾到醫院參觀，提高其參與興趣。

3. 提供器官捐贈諮詢。

㈡哀傷輔導

1. 積極提供必要的醫療處置：應該作的，能夠作的，都應儘量作，讓病人家屬能感受到醫護人員確實已盡全力。

2. 隨時告訴家屬正在採行的醫療處置方式以及病人目前的病情狀況。

3. 提供精神支持，透過醫護人員的關懷，使家屬了解並協助家屬作好面對病人死亡的準備。

㈢由受過訓練的社工或醫護人員執行勸捐工作

由器官捐贈中心定期安排訓練課程，讓各醫院的社工或醫護人員學習如何進行勸募工作。

三　護理人員在器官移植所扮演的角色

1. 提供病人最好的照護。

2. 了解家屬的心境，處理家屬的哀傷。

3. 協助醫師進行腦死的判定。

4. 協助器官的公平分配。

陸 器官移植的倫理爭論

一 活體捐贈的倫理問題

(一)活體捐贈是不合倫理的，違反不傷害原則（Monaco, 1987）

1. 據研究發現，有 15% 活體捐贈者，後來出現手術合併症。

2. 在歐洲 148 個移植中心，有 22% 認為採用活體捐贈是倫理所不容的，違反「不傷害原則」。

3. Bay 和 Hebert（1987）在其研究報告中指出，排名前 10 名的十大移植中心中，即有一個反對。

4. 國內也有部分醫師反對而退出移植小組。

(二)父母、兄弟、姊妹捐贈往往違反自主原則

1. 捐贈者是否完全出於自願？有時是屈服於家庭壓力之下。

2. 是否由家庭成員中篩選出合適捐贈者？還是使用各種手段迫使表現及成就較差者勉為同意捐贈？

3. 母親居於自己在道義上的責任——自主性出於善意的捐贈，是否應鼓勵？

二 屍體捐贈的倫理問題

(一)家屬是否有權代為同意？

若死者生前並無提供遺體內器官的意願，但也無反對之表示時，是否可由家屬同意捐贈？

1. 屍體之所有人有權行使同意權。即家屬可在不違背死者「可推知」的意願下，行使其相關同意權。

2. 若死者生前曾表示「反對」，或是「可推知」有反對意見時，即

不可積極勸其家屬同意，以維護死者之自主權。

(二)屍體捐贈，若家屬意思表示不一致時，應如何處理？

醫師自屍體摘取器官，若死者生前未以書面或遺囑同意，也未作拒絕捐贈之意思表示，依人體器官移植條例第八條規定，得由其最近親屬一人以書面同意行之。若其最近親屬表示不一致時，則應依死者配偶、直系血親卑親屬→父母→兄弟姊妹→祖父母→曾祖父母或三親等旁系血親→一親等直系姻親之先後定其順序，後順序者已為書面同意時，先順序者如有不同之意見表示，應於器官摘取前以書面為之。

所以，當家屬意見不同時，應依上述之順序加以詢問，並於器官摘取之前，取得先順序者之書面證明，若先順序者未出示書面證明，則以後順序者已為之書面為主。

(三)由誰在何時、何地向病人家屬開口討論捐贈問題？

1. 美國有些州規定，腦死病人之醫師有義務詢問腦死之家屬是否有意願捐贈。我國也建議醫院醫療人員應主動向病患家屬勸募。

2. 我國精神科專家葉英　教授認為：

(1) 不可草率地提出捐贈的要求。

(2) 不應由主治醫師提出。

(3) 應提供高品質的醫療照護，讓病人家屬覺得院方已盡全力，並由有經驗的社工人員以同理心勸捐。

三　世界醫學會對器官和組織捐贈的立場聲明（WMA Statement on Organ and Tissue Donation）

世界醫學會（World Medical Association, WMA）於 2017 年新修訂的「器官和組織捐贈的立場聲明」，全文包括 9 大項 40 小項，茲摘譯於下（WMA, 2017）。

1. 前言（preamble）

(1) 本立場聲明係以一系列核心倫理原則為基礎：包括利他、自主、行善、公平正義原則。這些倫理原則可以做為各國制定器官和組織捐贈的公平分配指引，確保所有制度和流程的公開透明。本聲明適用於屍體和活體器官和組織捐贈。

2. 提高公眾意識（raising public awareress）

(2) 運用媒體和公共運動，並透過利益相關者和多元化管道，讓社會大眾了解其個人如何選擇在生前或死後捐贈器官和組織，在文宣設計時應考量社會大眾的個人信仰和文化。

(3) 讓社會大眾了解由於器官來源有限，在等待移植期間的焦慮，以及期待落空對其生活的影響，激起人們捐贈的意願。

(4) 世界醫學會支持捐贈者的知情抉擇，目前有些國家已採用或正考慮採取「可推知同意」政策，而有些國家則已採用「強制抉擇」政策。各國醫學會應盡可能確保這些政策不會消弱捐贈者「知情抉擇的權利」或「拒絕捐贈的權利」。

(5) 各國應考慮設置國家捐贈登錄中心，以蒐集和維護已選擇或拒絕捐贈者名單，除了應維護其個人隱私外，也應確保個人是在知情之下做出的決定，包括撤回同意捐贈的決定。

(6) 活體捐贈因存在某些潛在風險，應有適當的控制和保障，避免強迫性捐贈，而且也應將經濟或其他脅迫的風險降至最低。

3. 屍體器官和組織捐贈

(7) 世界醫學會鼓勵其會員支持屍體捐贈之整合性、協調性國家計畫，與所有利益相關者協商合作，解決與捐贈和移植有關的倫理、文化和社會議題，並以可靠的實證資料為依據解決爭議。

(8) 國家和地方的獲取器官計畫，應提供可能捐贈者的身份識別、轉診和處理，對死者親屬說明詳細流程，並遵守各國所制訂的相關規定。

(9) 勸募捐贈的醫院和其他機構，應公布捐贈計畫，並確保有足夠的資源用於捐贈計畫的執行，並培養機構內支持捐贈的文化。

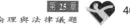
⑽ 器官捐贈協調師是遺屬和捐贈團隊間的橋樑，通常還要承擔複雜的後續安排以完成捐贈，應給予肯定與支持。

⑾ 屍體捐贈應該來自死前在無壓力下的自主性同意，避免捐贈和移植商業化。

⑿ 捐贈者或其醫療決策代理人，應能獲得準確和相關的資訊。

⒀ 捐贈者或其醫療決策代理人，應有機會提出有關損贈的問題，並以容易了解的方式獲得回答。

⒁ 若要同時捐贈器官和組織，應同時提供捐贈者和家屬相關資訊，儘量減少家屬的痛苦和干擾。

⒂ 在某些國家，喪葬費用可以由受贈者支付，通常被視為對捐贈者的自願和利他行為的感謝，在實施時，應確保符合利他、自主、行善、公平和正義原則。

⒃ 在自由和知情下的決定，不但要提供充分資訊，也應沒有被脅迫感。

⒄ 囚犯和被羈押者，應該也有資格在死後進行器官捐贈，但應事先進行身心評估，以確保捐贈符合個人自願性決定。

⒅ 其死亡原因是可以證實的自然死亡。

⒆ 死刑犯不得被視為器官和／或組織的捐贈者。

4. 屍體捐贈器官的分配

⒇ 世界醫學會認為所有與器官和組織捐贈以及和移植有關的事項，應有明確的政策，而且接受公眾的監督，以確保器官的公平分配。

(21) 等候移植名單的管理政策，應確保其效率和公平性，分配時應考慮：醫療需求的嚴重度和緊迫性，在等候名單上時間的長短度，以及醫療成功的可能性。

(22) 不得有社會地位、生活型態或行為上的歧視，也不得考慮非醫學標準。

5. 活體器官和組織捐贈

(23) 由於屍體捐贈來源不足，通常捐贈者會把器官捐給急需移植的家屬或近親。

⑷ 對可能捐贈者，應提供有關捐贈程序和捐贈風險之正確和最新資訊，並安排與醫療團隊或諮商師私下討論機會。

⑸ 應讓捐贈者有機會提問有關捐贈的問題，並以具敏感度和容易了解的方式回答。

⑹ 應制訂程序，以確保活體捐贈者在自願和無壓力或脅迫下做出是否同意捐贈的決定。

⑺ 應對弱勢捐贈者提供額外的防護措施。

⑻ 囚犯只有在特殊情況下才有資格成為一等親或二等親的活體捐贈者，也應確保其同意捐贈不是在脅迫下進行的。

⑼ 無行為能力人由於無法理解和自願決定，不應被視為活體器官捐贈者，除非在非常有限情況下，通過法律和倫理的審查。

⑽ 捐贈者不應因捐贈而遭受經濟損失：包括一般性和醫療上花費以及收入的損失。

⑾ 在某些國家捐出腎臟可以獲得報酬，世界醫學會強烈反對器官買賣行為。

6. 接受者移植計畫

⑿ 對接受器官或組織移植者，應在自由意志下，做出知情同意決策，包括告知移植手術的風險、存活率、發病率和生活品質狀況，移植以外的替代療法以及將如何獲取器官和組織。

⒀ 如果捐贈者的感染、疾病或惡性腫瘤診斷延遲被發現，也應告知接受移植者其可能面對的任何風險。

7. 器官和組織的成本和來源

⒁ 不可接受涉嫌透過非法手段取得的器官或組織進行移植。

⒂ 器官不應以營利為目的出售。在計算移植費用時，只能計算與器官或組織取出、儲存、分配和移植直接相關的費用。

⒃ 移植外科醫師應設法尋求，並確保能取得他們要進行移植的器官和組織，而且是依照本聲明的規定取得的。並且是合法和符合倫理方式取得。

8. 透明度和問責制（transparency and accountability）

㊲ 各國醫學會應與政府和相關機構合作，建立適當有效的結構和流程，以支持所有活體捐贈者的相關可追溯性資料，包括需要繼續的醫療照護和支持。記錄捐贈和移植率以及移植結果。評估器官捐贈和移植活動品質安全性和有效性，以及對器官捐贈和移值活動的倫理和臨床計畫的遵行狀況。

㊳ 所有的資料，應該公開並開放以供審查。

9. 未來的選項（future options）

㊴ 應將減少對捐贈器官需求的公共衛生措施，視為優先選項，同時採取提高器官捐贈系統的有效性和媒合成功率。

㊵ 應嘗試新技術的發展及其可能性；例如異種移植和使用幹細胞技術修復受損器官在將其導入臨床實務之前，應通過科學和倫理審查。

 ## 器官移植的標準與分配原則

依人體器官移植分配及管理辦法第五條附表規定如下（衛生福利部，2021；臺灣移植醫學學會，2021a,b；器官捐贈移植登錄中心 2021e）

 心臟移植（財團法人器官捐贈移植登錄中心，2021b）

㈠移植標準

1. 捐贈者標準

⑴ 符合腦死捐贈條件。

⑵ 過去病史與諸項檢查證實心臟正常者。

⑶ 無癌症病史（顱內腫瘤除外）。

⑷ 無不能控制的感染。

2. 受贈者適應症

⑴ 心臟衰竭且 Maximal VO$_2$ ＜ 10ml/Kg/min。

⑵ 心臟衰竭達紐約心臟功能第四度，且 Maximal VO$_2$ ＜ 14ml/Kg/min 者。

⑶ 心臟衰竭：

①核醫檢查 LVEF ＜ 20%，經 6 個月以上藥物（包括 ACE inhibitor、Digoxin、Diuretics 等）治療仍無法改善。

②如有重度二尖瓣閉鎖不全，經核醫檢查 LVEF ＜ 25% 者。

⑷ 嚴重心肌缺血，核醫檢查 LVEF ＜ 20%，經核醫心肌灌注掃描及心導管等檢查，證實無法以傳統冠狀動脈繞道手術治療者。

⑸ 紐約心臟功能第四度，持續使用 Dopamine 或 Dobutamine ＞ 5 mcg/Kg/min 7 天以上，經核醫檢查 LVEF ＜ 25% 或心臟指數（Cardiac index）＜ 2.0L/min/m^2 者。

⑹ 心臟衰竭已使用 ECMO、VAD 等心臟輔助器且無法斷離者。

⑺ 復發有症狀的心室性不整脈，無法以公認有效方法治療者。

⑻ 其他末期心臟衰竭，無法以傳統手術方法矯正者。

3. 受贈者禁忌症

⑴ 年齡 65 歲以上（年齡超過者需經專案審查）。

⑵ 有無法控制的感染者。

⑶ 愛滋病帶原者。

⑷ 肺結核未完全治療者。

⑸ 有惡性腫瘤者，不宜心臟移植：

①incidental renal carcinoma，in situ carcinoma（excluding bladder），Dukes' A colon cancer，basal cell carcinoma，以上四者不影響心臟移植。

②malignant melanoma，breast cancer，GI carcinoma，lung cancer，完整治療後，無癌症復發，未達 5 年者（disease-free interval ＜ 5years）。

③其他癌症，完全治療後，無癌症復發未達 2 年者（disease-free

interval ＜ 2years）。

(6) 心智不正常者或無法長期配合藥物治療者。

(7) 嚴重肺高血壓經治療仍大於 6 Wood Unit；異位心臟移植者不得
大於 12 Wood Unit。

(8) 失代償性肝硬化且有凝血異常者。

(9) 嚴重慢性阻塞性肺病，FEV1.0 ＜ 50% 預期值或 FEV1.0/FVC ＜
40% 預期值。

(10) 活動性消化性潰瘍。

(11) 嚴重腦血管或周邊血管病變，使日常生活無法自理，且無法接受
重建手術者。

(12) 免疫系統不全或其他全身性疾病，雖經治療仍預後不良者。

(13) 藥癮、酒癮患者。

4. 心臟移植等候者疾病嚴重度分級表（表 25-12 及表 25-13）（財團
法人器官捐贈移植登錄中心，2021）

表 25-12　12 歲以上（含）之心臟移植等候者

等級	定義	有效期間	等候時間
1A	1. 使用機械性循環輔助器 　(1) 主動脈氣球幫浦（IABP）使用中 　(2) 體外膜氧合器（ECMO）使用中 　(3) 心室輔助器（VAD）：＞ 30 天 2. 呼吸喪失者	7 天	1A
1B	1. 強心劑依賴者，且住院中 2. 嚴重心律不整 3. 無法施行冠狀動脈繞道手術、有不穩定心絞痛、且無法脫離 NTG 靜脈注射者 4. 心室輔助器使用＞ 30 天，且無併發症	14 天	1B+1A
2	未符合等級 1A 或 1B 條件之心臟移植等候者	180 天	2+1B+1A
7	暫時性不適合心臟移植者		

註：1. 疾病嚴重度：1A ＞ 1B ＞ 2 ＞ 7。

　　2. VAD 相關合併症：如血栓栓塞、輔助器感染、機械衰竭及致命性心室性不整脈。

資料來源：財團法人器官捐贈移植登錄中心（2021c）

(二) 分配原則

1. 絕對因素

(1) 血型：血型相同或血型相容者。

　①血型相同：器官捐贈者與待移植者之 ABO 血型一致。

　②血型相容：指符合下列各款之一者：

　　a. 器官捐贈者血型 O 型，待移植者血型為 A 型、B 型或 AB 型。

　　b. 器官捐贈者血型 A 型或 B 型，待移植者血型為 AB 型。

　③以下同。

(2) 人類免疫缺乏病毒

　器官捐贈者為「人類免疫缺乏病毒陽性（HIV(+)）」：僅能分配予經書面同意之「人類免疫缺乏病毒陽性（HIV(+)）」之待移植者。

2. 相對因素

(1) 年齡：十八歲以下的器官捐贈者優先分配予十八歲以下之待移植者。

(2) 疾病「等級 1A」之待移植者。

(3) 待移植者之配偶或三親等以內血親曾為死後器官捐贈者。

(4) 辦理器官捐贈者之醫療照護、腦死判定、必要性檢查與檢驗、協助司法相驗、器官分配聯繫運送、遺體禮儀及資料登錄通報等事項之醫院。

(5) 地理位置：器官捐贈者及待移植者所在區域相同為優先。

(6) 疾病「等級 1B」優先於「等級 2」之待移植者。

(7) 等候時間：等候時間長優先於等候時間短之待移植者。

(8) 使用之循環輔助器：優先順序為「體外膜氧合器（ECMO）」、「心室輔助器（VAD）」、「主動派氣球幫浦（IABP）」、「呼吸器」。

(9) 血型：血型相同優先於血型相容之待移植者。

(10) 器官捐贈者「有 C 型肝炎（Anti-HCV(+)）」優先分配予「有 C

型肝炎（Anti-HCV(+)）且尚未治癒」之待移植者。器官捐贈者「無 C 型肝炎（Anti-HCV(-)）」優先分配予「無 C 型肝炎（Anti-HCV(-)）」或「有 C 型肝炎（Anti-HCV(+)）且治癒」之待移植者。

⑾ 器官捐贈者爲「B 型肝炎表面抗原陽性（HBsAg(+)）」或「B 型肝炎表面抗原陰性且表面抗體陰性且核心抗體陽性（HBsAg(-) and Anti-HBs(-) and Anti-HBc(+)）」：以「B 型肝炎表面抗原陽性或表面抗體陽性或核心抗體陽性（HBsAg(+) or Anti-HBs(+) or Anti-HBc(+)）」之待移植者優先。器官捐贈者爲「B 型肝炎表面抗原陰性（HBsAg(-)）」，以「B 型肝炎表面抗原陰性（HBsAg(-)）」之待移植者優先。

⑿ 曾爲活體肝臟或腎臟器官捐贈者。

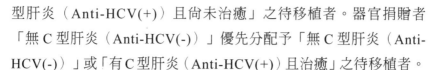

二 肝臟移植（臺灣移植醫學學會，2021c；財團法人器官捐贈移植登錄中心，2021c；衛生福利部 2017b）

㈠肝臟移植標準

1. 捐贈者標準
⑴ 符合捐贈條件。
⑵ 無癌症病史（顱內腫瘤除外）。
⑶ 無不能控制的感染。
⑷ anti-HIV（－）。
⑸ 肝功能可接受。

2. 受贈者適應症
⑴ 先天性膽道閉鎖。
⑵ 先天性肝臟代謝疾病。
⑶ 失代償性肝硬化。
　①病毒性肝炎引起之肝硬化。
　②酒精性肝硬化。

③不明原因之肝硬化。

⑷ 原發性膽汁性肝硬化。

⑸ 原發性硬化性膽管炎。

⑹ 原發性肝臟惡性腫瘤，且肝功能不適合腫瘤切除手術（Child's score ≧ 7 分）。

　①肝細胞癌

　　a. 屍肝移植：單一腫瘤 ≦ 5 cm；或多發腫瘤 ≦ 3 個，每一腫瘤直徑 ≦ 3 cm。

　　b. 活肝移植：單一腫瘤 ≦ 6.5cm；或多發腫瘤 ≦ 3 個，最大直徑 ≦ 4.5cm，全部腫瘤直徑和 ≦ 8cm。

　②其他原發性腫瘤，例如：

　　a. secondary neuroendocrine tumor。

　　b. hepatoblastoma。

　　c. malignant epitheloid hemangioendothelioma。

　　d. 其他。

⑺ Budd-Chiari 症候群。

⑻ 猛爆性肝炎或藥物引起之急性肝衰竭。

⑼ 其他末期肝臟疾病，無法以傳統方法治療者。

　3. 受贈者禁忌症

⑴ 年齡 65 歲以上（年齡超過者需經專案審查）。

⑵ 有無法控制的感染者。

⑶ 愛滋病帶原者。

⑷ 肺結核未完全治療者。

⑸ 有惡性腫瘤者，不宜肝臟移植。

　① incidental renal carcinoma，in situ carcinoma（excluding bladder），Dukes' A colon cancer，basal cell carcinoma，以上四者不影響肝臟移植。

　② malignant melanoma，breast cancer，GI carcinoma，lung cancer，完整治療後，無癌症復發，未達 5 年者（disease-free interval ＜ 5 years）。

③其他癌症，完全治療後，無癌症復發未達 2 年者（disease-free interval ＜ 2 years）。

⑹心智不正常者或無法長期配合藥物治療者。

⑺嚴重心肺功能障礙者。

⑻嚴重腦血管或周邊血管病變，使日常生活無法自理，且無法接受重建手術者。

⑼免疫系統不全或自體免疫疾病，雖經治療仍預後不良者。

⑽藥癮患者。

⑾酒癮戒除未足半年者。

4. 肝臟疾病嚴重度分級表（表 25-13 及表 25-14）（財團法人器官捐贈移植登錄中心，2021c）

⑴18 歲（含）以上之肝臟移植等候者。

表 25-13　18 歲以上肝臟疾病嚴重度分級表

等級	定義	有效期間	等候時間
1	猛爆性肝衰竭且預期存活天數小於 7 天，同時具以下任一條件者： 1. 猛爆性肝衰竭 2. 移植後 7 天內發生原發性肝功能喪失 3. 移植後 14 天內發生肝動脈栓塞 4. 急性失代償性威爾森氏症（Wilson's disease） 5. 移植後 14 天內影像學報告顯示大量肝細胞壞死，但肝內血管皆未發生血管栓塞情形，高度懷疑抗體排斥者。 6. 無肝臟狀態	7 天	1
7	暫時性不適合心臟移植者		

註：1. 疾病嚴重度：1 ＞ 7。

2. 猛爆性肝衰竭：診斷之主要依據為過去無肝臟疾病，此次發生第一症狀後 8 週內出現肝性腦病變；若缺乏臨床證據佐證，則以重度肝功能不良患者出現第二期肝性腦病變者診斷之。重度肝功能不良：指出現部分或全部下列症狀：肝性撲動（flapping tremor）、高膽紅素血症（bilirubin ＞ 15mg%）、INR

延長（＞ 2.5）、低血糖。第二期肝性腦病變：指出現如嗜睡、行為不適當、無法控制的震顫（incontinence with asterixis）。

3. 有慢性 B 或 C 型肝炎導致之肝衰竭位進加護病房者或有肝硬化之病史或影像學上顯示有肝硬化者，不可列入等級 1。

⑵ 18 歲以下之肝臟移植等候者。

表 25-14　18 歲以下肝臟疾病嚴重度分級表

等級	定義	有效期間	等候時間
1	因急性或慢性肝臟衰竭住進加護中心照顧者，且預期存活天數小於 7 天，同時具以下任一條件者： 1. 猛爆性肝衰竭 2. 移植後 7 天內發生原發性肝功能喪失 3. 移植後 7 天內發生肝動脈栓塞 4. 急性失代償性威爾森氏症（Wilson's disease） 5. 呼吸器使用中 6. 上腸胃道出血需輸注紅血球 ≧ 10cc/kg，持續或復發者 7. 肝腎症候群：重度肝臟疾病需住院治療，其腎功能持續惡化，無其他引發腎功能不全之原因，且符合以下任一條件者：尿量＜ 10ml/kg/day、尿鈉＜ 10mEq/L、尿液滲透壓＞血液滲透壓（U/P ratio ＞ 1.0） 8. 經治療無效之第三期或第四期肝性腦病變 9. 頑固性腹水／肝性水腫：符合以下任一條件者：對限鈉及利尿劑治療無效引發呼吸窘迫、需管灌餵食、需非經腸胃道高營養療法（parenteral nutrition）、需氧氣治療、需放液術（paracentesis）治療	7 天	1
7	暫時不適合肝臟移植者		

註：1. 疾病嚴重度：1 ＞ 7。

　　2. 猛爆性肝衰竭：診斷之主要依據為過去無肝臟疾病，於發生第一症狀後 8 週內出現肝性腦病變；若缺乏臨床證據佐證，則以重度肝功能不良患者出現第二期肝性腦病變者診斷之。重度肝功能不良：指出現部分或全部下列症狀：

肝性撲動（flapping tremor）、高膽紅素血症（bilirubin ＞ 15mg%）、INR
延長（＞ 2.5）、低血糖。第二期肝性腦病變：指出現如嗜睡、行為不適當、
無法控制的震顫（incontinence with asterixis）。

(二)分配原則

1. 絕對因素

(1) 血型：血型相同或血型相容者。

(2) B 型肝炎：器官捐贈者為「B 型肝炎表面抗原陽性（HBsAg(+)）」：
僅能分配予「B 型肝炎表面抗原陽性（HBsAg(+)）」之待移植者。

(3) C 型肝炎：器官捐贈者「有 C 型肝炎（Anti-HCV(+)）」：僅能分
配予「有 C 型肝炎（Anti-HCV(+)）且尚未治癒」之待移植者。

(4) 人類免疫缺乏病毒

　　器官捐贈者為「人類免疫缺乏病毒陽性（HIV(+)）」：僅能分配
予經書面同意之「人類免疫缺乏病毒陽性（HIV(+)）」之待移植
者。

2. 相對因素

(1) 十二歲以下或十八歲以下且四十公斤以下之器官捐贈者，優先分
配予十八歲以下之待移植者。

(2) 疾病「等級 1」優先於「非等級 1」之待移植者。

(3) 待移植者之配偶或三親等以內血親曾為死後器官捐贈者。

(4) 辦理器官捐贈者之醫療照護、腦死判定、必要性檢查與檢驗、協
助司法相驗、器官分配聯繫運送、遺體禮儀及資料登錄通報等事
項之醫院。

(5) 地理位置：器官捐贈者及待移植者所在區域相同為優先。

(6) 評分基準：「評分高」優先於「評分低」之待移植者。

　　① 依據 OPTN（the Organ Procurement and Transplantation
Network）加權給分原則，HCC（Hepatocellular Carcinoma）
患者，每三個月重登記，以 MELD（Model for End-Stage Liver

Disease）Score 給分加百分之十。直至完成移植或判定不適合移植。

②血型 O 型者比照 HCC 加權方式。

③十八歲以上者：適用 MELD Score 評分基準表。

④未滿十八歲者：適用 PELD（Pediatrie End-Stage Liver Disease）Score 評分基準表。

(7) 等候時間：等候時間長優先於等侯時間短之待移植者。

(8) 曾為活體肝臟或腎臟器官捐贈者。

三 肺臟移植（臺灣移植醫學學會，2021d；財團法人器官捐贈移植登錄中心，2021c；衛生福利部，2021）

㈠移植標準

1. 捐贈者標準

(1) 符合捐贈條件。

(2) 年齡不超過 60 歲。

(3) 無癌症病史（顱內腫瘤除外）。

(4) 無不能控制的感染。

(5) 無長期抽菸之病史（$\leq$ 20 Pack-years）。

(6) 胸部 X 光等檢查顯示肺部無嚴重感染。

(7) 在 PEEP = 5 cmH$_2$O 下，呼吸 100% 氧氣，其 PaO$_2$ > 300mmHg；40% 氧氣時，PaO$_2$ > 100mmHg。

2. 受贈者適應症

(1) 肺氣腫：符合①到⑤任一情況者。

　　①第一秒最大呼氣量（FEV1.0）< 25% 預測值（使用支氣管擴張劑後）。

　　②休息狀態動脈血氧分壓，< 50～60 mmHg。

　　③血中二氧化碳分壓升高。

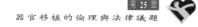
④引起繼發性肺動脈高壓。

⑤臨床上 FEV1.0 逐漸惡化，危及生命。

(2) 不明原因肺纖維化症：符合①到④任一情況者。

　①肺活量或全肺量＜ 60～65% 預測值。

　②休息狀態血氧不足。

　③引起繼發性肺動脈高壓。

　④病人以內科治療，情況仍逐漸惡化。

(3) 原發性肺動脈高壓：符合①到④任一情況者。

　①病人之生理狀態為紐約心臟協會分類第三級或第四級。

　②右心房平均壓力＞ 10 mmHg。

　③肺動脈平均壓力＞ 50 mmHg。

　④心臟指數（Cardiac index）＜ 2.5 L/min/m²。

(4) 囊性肺部纖維化症：符合①到④任一情況者。

　① FEV1.0 ＜ 30% 預測值（使用支氣管擴張劑後）。

　②休息狀態動脈血氧分壓＜ 55 mmHg。

　③血中二氧化碳分壓升高。

　④病人之臨床病況逐漸惡化。

(5) 矽肺症與其他職業性肺部疾病：經治療無效，有慢性呼吸衰竭症狀，長期需要氧氣吸入。

(6) 支氣管擴張症及其他發炎之後遺症：經治療無效，有慢性呼吸衰竭症狀，長期需要氧氣吸入。

(7) 先天性心臟病引起之 Eisenmenger's 疾病。

(8) 阻塞性細支氣管炎，包括藥物或慢性排斥引起者：經治療無效，病況逐漸惡化，有慢性呼吸衰竭症狀。

(9) 其他末期肺部疾病，經治療無效，病況逐漸惡化，有慢性呼吸衰竭症狀。

 3. 受贈者禁忌症

(1) 年齡 65 歲以上（年齡超過者需經專案審查）。

(2) 有無法控制的感染者。

⑶ 愛滋病帶原者。

⑷ 肺結核未完全治療者。

⑸ 有惡性腫瘤者，不宜肺臟移植。

①incidental renal carcinoma，in situ carcinoma（excluding bladder），Dukes' A colon cancer，basal cell carcinoma，以上四者不影響肺臟移植。

②malignant melanoma，breast cancer，GI carcinoma，lung cancer，完整治療後，無癌症復發，未達 5 年者（disease-free interval ＜ 5 years）。

③其他癌症，完全治療後，無癌症復發未達 2 年者（disease-free interval ＜ 2 years）。

⑹ 心智不正常或無法長期配合藥物治療者。

⑺ 肝硬化或 GPT 在正常兩倍以上且有凝血異常者。

⑻ 中度以上腎功能不全者（Creatinine ＞ 3.0mg/dl 或 Ccr ＜ 50ml/min）（需同時作腎臟移植之末期腎衰竭洗腎病人，不在此限）。

⑼ 嚴重的腦血管或周邊血管病變，使日常生活無法自理，且無法接受重建手術者。

⑽ 免疫系統不全或其他全身性疾病，雖經治療仍預後不良者。

⑾ 藥癮、酒癮患者。

4. 肺臟移植疾病嚴重度分級表（表 25-15）（臺灣移植醫學學會，2003h）

表 25-15　肺臟移植疾病嚴重度分級表

等級	定義	有效期間	等候時間
1	經治療無效之肺動脈高壓，且住進加護中心照顧者	30 天	1
1	未符合等級 1 條件之肺臟移植等候者	180 天	2+1
7	暫時性不適合肺臟移植者		

註：1. 疾病嚴重度 1 ＞ 2 ＞ 7。

2. 診斷為 Idopathic Pulmonary Fibrosis 者，以等候時間再加 90 天計算。

(二) 分配原則

1. 絕對因素

⑴ 血型：血型相同或血型相容者。

⑵ 人類免疫缺乏病毒

　器官捐贈者為「人類免疫缺乏病毒陽性（HIV(+)）」：僅能分配予經書面同意之「人類免疫缺乏病毒陽性（HIV(+)）」之待移植者。

2. 相對因素

⑴ 疾病「等級1」優先於「等級2」之待移植者。

⑵ 血型：血型相同優先於血型相容之待移植者。

⑶ 器官捐贈者為「B型肝炎表面抗原陽性（HBsAg(+)）」或「B型肝炎表面抗原陰性且表面抗體陰性且核心抗體陽性（HBsAg(-) and Anti-HBs(-) and Anti-HBc(+)）」：優先分配予「B型肝炎表面抗原陽性或表面抗體陽性或核心抗體陽性（HBsAg(+) or Anti-HBs(+) or Anti-HBc(+)）」之待移植者。

⑷ 器官捐贈者「有C型肝炎（Anti-HCV(+)）」優先分配予「有C型肝炎（Anti-HCV(+)）且尚未治癒」之待移植者。

⑸ 等候時間：等候時間長優先於等候時間短之待移植者。

⑹ 待移植者之配偶或三親等以內血親曾為死後器官捐贈者。

⑺ 辦理器官捐贈者之醫療照護、腦死判定、必要性檢查與檢驗、協助司法相驗、器官分配聯繫運送、遺體禮儀及資料登錄通報等事項之醫院。

⑻ 地理位置：器官捐贈者及待移植者所在區域相同為優先。

⑼ 曾為活體肝臟或腎臟器官捐贈者。

四 腎臟移植（行政院衛生署，2010；臺灣移植醫學學會，2021e）

(一)移植標準

1. 捐贈者的標準

(1) 屍腎移植

①符合捐贈條件。

②無癌症病史（顱內腫瘤除外）。

③無不能控制的感染。

④腎功能可接受。

(2) 活體腎臟移植（以保護捐贈者為優先考慮）

①兩個腎臟功能皆正常。（$Cr \leqq 1.2$ mg/dl & 24 hr $Ccr \geqq 80$ ml / min/ $1.73m^2$；無常規尿液檢查異常，如蛋白尿、血尿、糖尿；無重複泌尿系統結石病史。

②無高血壓（$<140/90$ mmHg）、糖尿病（AC < 140 mg/dl，PC < 200 mg/dl）。

③手術麻醉之危險小於等於 ASA 分類 2。

④自願捐出腎臟，且動機純正。經醫院倫理委員會報備通過。

2. 受贈者適應症

(1) 慢性腎功能障礙，經兩次以上之檢查，相隔一個月以上，$Cr > 6$ mg/dl 或 $Ccr < 15$ ml/min/$1.73m^2$。

(2) 重度慢性腎衰竭，肌酐酸廓清率 $Ccr < 15$ ml/min/$1.73m^2$ 或血清肌肝酸 $Cr > 6$ mg/dl 且伴有下列任何一種併發症者：

①心臟衰竭或肺水腫。

②心包膜炎。

③出血傾向。

④神經症狀：意識障礙、抽搐或末梢神經病變。

⑤高血鉀（藥物難以控制）。

⑥嚴重酸血症（藥物難以控制）。

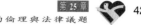

⑦噁心、嘔吐（藥物難以控制）。

⑧惡病體質（cachexia）。

⑨重度氮血症。（BUN ＞ 100mg/dl）

3. 受贈者禁忌症

⑴年齡 65 歲以上（年齡超過需經專案審查）。

⑵有無法控制的感染者。

⑶愛滋病帶原者。

⑷肺結核未完全治療者。

⑸有惡性腫瘤者，不宜腎臟移植。

　①incidental renal carcinoma，in situ carcinoma（excluding bladder），Duke's A colon cancer，basal cell carcinoma，以上四者不影響腎臟移植。

　②malignant melanoma，breast cancer，GI carcinoma，lung cancer，完整治療後，無癌症復發，未達 5 年者（disease-free interval ＜ 5 years）。

　③其他癌症，完全治療後，無癌症復發未達 2 年者（disease-free interval ＜ 2 years）。

⑹活性自體免疫疾病，需 prednisolone ＞ 10mg/day（或相當劑量的其他類固醇）或其他免疫抑制劑者。

⑺心智不正常者或無法長期配合藥物治療者。

⑻重大疾病不宜手術者。

⑼嚴重的腦血管或周邊血管病變，使日常生活無法自理，且無法接受重建手術者。

⑽藥癮、酒癮患者。

㈡ 分配原則

1. 絕對因素

⑴血型：血型相同或血型相容者。

⑵B 型肝炎：器官捐贈者為「B 型肝炎表面抗原陽性（HBsAg(+)）」

或「B 型肝炎表面抗原陰性且表面抗體陰性且核心抗體陽性
（HBsAg(-) and Anti-HBs(-) and Anti-HBc(+)）」：僅能分配予「B
型肝炎表面抗原陽性或表面抗體陽性或核心抗體陽性（HBsAg(+)
or Anti-HBs(+) or Anti-HBc(+)）」之待移植者。

(3) C 型肝炎：器官捐贈者「有 C 型肝炎（Anti-HCV(+)）」：僅能分
配予「有 C 型肝炎（Anti-HCV(+)）且尚未治癒」之待移植者。

(4) 人類免疫缺乏病毒

器官捐贈者為「人類免疫缺乏病毒陽性（HIV(+)）」：僅能分配
予經書面同意之「人類免疫缺乏病毒陽性（HIV(+)）」之待移植
者。

2. 相對因素

(1) 待移植者之優先順序：人類白血球抗原（HLA）無錯配「zero
ABDR mismatch」且其配偶或三親等以內血親曾為死後器官捐贈
者、人類白血球抗原（HLA）無錯配「zero ABDR mismatch」、
人類白血球抗原（HLA）非無錯配「non-zero ABDR mismatch」
且其配偶或三親等以內血親曾為死後器官捐贈者、人類白血球抗
原（HLA）非無錯配「non-zero ABDR mismatch」。

①依上列順序比較。

②依醫療常規，符移植者以接受一枚腎臟為原則。

③未指定捐贈之腎臟或捐贈者同時捐贈二枚腎臟，執行第 2 點事
項之醫院得保留一枚。

(2) 辦理器官捐贈者之醫療照護、腦死判定、必要性檢查與檢驗、協
助司法相驗、器官分配聯繫運送、遺體禮儀及資料登錄通報等事
項之醫院。

(3) 地理位置：器官捐贈者及待移植者所在區域相同為優先。

(4) 評分基準：「評分高」優先於「評分低」之待移植者。

(5) 評分基準中，血型相同者加三分。

(6) 評分相同時，優先順序為「HLA 組織抗原符合配對」之得分高
低、「病人年齡」之得分高低、「等候時間長短」，最後由移植

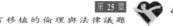
醫師以「臨床診斷預後最佳考量」為前提，確認待移植者序位。

(7) 曾為活體肝臟或腎臟器官捐贈者。

捌　結語

器官移植是科技與人性關懷結合的產物，它不但可以使器官衰竭病人恢復原有器官功能，也是人類尊重生命的崇高表現。身為醫護人員除了應為所有接受器官移植病人提供最好照護外，也應關心器官之分配是否符合公平原則，對於活體捐贈者，亦應給予詳細評估，善加保護，避免其身心遭受傷害。最後以施孝榮為器官捐贈者而作的第二生命歌詞與大家共勉。

第二生命（為器官捐贈而作）

施孝榮

如果我們面對這樣的分別
而我無法為妳拭去臉上的淚
妳悲傷的眼神叫我心碎
誰能夠一直存在到永遠
上帝啊！禰可以帶走我所有的一切
卻不能阻止我為他們留下一些
誰說我沒有任何選擇的機會
我可以讓他們的腳步停止走向終點
用我的心去愛這個世界
用我的眼去看未來和從前
也許我已經失去曾經擁有的年輕歲月
我的生命卻永不幻滅

問題討論

一、喬治今年 3 歲，罹患嚴重再生不良性貧血，醫師建議施行骨髓移植，但找不到合適捐贈者，他母親為救治喬治，決定立即懷孕，以便生下的孩子可以捐贈骨髓給喬治，請問您贊成這位母親的做法嗎？在倫理上是否會有爭議？請說明之。

二、鄭國勝今年 56 歲，因肝硬化嚴重，已呈現肝衰竭，醫師建議執行肝臟移植，其兒女及兄弟都是 B 型肝炎帶原者，不適合捐贈，但其 18 歲姪兒（弟弟的兒子）肝臟正常願意捐贈，請問：

1. 在法律上他是否可合法捐贈？
2. 您是否贊成其捐贈？理由為何？

三、郭福雄和李小萍結婚已一年八個月，沒有子女，李小萍在婚後不久即出現尿毒症，靠洗腎排除體內廢物，郭福雄由於愛妻心切，希望捐出一枚腎臟給愛妻，郭先生和郭太太血型同為 O 型，經組織適合性和淋巴球交叉配合試驗，也符合移植條件。

1. 你認為郭福雄是否可合法的捐出其腎臟？理由是什麼？
2. 你是否認為李小萍應繼續接受洗腎治療，以等待其他屍體捐腎的機會？理由是什麼？

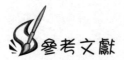

參考文獻

一、中文文獻

中央健康保險署（2021，5 月 11 日）。*2005-2018 年全民健保器官移植存活率*。臺北市：中央健康保險署。

中華民國器官捐贈協會（2004; 2011）。*器官捐贈和移植作業手冊*。臺北市：中華民國器官捐贈協會。取自 http://www.organ.org.tw/b2_2.htm。

全國法規資料庫（2021）。*人體器官移植條例*。取自 https://reurl.cc/06rebl

安寧緩和醫療及器官捐贈意願資訊系統（2016.4.22）。*2015 年各單位簽署器官捐贈同意書數*，取自 https://hpcbd.mohw.gov.tw, Hospweb

行政院衛生署（2010）。*屍體器官移植審議作業程序*。臺北市：行政院衛生署。

行政院衛生署（2010）。*器官移植分配一般原則*。臺北市：行政院衛生署。

行政院衛生署（2012）。*腦死判定準則*。臺北市：行政院衛生署。

吳亮儀（2017.10.5）。*無心跳器捐，衛福部明討論*。臺北市：自由時報，焦點新聞，A1。

吳亮儀（2017.10.5）。*無心跳器捐，醫界憂浪費心肺？*臺北市：自由時報，焦點新聞，A2。

法務部（1991）。*執行死刑規劃*。臺北市：法務部。

法務部（2003）。*執行死刑案件統計分析*。取自 http://tpms/interent/statana/a9211.htm。

香港立法會（2003）。*器官捐贈行動*。取自 http://www.info.gov.hk/gia/general/2003。

財團法人器官移植登錄中心（2017）。*臺灣 2012 年 1 月 1 日至 2016 年 12 月 31 日。屍體器官捐贈統計*。臺北市：財團法人器官移植登錄中心。

財團法人器官捐贈移植登錄中心（2021a，12 月 27 日）。***2016-2020 年器官與組織捐贈數***，臺北市：財團法人器官移植登錄中心。

財團法人器官移植登錄中心（2021b）。***2013 年至 2020 年國內肝、腎活體捐贈移植例數***。臺北市：財團法人器官移植登錄中心。

財團法人器官捐贈移植登錄中心（2021c）器官移植標準與分配原則。取自 http://www.torsc.org.tw/

臺灣移植醫學學會（2021a）。*器官捐贈一般原則*。取自 http://www.transplant.org.tw。

臺灣移植醫學學會（2021b）。*心臟移植分配原則*。取自 http://www.transplant.org.tw。

臺灣移植醫學學會（2021b）。*心臟移植等候者疾病嚴重度分級表*。取自 http://www.transplant.org.tw。

臺灣移植醫學學會（2021c）。*肝臟移植分配原則*。取自 http://www.transplant.org.tw。

臺灣移植醫學學會（2021c）。*肝臟移植等候者疾病嚴重度分級表*。取自 http://www.transplant.org.tw。

臺灣移植醫學學會（2021d）。*肺臟移植分配原則*。取自 http://www.transplant.org.tw。

臺灣移植醫學學會（2021d）。*肺臟移植等候者疾病嚴重度分級表*。取自 http://www.transplant.org.tw。

臺灣移植醫學學會（2021e）。*腎臟移植分配原則*。取自 http://www.transplant.org.tw。

臺灣移植醫學學會（2021e）。腎臟移植等候者疾病嚴重度分級表。取自 http://www.transplant.org.tw。

衛生福利部（2017）。活體肝臟移植審議作業程序。臺北市：衛生福利部。

衛生福利部（2017a.4.12）。器官捐贈移植醫院醫學倫理委員會組織及運作管理辦法。衛部醫字第 1061661605 號令。行政院公報，23(85)。

衛生福利部（2017b.5.10）。廢止「活體肝臟移植許可辦法」。衛部醫字第 1061663389 號令。行政院公報，23(85)。

衛生福利部（2017c.10.7）。器官捐贈移植向前一大步，心臟死後捐贈達成共識。臺北市：衛生福利部醫事司。

衛生福利部（2017d.12.26）。心臟停止死亡後器官捐贈作業參考指引。衛部醫字第 1061668226 號函。

衛生福利部（2021.12.21）。人體器官移植分配及管理辦法。臺北市：衛生福利部。

盧美秀（2022）。器官捐贈和移植的倫理與法律議題，於盧美秀著。護理倫理與法律（三版）（pp. 431-471）。臺北市：華杏。

二、英文文獻

Anonymous (1982). Living related kindey donors. *Lancet*, 2, 696.

Bay, W. H. & Hebert, L. A. (1987). The living donor in kidney transplantation. *Ann. Inter. Med.*, 106, 719-727.

Monaco, A. P. (1987). Problems in transplantation: ethics, education and expansion. *Transplantation*, 43, 1-4.

Organ Procurement and Transplantation Network (2003). *Transplant: Transplant year by organ, donor type*. From http://www.optn.org/latestData/rptData.asp

Organ Procurement and Transplantation Network (2017, Aug. 10). *All Donors by Donor Type*. Retrieved From http://optn.transplant hrsa gov/data/view-data-reports/national-data/

The council of transplantation society (1986). Commercialization in transplantation: the problems and some guidelines for practice. *Transplantation*, 41, 1-3.

World Medical Association (2017). *WMA statement on organ and tissul donation From: https:www.wma.net.*

醫學研究與人體試驗的
倫理與法律議題
The ethical and legal issues of medical research
and human experimentation

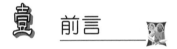

壹　前言

醫學研究（medical research）係指關於人類健康的醫學和行為的研究：

1. 依其施行方式及對接受試驗者的影響程度，可分為：

⑴ 生醫研究（biomedical research）。

⑵ 行為科學研究（behavior research）。

2. 依取得資料途徑則可分為：

⑴ 需從涉入他人身體或經由與他人互動之方式，以取得所需數據或資料，例如透過抽血檢驗、訪談或施行人體試驗以蒐集研究資料。

⑵ 單純利用個人資料，例如單純蒐集病例資料加以統計分析，不直接與病人接觸或互動。

貳 人體試驗的定義、分類與範圍

一、定義

人體試驗（human experimentation）係屬醫學研究的一種，它是一種生醫研究，也是一種需從涉入他人身體以取得所需數據或資料的研究。我國醫療法第八條對人體試驗定義為：「於人體施行新醫療技術、新藥品或新醫療器材及學名藥生體可用率、生體相等性之試驗研究」（全國法規資料庫，2020）。

二、施行人體試驗的要件

依醫療法施行細則第二條規定，施行人體試驗的要件為：
1. 在國內或國外業經實驗室或動物實驗研究，有相當文獻發表者。
2. 國外主要國家在人體試驗階段者。
3. 其他經中央衛生主管機關認可者。

三、分類

人體試驗分為兩種：
1. 以治療為主要目的，當病人使用一般治療方法或藥物已不發生療效時，改試用新的、不確定十分安全的醫療處置方法，故稱之為醫療性試驗或試驗性醫療。
2. 以增進人類的醫學知識，拓展醫療科技的領域為目的。試驗的對象本身並無疾病，試驗並不是對接受試驗者有益，而是研究者獲得知識，故又稱之為非醫療性試驗或非試驗性醫療。

範圍

　　1. 對生理學、生物化學、病理學之過程研究或採用介入性措施後，在健康受試者或病患身上的反應。

　　2. 以較大群體為評量的控制組，比較其在診斷、預防或治療上的差異，其研究結果是為了證明與個體生物學變化不同之明確性普遍化反應。

　　3. 為了確立某些預防或治療方法應用在個人或群體上會產生何種結果的研究。

 我國人體試驗的法律規定

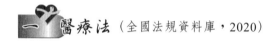 **醫療法**（全國法規資料庫，2020）

　　我國醫療法中明文規定，衛生福利部需設置醫事審議委員會，審查人體試驗之案件，並對人體試驗有許多規定：

(一) 醫療法第七十八條：為提高國內醫療技術水準或預防疾病上之需要，教學醫院經擬定計畫，報請中央衛生主管機關核准，或經中央衛生主管機關委託者，得施行人體試驗。非教學醫院不得施行人體試驗。

(二) 醫療法第七十九條：醫療機構施行人體試驗時，應善盡醫療上必要之注意，並應先取得接受試驗者之書面同意；受試驗者為無行為能力或限制行為能力人，應得其法定代理人之同意。

(三) 教學醫院依醫療法第七十九條第一項規定擬定之人體試驗計畫，應載明下列事項，並於接受試驗者或法定代理人同意前，以其可理解方式先行告知：

　　1. 試驗目的及方法。

　　2. 可預期風險及副作用。

3. 預期試驗效果。

4. 其他可能之治療方式及說明。

5. 接受試驗者得隨時撤回同意之權利。

6. 試驗有關之損害賠償或保險機制。

7. 受試者個人資料之保密。

8. 受試者生物檢體、個人資料或其衍生物之保存與再利用。

㈣醫療法第七十九條之二規定「醫療機構對不同意參與人體試驗者或撤回同意之接受試驗者，應施行常規治療，不得減損其正當醫療權益」。

㈤醫療法第八十條規定：「醫療機構施行人體試驗期間，應依中央主管機關之通知提出試驗情形報告；中央主管機關認為有安全之虞者，醫療機構應即停止試驗。醫療機構於人體試驗完成時，應作成試驗報告，報請中央主管機關備查」。

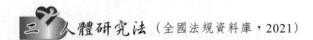 人體研究法（全國法規資料庫，2021）

㈠總則

我國制定人體研究法的目的旨在保障人體研究之研究對象權益。人體研究應尊重研究對象之自主權，確保研究進行之風險與利益相平衡，對研究對象侵害最小，並兼顧研究負擔與成果之公平分配，以保障研究對象之權益。

㈡研究計畫之審查

1. 研究主持人實施研究前，應擬定計畫，經倫理審查委員會（以下簡稱審查會）審查通過，始得為之。

2. 研究計畫應載明下列事項：

⑴計畫名稱、主持人及研究機構。

⑵計畫摘要、研究對象及實施方法。

⑶計畫預定進度。

⑷研究對象權益之保障、同意之方式及內容。

⑸研究人力及相關設備需求。

⑹研究經費需求及其來源。

⑺預期成果及主要效益。

⑻研發成果之歸屬及運用。

⑼研究人員利益衝突事項之揭露。

3. 審查會組成之規定

⑴審查會應置委員五人以上，包含法律專家及其他社會公正人士；研究機構以外人士應達五分之二以上；任一性別不得低於三分之一。

⑵審查會開會時，得邀請研究計畫相關領域專家，或研究對象所屬特定群體之代表列席陳述意見。

⑶審查會之組織、議事、審查程序與範圍、利益迴避原則、監督、管理及其他應遵行事項之辦法，由主管機關定之。

4. 研究計畫之審查

⑴研究計畫之審查，依其風險程度，分為一般程序及簡易程序。簡易程序審查之研究案件範圍，以主管機關公告者為限。

⑵研究於二個以上研究機構實施時，得由各研究機構共同約定之審查會，負審查、監督及查核之責。

⑶審查會應獨立審查。研究機構應確保審查會之審查不受所屬研究機構、研究主持人、委託人之不當影響。

㈢研究對象權益之保障

1. 研究對象除胎兒或屍體外，以有意思能力之成年人為限。但研究顯有益於特定人口群或無法以其他研究對象取代者，不在此限。

2. 研究計畫應依審查會審查通過之同意方式及內容，取得前項研究對象之同意。但屬主管機關公告得免取得同意之研究案件範圍者，不在此限。

3. 研究主持人在取得研究對象或其關係人、法定代理人、監護人、輔助人之知情同意時，應以可理解方式告知下列事項，不得以強制、利誘或其他不正當方式爲之。

(1) 研究機構名稱及經費來源。

(2) 研究目的及方法。

(3) 研究主持人之姓名、職稱及職責。

(4) 研究計畫聯絡人姓名及聯絡方式。

(5) 研究對象之權益及個人資料保護機制。

(6) 研究對象得隨時撤回同意之權利及撤回之方式。

(7) 可預見之風險及造成損害時之救濟措施。

(8) 研究材料之保存期限及運用規劃。

(9) 研究可能衍生之商業利益及其應用之約定。

4. 以研究原住民族爲目的者，除依上述規定取得其本人或法定代理人等之同意外，並應諮詢、取得各該原住民族之同意；其研究結果之發表亦同。

(四)研究計畫之管理

1. 研究機構對審查通過之研究計畫施行期間，應爲必要之監督；於發現重大違失時，應令其中止或終止研究。

2. 審查會對其審查通過之研究計畫，於計畫執行期間，每年至少應查核一次。若發現有下列情事之一者，得令其中止並限期改善，或終止其研究，並通報研究機構及中央目的事業主管機關：

(1) 未依規定經審查會通過，自行變更研究計畫內容。

(2) 顯有影響研究對象權益或安全之事實。

(3) 不良事件之發生頻率或嚴重程度顯有異常。

(4) 有事實足認研究計畫已無必要。

(5) 發生其他影響研究風險與利益評估之情事。

3. 中央目的事業主管機關應定期查核審查會，並公布其結果。查核業務，中央目的事業主管機關得委託民間專業機構、團體辦理。審查會未

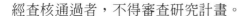
經查核通過者，不得審查研究計畫。

4. 研究材料於研究結束後或保存期限屆至後，應即銷毀。但經當事人同意，或已去連結者，不在此限。使用未去連結之研究材料，逾越原應以書面同意使用範圍時，應再依第五條、第十二條至第十五條規定，辦理審查及完成告知、取得同意之程序。對未去連結之研究材料提供國外特定研究使用時，除應告知研究對象及取得其書面同意外，並應由國外研究執行機構檢具可確保遵行我國相關規定及研究材料使用範圍之擔保書，報請審查會審查通過後，經主管機關核准，始得為之。

5. 中央目的事業主管機關對研究計畫之實施，認有侵害研究對象權益之虞，得隨時查核或調閱資料；研究機構與相關人員不得妨礙、拒絕或規避。

6. 研究主持人及研究有關人員，不得洩露因業務知悉之秘密或與研究對象有關之資訊。

(五) 罰則

1. 研究機構所屬之研究主持人或其他成員，有下列情形之一者，由中央目的事業主管機關處該研究機構新臺幣十萬元以上一百萬元以下罰鍰，其情節重大者，各該目的事業主管機關得令其終止研究，並得公布研究機構名稱。

2. 研究機構審查會或獨立審查會違反本法相關規定，除處以罰鍰外，並應令其限期改善，屆期不改正者，得命其解散審查會；情節重大者，處一個月以上一年以下停止審查處分。

3. 研究機構經依規定受處罰者，併處該研究主持人或所屬成員同一規定罰鍰之處罰。其情節重大者，受處分人於處分確定後，一年內不得申請政府機關或政府捐助成立之財團法人研究經費補助。

人體試驗的一般倫理原則

在實施人體試驗時，一般採用的倫理原則是以美國生物醫學及行為研究人類受試者保護委員會所擬之貝爾蒙報告（Belmont report）、紐倫堡規範、赫爾辛基宣言以及國際醫學科學組織委員會與世界衛生組織共同制定之人體生物醫學研究之國際準則為依據，其中廣被重視的是對受試者自主權的尊重，提供保護預防受傷害以及遵守公平正義原則等，茲分別說明如下（牛、夏，2002；金，2000；賴，2001；時，2001b；陳，2003；蔡，2003；McNeill, 1997）。

一 尊重受試者之人格

1. 人體試驗對受試者而言除了可能帶來某些利益外，承受的風險極大，因此應提供詳細的說明，包括試驗的目的和方法，可能產生的副作用和危險，預期的試驗效果以及其他可能的治療方式等，在受試者完全了解後同意才可施行，應避免使用威脅或利誘方式獲取同意，若受試者為孩童，且已具了解能力，除了法定代理人或監護人同意外，也應取得孩童本人的同意，若孩童本人拒絕接受，法定代理人不應代其同意。

2. 在試驗過程中，應尊重受試者的隱私權，對個人的病情資料，應負起保密之責。

二 遵守行善和不傷害原則

要求人體試驗的潛在利弊需有合理的平衡，才可招募受試者加入，並善盡保護責任。

1. 試驗進行前，應對受試者作詳細的身體評估，並審慎評估試驗的利益和風險。研究設計應力求周延，試驗時應有適當的準備和充足的設

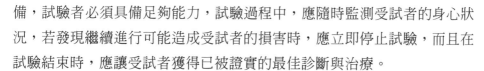

備，試驗者必須具備足夠能力，試驗過程中，應隨時監測受試者的身心狀況，若發現繼續進行可能造成受試者的損害時，應立即停止試驗，而且在試驗結束時，應讓受試者獲得已被證實的最佳診斷與治療。

2. 若受試者為未成年人，而且試驗又具危險性，原則上應避免將其列為試驗對象。不過多數倫理學家認為孩子的法定代理人，應可以讓孩子接受只具輕微危險性的試驗。

3. 對胎兒或胚胎的試驗，原則上應已確認對胎兒的利益大於可能發生的危險性，或若不接受這種試驗性醫療，胎兒順利出生的可能性極為渺茫時，孕母站在「具有保護其胎兒正常成長及不受傷害的義務下」，運用「善意或對胎兒有利」的倫理原則，代為同意。

4. 受試者因參與試驗所造成的損失，應給予適當補償，並享有免費的後續醫療。

三、遵守公平正義原則

在此強調主持試驗者有倫理上的義務，對待每一個受試者必須與道德的正確性和適當性一致，亦即對參與試驗者之負擔及利益作公平分配，不得剝削弱勢族群，包括如何選擇受試者，試驗危險的承擔者與試驗成果的受益者間應具何種關係等。

1. 一般受試者可能並不完全了解試驗的用意和危險性，有時只需醫師略施小計，即可輕易地取得受試者的同意，應避免此種違背公平正義的手法。

2. 最好不要以社會上特殊族群為受試者，例如受刑人、心智不健全、殘障或長期臥床的老人，儘量不要選為試驗對象。美國醫學會建議：「除非研究性質不適合以心智健全之成年人為試驗對象，否則不准用未成年人或心智不健全者為受試驗對象」。

3. 是否應將公共研究資源投入只讓經濟優勢族群獲益的研究？對此，赫爾辛基宣言即有明確規定：「研究成果的利益應有相當的可能性可

嘉惠受試者所屬族群,研究試驗才具正當性」。

4.接受試驗性治療病人,若病情惡化是否應停止試驗性治療,而改為標準治療?依現行的各種人體試驗之倫理規範規定:「當主持試驗者在發現繼續試驗可能造成受試者的損害、殘障或死亡時,應立即終止試驗」,因此在上述情況下,應立即停止試驗性醫療,至於是否改用標準治療則由病人和其主治醫師討論後決定。

伍 人體試驗相關之倫理規範

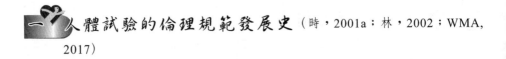

有關人體試驗的倫理相關規範之建構早在 1803 年即已開始,而且各國尤其是歐美國家在此方面的發展更不遺餘力。

一、人體試驗的倫理規範發展史 (時,2001a;林,2002;WMA, 2017)

1.1803 年英國的博西普(Perceial)試圖確立「人體試驗的倫理規範」。

2.1833 年畢蒙(Beaumont)特別針對人體試驗訂出一組「研究者的倫理守則」。

3.1865 年伯納德(Bernard)出版《試驗醫學研究導論》。

4.1900 年普魯士政府發布「規範人體試驗」的行政命令。

5.1930 年艾伯邁雅(Ebermayer)在其出版的《醫師的權利》一書中,對德國在第二次世界大戰前有關人體試驗方面的立法提出詳細說明。

6.1931 年德國政府制定新療法與人體試驗法規。

7.1947 年第二次世界大戰美國盟軍軍事法庭建立紐倫堡規範。

8.1948 年世界醫學會提出的日內瓦宣言也強調「從生命開始時,即使受到威脅,也不用醫學知識去違反人性的法則」。

9. 1954 年世界醫學會第八屆代表大會通過「人體試驗決議文」。

10. 1964 年世界醫學會於赫爾辛基召開第十八屆代表大會中通過「指導醫師從事臨床研究的建議」，後來被通稱爲「赫爾辛基宣言」，於 1975 年再次修訂，將標題改爲「指導醫事人員從事人體生物醫學研究之建議」，並將原先的 14 項條文擴充爲 22 項。之後又於 1983、1989、1996、2000、2002 及 2017 年作了修訂，使赫爾辛基宣言內容更加切合醫學研究的現實狀況，並使維持倫理原則與研究現實間取得平衡。

11. 美國於 1966 年由國家衛生院公布「受試者保護政策」，1974 年正式由衛生暨人類事務部（DHHS）依上列所公布的受試者保護政策爲基礎，制定人體試驗受試者保護規範，正式建構以機構內審查委員會（IRB）爲運作核心樞紐的受試者保護機制。美國 DHHS 和 FDA 於 1981 年爲回應貝爾蒙報告所提出的各項建議，分別修訂公布各自既有的受試者保護規範。後來 DHHS 又於 1983 年和 1991 年進行兩次修正。

12. 1982 年國際醫學組織委員會（CIOMS）和世界衛生組織（WHO）共同制定「人體生物醫學研究之建議的國際準則」，於 1993 年將標題修正爲「人體生物醫學研究之國際準則」，並簡稱爲 CIOMS/WHO 國際倫理準則。於 2001 年完成第二次修訂，後又於 2017 年再次修訂。

二、紐倫堡規範（The Nuremberg code）

1946 年 11 月 21 日，盟軍第一軍事法庭在德國紐倫堡審判 23 名納粹德國醫師，起訴罪名爲「在第二次世界大戰期間對戰俘進行不道德的人體試驗」。審判中法官依據來自美國的亞歷山大（Alexander）和艾維（Ivy）兩位醫師在法庭上的證詞和備忘錄，歸結爲十項原則，並據以裁定被告的罪名，總計在 23 名被告醫師中，有 16 名宣判有罪。這就是「紐倫堡規範」的由來。它被公認爲不但是一份供作審判依據的法律文件，同時也是一組規範人體試驗的普遍倫理原則，其內容如下：

1. 受試者係在自願下同意，而且需具有同意的能力。

2. 試驗本身必須能產生豐碩有利於社會的結果，而且無法以其他方法取代。

3. 試驗必須經過設計，而且已有動物實驗的良好基礎。

4. 試驗必須在避免不必要的身體上和精神上之痛苦和損傷下進行。

5. 當進行試驗將會造成死亡或殘疾之傷害時應禁止執行，除非主持試驗者本人也是受試者時才可繼續執行。

6. 試驗的危險程度，絕不可超過問題解決的重要性。

7. 試驗必須有適當的準備和充足的設備，以保護受試者避免受到任何傷害。

8. 試驗只能由合格的科學人員執行，在試驗過程中，應按照約定，在各個階段均應提供最好的醫療照護。

9. 在試驗過程中，若受試者的身體或心理方面有無法繼續之狀態，應可自由地要求退出試驗。

10. 在試驗過程中，主持試驗者應忠實、小心的判斷，如果發現繼續試驗可能造成受試者的傷害、殘障或死亡，應立即終止試驗。

紐倫堡規範依保護受試者的精神所樹立的倫理規範，包括受試者的知情同意、受試者的利益、研究者的責任和風險／利益評估等。但就規範範圍而言，不足之處為未處理治療性試驗問題，也未建立審查機制（時，2001b）。

三、世界醫學會有關人體為對象之醫學研究倫理原則（The World Medical Association: Ethical principles for Medical Research invalving Human Subjects）

1964 年世界醫學會在芬蘭赫爾辛基所召開的大會中，首次通過有關人體試驗的倫理規範，並分別於 1983、1989、1996、2000、2002、2008 及 2013 年作了修正，茲將 2013 年版內容摘譯於下（WMA, 2013）：

1. 世界醫學會制定赫爾辛基宣做為進行醫學研究時遵循的倫理原則。此醫學研究係指以人做為研究對象，包括使用可辨識身分的人體組織及資料的研究。

2. 本宣言與世界醫學會體系內的規範一致，以醫師為主要規範對象，亦請其他參與人體醫學研究者遵守本宣言內的倫理原則。

3. 世界醫學會明確要求醫師應以病人的健康為首要考量，為病人的最佳利益，提供最適切的醫療照護。

4. 醫師的職責在促進與維護病人和研究對象的健康、福祉與權益，應秉持其專業知識與良知，全力以赴。

5. 醫學的進步奠基於研究，而研究必須包括涉及以人作為對象的醫學研究。

6. 人體研究的主要目的，在增進對疾病病因、病程發展與影響的了解，並探討預防、診斷及治療介入的方法、步驟。即使是經過證實為最有效的措施，也須不斷透過研究來評估其安全性、有效性、效率、可近性和品質。

7. 醫學研究應依照倫理指引進行，以尊重及保障所有研究對象的健康與權益。

8. 雖然醫學研究的目的在追求新知，但絕不可凌駕於研究對象個人的權益。

9. 醫師參與醫學研究時，應擔負保障研究對象生命、健康、尊嚴、人格完整性、自主、隱私以及個人資料保密的責任。

10. 醫師在執行以人為研究對象時，應考量本國和國際上涉及人體研究的倫理、法律與管理規定及標準。

11. 在進行醫學研究時，應儘可能降低對自然環境的危害。

12. 凡執行以人為研究對象的醫學研究，都應由接受過適當的倫理和科學教育訓練之合格人員執行。

13. 對於因故未能充分參與醫學研究之族群，應提供其參與之機會與管道。

14. 當醫師結合醫學研究和治療於病人時，應以具預防、診斷或治療價值，並具有合理理由相信其病人不會因參與此醫學研究，而出現健康上的不良影響。

15. 若研究對象因參與研究而遭受損害時，應確保其能得到適當的補償與治療。

16. 在醫療行為與研究過程中，大部分的介入措施，都涉及風險和負擔，只有在研究目的的重要性高於研究對象可能遭受的風險時執行。

17. 所有的醫學研究，事前皆須審慎評估對個人和群體之可預期風險和負擔，而且要與可預期的獲益比較。且應採用最低風險的措施，並針對風險進行持續監測評估和紀錄。

18. 涉及人體的醫學研究，醫師必須確信對可能發生的風險已充分評估，且能有效的處理，否則不得參與執行。當發現遭受的風險已超過其可獲得的可能益處，或研究已得出確定結論之證據時，應評估是否繼續、修改或立刻停止研究。

19. 某些族群或個人特別易受傷害，當他們參與人體研究時，應特別加以保護。

20. 若醫學研究涉及易受傷害族群，只有在該研究係針對其健康需求或優先考量下，以及該研究無法以其他族群取代，且研究結果所獲得的知識、醫療行為或醫療處置有可能讓這些族群獲益，才具有執行的合理性。

21. 醫學人體研究應依循普遍被接受的科學原則，並且奠基於對科學文獻和其他相關資訊來源的澈底瞭解。和適當的實驗室研究及動物實驗結果。實驗動物的福祉亦應予以尊重。

22. 研究計畫應明列研究設計和執行方式，以及研究的正當性，並檢附相關的倫理考量、經費來源、贊助者、服務機構，其他潛在的利益衝突、研究誘因以及因參與研究遭受損害之治療和／或補償。若為臨床試驗，還須說明當研究結束後，如何提供適切的後續照護。

23. 在進行醫學研究前，研究計畫應由相關倫理委員會審查及核准。倫理委員會的功能必須透明且能完全獨立運作。委員必須符合資格，能有效執行其審查任務。委員會必須考慮本國或研究執行所在國的法律和

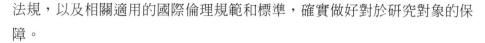

法規，以及相關適用的國際倫理規範和標準，確實做好對於研究對象的保障。

24. 應採用適當防護措施，保障研究對象的隱私及其個人資訊之秘密。

25. 研究對象若為行為能力人，其參與研究必須是出於個人自願，且能完成知情同意過程。

26. 具行為能力之研究對象，在知情同意過程中，應充分告知研究目的、方法、經費來源，任何可能的利益衝突，研究者的服務機構、研究可預見的效益及可能伴隨的風險與不適，研究結束後將提供那些適切的後續服務以及任何其他與研究相關的重要資訊。此外，也應告知其有權拒絕參與研究，亦可隨時撤回其同意書而不會遭受不利後果。

27. 在取得知情同意過程中，應特別注意研究對象對醫師是否存在依賴關係，或可能在脅迫下同意。

28. 若研究對象為「無行為能力人」，必須取得其法定代理人的知情同意，除非該研究旨在促進該研究對象所代表族群的健康，而研究又無法執行於有行為能力之研究對象，且伴隨之風險與負擔已降至最低限度。

29. 若研究對象為「限制行為能力人」，對於是否參與研究具有表達贊同與否之能力時，醫師除應取得其法定代理人之同意外，亦應徵求其本人的同意，若研究對象表示反對應予尊重。

30. 若研究對象為身心障礙者，無法表達是否同意時，則只有當研究對象身心狀態無法表示同意與否為該研究對象的必要條件的，才能核准此項研究。

31. 醫師應完整告知病人，在醫療照護中那些部分與醫學研究有關。若病人拒絕參與研究或中途退出，絕不可因此而妨礙其與醫師之關係。

32. 若使用可辨識身分之人體組織或個人資料進行醫學研究時，醫師應取得研究對象同意後，才可蒐集、儲存、和／或再利用上述之研究材料。若在特殊情況下，無法取得同意，唯有經研究倫理委員會審議核准後才可執行。

33. 當一個新的醫療措施，必須就其效益、風險、負擔及療效，與最

佳且已經過驗證有效的醫療措施互相比較時，才可使用安慰劑於對照組。

34. 在臨床試驗開始前，研究者、贊助者與試驗所在國的政府三方，應提出試驗結束後的計畫安排，並載明於研究計畫書，研究者在取得研究對象的知情同意過程，應告知此項資訊。

35. 涉及人體之每一個研究計畫於召募首批研究對象前，必須登錄於可供大眾閱覽之公共資料庫。

36. 研究者有責任公開發表研究結果，並對研究報告之完整性與準確性負責，而且要堅守公認的倫理準則，無論研究結果是正面、負面或是無法定論，都應發表或公開。

37. 在治療個別病人過程中，若沒有已驗證有效的醫療措施，或其他已知之治療方法無效時，醫師在諮詢過專家意見，且取得病人本人或其法定代理人之知情同意後，在專業判斷認為有希望挽救病人生命，恢復健康或減輕痛苦情況下，得採用未經驗證之醫療介入措施。

四　涉及人體健康相關研究之國際倫理準則（International Etlical Guideline for Health-related Research Involving Humans）

國際醫學科學組織委員會（Council for International Organization of Medical Science; CIOMS）和世界衛生組織（The World Health Qrganization; WHO）於 1982 年共同制定「人體生物醫學研究建議之國際準則」，在 1993 年把主題修訂為「人體生物醫學研究之國際倫理規範」，並簡稱為 CIOMS/WHO 國際倫理規範，且於 2001 年進行第三版修訂。在 2016 年修訂版則改名為「涉及人體健康相關研究國際倫理準則」，全版共 25 條，特摘譯於下（CIOMS/WHO, 2016）：

　　1. 科學與社會價值以及權利的尊重（scientific and social value and respect for rights）

　　執行涉及人體健康相關的研究，應以研究是否具有科學價值和社會價

值為基礎，亦即研究是否有可能產生保護和促進人類健康所必須的知識和
方法。所以，研究者、捐助者、研究倫理委員會和衛生主管機關，必須確
保所提出的研究具有科學的可靠性，係建構在已有充分知識的基礎上，並
且很可能產生有價值的資訊。

　　研究者、捐助者、研究倫理委員會和衛生主管機關，應負起道德責
任，確保所有研究是在保障人權、和尊重、保護以及公平對待研究對象下
執行，絕不應讓研究對象或當地社區遭受不公平或粗暴的對待。

　　2. 在資源貧乏地區執行的研究（research conducted in low-resource
　　　settings）

　　對資源貧乏地區的族群或社區進行研究前，捐助者、研究者和相關的
衛生主管機關，必須確保研究符合該地區族群或社區健康要求。

　　捐助者和研究者具有下列義務：

　⑴ 在與政府和其他利益相關者合作時，應盡最大努力，使研究結果
　　　的醫療措施或研發的產品以及獲取的知識，優先使用於研究地區
　　　的族群或社區，並協助建立和提升當地的研究能力。為了確保研
　　　究利益和負擔的公平分配，必要時，還應資助當地的醫療衛生基
　　　礎建設，增加其額外的受益。

　⑵ 應與社區協商，並協調落實利益相關者的責任歸屬，以便制訂計
　　　畫使醫療措施或研發的產品儘快投入使用。

　　3. 個人和群體應在利益和負擔的公平分配下參與研究的篩選
　　　（equitable distribution of berefits and burdens in the selection of
　　　individuals and groups of participants in research）

　　捐助者、研究者、政府機構、研究倫理委員會和其他利益相關者，
應確保研究中受益和負擔的公平分配。參加研究的群體、社區和個人，須
因科學的理由，而非因為他們處於社會經濟的弱勢或因為容易被操控而獲
選。因為根據類別劃分而把某些人群排除在研究之外，將導致或加劇醫療
的不平等，擴大健康差異，所以，若要將需要特殊保護的群體排除在外，
就必須有合理的依據。從研究產生的知識不太可能獲益的人群，不應在所
參與的研究中承擔與利益不相稱的風險和負擔。醫學研究中代表性不足的

人群，應給予適當的機會參與。

4. 研究之潛在個人利益和風險（potential individual benefits and risks of research）

在招募研究對象前，研究者、捐助者和研究倫理委員會應確保研究對象的風險最小化，並確保研究對象的個人利益與研究的科學價值和社會價值保持適當的平衡。

⑴ 應評估每一個研究介入措施或程序對個別研究對象的潛在利益和風險。

⑵ 應對整個研究的總體風險和潛在個人利益進行評估，並考量其適當性。

5. 臨床試驗中對照組的選擇（choice of control in clinical trials）

⑴ 原則上，研究倫理委員會應確保在診斷、治療或預防性措施的試驗中，對照組的研究對象已接受明確有效的治療措施。

⑵ 若已建立有效的治療措施，仍使用安慰劑作爲對照劑，而不提供給研究對象，必須符合下列條件：

①使用安慰劑對照應有令人信服的科學理由。

②延期或不使用已明確有效的治療措施，只給研究對象帶來最小風險值的少許風險，並且風險已被最小化，其中包括有效的緩解、處置程序已經落實執行。

6. 對研究對象健康需求的關懷照護（caring for participants health needs）

對接受臨床試驗的研究對象，研究者和捐助者，應採取適當的措施，保障其在研究期間和研究結束後的健康需求。包括下列各項：

⑴ 如何在研究期間提供適當的醫療照護。

⑵ 當研究者發現與研究無關的疾病，如何提供相關的輔助治療。

⑶ 在研究結束後，如何將仍需治療或預防的研究對象轉到合適的醫療機構。

⑷ 讓研究對象繼續使用已證明有顯著效益的醫療介入措施。

⑸ 會同其他利益相關者，協商並確認各自的責任，讓研究對象可以

繼續獲得已證明有顯著效益的醫療介入措施（例如研究使用的藥物）。

7. 社區的參與（community engagement）

研究者、捐助者、衛生主管機關和相關機構，應讓研究對象及其所在社區真正參與於一個有意義的研究過程，及早並持續地參與研究的設計、研擬與執行，同時參與知情同意過程的設計、研究的監督，以及研究成果的發布。

8. 研究及其審查中的合作伙伴關係與能力建構（collaborative partnership and capacity building for research and research review）

涉及人體健康相關的研究，政府相關的主管單位有責任確保這類研究是經過合格的、獨立的倫理委員會的倫理和科學審查，並且確保研究是由合格的研究團隊執行。獨立的倫理和科學審查，對研究獲得社區的信賴非常重要。有關健康相關的研究，通常會採國際合作方式進行，但有一些社區卻缺乏相對應的能力，無法正確評估或確保在其轄區內擬執行的或正在執行的健康相關研究，是否具備科學價值和符合倫理要求。因此，計畫在這些社區進行健康相關研究的研究者和捐助者，應該設法建構其對研究和審查的能力，具體做法如下：

⑴ 建設研究基礎設備和加強科學研究能力。

⑵ 強化研究所在社區的研究倫理審查和監督能力。

⑶ 推動與醫療保健相關研究的技術指導。

⑷ 培育醫療保健相關研究人才，並預作合理安排，避免被不當安置。

⑸ 應加強與研究對象所在地區的密切合作。

⑹ 在研究成果排名和數據共享達成一致的共識下，共同發表於研究期刊。

⑺ 簽署利益共享協議，合理分配研究的經濟收入。

9. 簽署知情同意書的個人能力（individuals capable of giving informed consent）

研究者有義務提供研究對象相關資訊和機會，讓他們自由選擇是否參與研究之知情同意決定，除非倫理委員會已經批准免除或修改。知情同意

書的簽署應視爲一重要過程，研究對象有權隨時退出、而不會受到責罰。

研究者的義務如下：

⑴ 必須在告知研究對象相關的研究資訊，並確保他們已充分了解重要事項的基礎上，才可以徵求和取得同意。

⑵ 應避免對相關資訊隱瞞和欺騙，以及施予不當的影響或脅迫。

⑶ 確保研究對象有充足時間和機會考慮是否參與研究。

⑷ 通常每一研究對象都應簽署知情同意書，以做爲同意的證據，若有例外情況，研究者應說明理由，並取得倫理審查委員會的批准。

10. 修改或免除知情同意（modifications and waivers of informed consent）

研究者除非已獲得倫理審查委員會的正式批准，否則在未取得研究對象或其法定代理人的知情同意下，不得參與研究。在准許免除知情同意之前，研究者和倫理委員會應該先確定是否可以修改知情同意，以保證研究對象能夠了解研究的基本性質並決定是否參與研究。

在下列情況下，倫理審查委員會可以批准修改或免除知情同意：

⑴ 若不修改或免除知情同意，研究將不可能或不能執行。

⑵ 研究具有重要的社會價值。

⑶ 研究對研究對象造成的風險非常低微。

11. 生物材料及相關資料的蒐集、儲存和使用（collection, storage and use of biological materials and research）

在蒐集和保存生物材料和相關資料（如健康或僱用紀錄）時，機構應建立一套管理系統，以便爲未來研究使用這些資料取得授權。研究者不可以損害材料提供者個人的權益和福祉。

爲研究目的而採集標本時，不論是用於特定的研究或非特定目的的未來研究，都應獲得材料提供者個人的知情同意，或廣泛的知情同意。

在臨床診斷或治療中，當人體的生物材料（即剩餘的組織、血液等）有剩餘，並被儲存以供未來的研究時，可能需要獲得具體或廣泛的知情同意或由知情的選擇退出程序來取代。除非病人一開始就明確表示反對，否則其樣本將會被儲存用於研究。有關知情的選擇退出程序必須符合下列條

件：⑴病人必須明確知道有這樣的程序存在。⑵研究者應提供充分的資訊。⑶必須告訴病人可以撤回其材料或資料。⑷必須眞誠的提供病人選擇的可能性。

若研究者要使用過去因研究、醫療或其他目的而蒐集和儲存的材料，但先前並未獲得他們的知情同意，在此情況下，倫理委員會在符合下列條件下，可以免除獲得個人的知情同意：⑴不免除知情同意，研究不可能或不能執行。⑵研究具有重要的社會價值。⑶研究對個人或所在地群體的風險非常輕微。

生物材料應有專人管理，爲了保守個人秘密，應該把提供給研究者的材料或資料進行匿名化或編碼，有關生醫材料的代碼密匙應由專人掌管。

樣本的轉移使用，必須簽署樣本轉移協議，內容包括生醫材料的使用範圍和時間，以及在使用結束時的去向，以及樣本轉移的雙方責任，此項樣本轉移也適用於跨國研究。

12. 健康相關研究之資料蒐集、儲存和使用（collection, storage and use of data in health-related research）

針對特定疾病縱向研究的資料蒐集價值已被廣泛認可，資料庫可以涵蓋所有類型的健康相關資料，其範圍不止於病人個人的醫療資料。本條文相關規範和準則 11 類似。

13. 研究對象的報酬與補償（reimbursement and compensation for recearch participants）

研究對象在研究期間直接產生的費用（例如交通費、住宿費），應給予合理的報酬，由於研究造成的不便及所花費的時間，也應給予適當的補償。補償可以採用貨幣或非貨幣形式。非貨幣形式可以採取與研究無關的免費醫療、醫療保險、教育手冊或其他的好處。

但補償不能過度，以免誘導研究對象違背自己的判斷而同意參與研究。提供報酬和補償，須經當地的倫理審查委員會通過。

14. 對研究相關傷害的治療與賠償（teatnunt and compensation for research-related harms）

研究對象若因參加人體健康相關研究而受到身體、心理和社會方面

的傷害，捐助者和研究者應確保爲其提供免費治療和復健，並對其薪資損失給予適當補償。若研究對象因參與研究而死亡，其家屬有權獲得賠償。研究倫理審查委員會應確認與研究相關的損害，其治療和賠償方案是否合理。

15. 涉及易受傷害之個人和群體的研究（research involving vulnerable persons and groups）

當考慮招募易受傷害的個人和族群參與研究時，研究者和倫理審查委員會應確保具體和保護措施的完備性，以保護其在研究期間的權益與福祉。

16. 對無能力行使知情同意成人的研究（research involving adults incapable of giving informed concent）

無能力行使知情同意的成人，他們也有特定的生理和健康需求，只要他們的法定代理人同意，亦應將其納入健康相關研究中，除非有合理的科學理由將他們排除在外。不過在參加研究過程中，研究者和研究倫理委員會應提供特別關照，對他們的權益和福祉應提供特別的保護，將可能的風險最小化。

17. 涉及兒童和青少年的研究（research involving children and adolescents）

兒童和青少年也有特殊的生理和健康需求，在取得他們的法定代理人和本人同意後，亦應將其納入健康研究中，除非有合理的科學理由才可以將他們排除在外。不過，由於兒童和青少年正處成長發育過程中，所以在進行研究時，應提供適當的支持和保護，避免使其在研究中受到傷害，確保其權益與福祉。

18. 以婦女作為研究對象（women as research participants）

婦女在過去曾被以「因爲她們要生育孩子」爲由，被排除在許多健康相關研究之外。但婦女也具有其獨特的生理和健康需求，也應被納入健康相關研究中，除非有合理的科學理由將她們排除在外。但因在某些社會狀態下，缺乏對女性自主權的尊重。因此，無論如何都不可以由他人代爲同意，必須取得具行爲能力婦女本人的知情同意，才能參與研究。不過對生

育年齡期的婦女，應事先告知若在研究過程中懷孕，研究可能帶給胎兒的風險，如果參與研究可能對胎兒或孕婦造成傷害，研究者和捐助者應保證在研究開始之前和研究期間提供避孕方法或定期進行產檢，必要時並提供安全、合法的墮胎保障。

19. 以孕婦和哺乳期婦女作為研究對象（pregnant and breastfeeding women as research participants）

為了獲得孕婦和哺乳期婦女健康需求之相關知識，研究的執行應在小心考量檢視現在的最佳健康相關資料後才能啟動。在任何情況下，絕不可以由其他人代為同意，應取得孕婦和哺乳期婦女的自主性知情同意，而且必須盡可能將風險最小化。若研究的介入措施可能具有潛在風險，在研究過程中，可能需要對胎兒和兒童進行健康狀況的短期和長期的追蹤。

20. 災難和疾病暴發時的研究（research in disasters and disease outbreaks）

地震、海嘯和軍事衝突等災難發生，以及疾病暴發，可能會給當地人民的健康帶來突發性和毀滅性的影響。為了找到有效的方法，減少災難和疾病暴發對健康的影響，有必要進行研究，但研究進行不得對災難受害者造成不當的影響。在進行這類研究時，應確保：

⑴ 在災難和疾病暴發的迅速蔓延和嚴峻挑戰下，設計能產出科學有效結論的研究。

⑵ 研究要能回應受災人群和社區的健康需求或優先次序。

⑶ 要公平篩選研究對象，當某特定人群被納入或排除在外時，應有充分的理由。

⑷ 對研究對象的潛在負擔和利益應獲得公平的分配。

⑸ 在研究開始時應確實評估實驗性研究介入措施的風險和益處。

⑹ 應邀請社區參與研究計畫的制訂，以確保研究的文化敏感性，並關注及回應實際的挑戰。

⑺ 即使受到當時情境的限制，也應取得研究對象的知情同意，除非符合免除知情同意的條件。

⑻ 應將研究結果發表，並共享資料。對研發的有效介入措施或產出

的知識，應提供給該社區。

21. 群體隨機試驗（cluster randomized trials）

在啓動群體隨機試驗前，研究者、贊助者、相關主管機關以及研究倫理委員會應該

⑴ 確定哪些人是研究對象，還有哪些個人或族群會受到影響。

⑵ 確定在某些研究中是否需要取得病人、醫護人員或社區居民的知情同意或是否可行。

⑶ 確定知情同意的簽署要求或允許拒絕同意，是否會使研究結果無效或危及研究結果的品質。

⑷ 確定在群體隨機試驗中，作爲對照組的非介入措施組，在倫理上是否可接受。

⑸ 決定是否必須獲得把關者（有權決定誰可以得到資源和機會者；例如社區領袖、當地衛生單位主管）的許可。

22. 在健康相關研究使用網路和數位工具獲取資料（use of data obtained from the online environment and digital tools in health-related research）

當研究者使用網路和數位工具獲取資料，用於健康相關研究時，應採取保護隱私的措施，預防直接暴露個人資訊，或防止當研究結果發表、共享、整合或鏈結時，個人資訊被推測出來。研究者應評估其研究中的隱私和風險，並儘可能降低風險，亦即應在研究進行時全程預測、控制、監測和審查資料的使用和交互影響。

23. 設置研究倫理委員會及其審查規範的要求（requirements for establishing research ethics committees and for their reviev of protocols）

涉及人體健康相關研究，其研究計畫應提交研究倫理委員會審查，以確定其是否符合倫理條件，及是否具有倫理可接受性，除非研究符合相關條件可免除倫理審查。研究者在進行研究前，應取得倫理委員會的批准或許可。

研究倫理委員會必須是正式設置的部門，並獲得充分的授權和支

持，以確保依照明確透明的程序，進行及時的和稱職的倫理審查。委員會
應由跨專業多學科成員組成，以便能夠稱職地進行研究計畫的審查。委員
會委員應定期學習更新健康相關研究的倫理知識。倫理委員會應有明確機
制，以確保其運作的獨立性。

倫理委員會應與不同機構或國家的研究倫理委員會建立有效的溝通管
道，以便能對外部資助和多中心研究情況下，進行地主國和捐助機構倫理
審查。

倫理委員會應有明確的申請程序，提供研究者或捐助者對倫理委員會
的審查決定，不服時，能合法的提出申訴。

24. 對健康相關研究應負的公共責任（public accountability for
health-related research）

為了實現健康相關研究的社會價值和科學價值，研究者、捐助者、研
究倫理委員會、基金會、期刊編輯和出版商在發表研究結果時，有義務遵
守公共倫理，擔負公共責任。

研究者應及時的發表研究結果，並分享研究結果的相關數據，包括負
面的、不確定的和正面的研究結果，或以其他方式公布結果讓大眾知道。
成果報告亦應說明研究計畫審查的倫理機構名稱。

25. 利益衝突（conflicts of interest）

有些研究計畫在完成後，研究者、研究機構、捐助者、研究倫理委員
會和決策者可能從中獲益（例如科學上的褒獎或技術移轉的經濟收益），
而產生與研究的首要目標和次要利益間的衝突。

利益衝突有時會影響研究問題和方法的選擇，研究對象的招募和去留
資料的使用與發表，以及研究的倫理審查等，有必要制定和實施相關政策
和程序，以便識別、減輕、消除或處理這些利益衝突，下列為研究機構、
研究者和倫理委員應遵循事項。

⑴ 研究機構應制定和實施相關政策和程序，以緩解利益衝突，並對
機構員工進行利益衝突的相關教育。

⑵ 研究者應確保在向倫理委員會提出之計畫中，揭露可能影響研究
的利益衝突。

⑶ 倫理委員會應根據已揭露的利益衝突評估每一個研究項目，並確保當利益衝突發生時，可以採取的適當補救措施。

⑷ 倫理委員會應要求所有委員、向委員會公開個人的利益衝突，以及在利益衝突發生時將採取的適當補救措施。

陸 我國醫護人員、宗教界和法界人士對人體試驗倫理議題的看法

盧、林、楊、鍾和陳（2002）以問卷調查法對醫護人員、宗教界和法界人士作調查，採 Likert 5 分法，共發出問卷 1,282 份，回收之有效問卷 548 份，研究結果如下：對人體試驗倫理議題的看法，醫護人員總平均得分 4.41、宗教界 4.21、法界 4.37、全體 4.33，均介於同意與非常同意之間（見表 26-1 與表 26-2），表示醫護人員、宗教界和法界人士均共同認為此份人體試驗之倫理內容，可作為國內實施人體試驗之倫理規範。

表 26-1　人體實驗倫理問卷

1. 人的生命具有崇高的價值，不可應用金錢報酬，引誘當事人接受人體實驗。
2. 未成年人或心智不健全者不應被選為實驗對象，除非研究性質不適合以心智健全之成年人為實驗對象 。
3. 人體實驗必須儘可能求取最大的利益，並將危險降至最低才符合倫理。
4. 基於保護人體生命安全的立場，人體實驗應先經過實驗室試驗或動物試驗，證實其有效性和安全性且實驗者必須具備足夠能力，方可施行。
5. 人體實驗前應對受試驗者作適當的準備，並有足夠的保護措施。
6. 施行人體實驗前，應事先向受試者說明實驗目的、方法及危險性，在取得受試者的同意書後才能進行。
7. 人體實驗時，若 7 歲以上之孩子已懂事，除了法定代理人的同意外，也應取得孩子本人的同意。
8. 若 7 歲以上之孩子已懂事，本人拒絕接受人體實驗，則法定代理人不應代其同意。

（表 26-1 續）

9. 當發現人體實驗，會對受試者的健康產生傷害或危害生命時，應該立刻停止人體實驗。

10. 接受人體實驗者，中途應可自由要求退出或停止實驗。

11. 在臨床實驗過程中，醫護人員對受試者的照護應與未接受任何臨床實驗病人之照護相同。

12. 研究者對受試者的個人資料，應予以保密不可隨意公開洩漏。

13. 當醫師專業判斷認為某新的治療方法能挽救瀕死病人生命，在徵得病人或／及家屬同意後，得施行臨床人體實驗。

14. 當接受標準治療的病人病情惡化且實驗性治療已被認為具有相當療效時，在徵得病人同意後，得改用實驗性治療。

15. 接受實驗性治療的病人，若病情惡化時，應立刻停止實驗性治療。

表 26-2　醫護人員、宗教界人士及法界人士對人體實驗議題的看法

題目	全體 N = 548		醫護人員 n = 206		宗教界人士 n = 187		法界人士 n = 152	
	M	SD	M	SD	M	SD	M	SD
題 1	3.98	1.05	3.79	1.07	4.42	0.80	3.71	1.11
題 2	4.12	0.92	4.20	0.91	3.96	1.05	4.21	0.72
題 3	4.24	0.84	4.33	0.76	4.02	1.02	4.37	0.64
題 4	4.34	0.79	4.45	0.71	4.13	0.90	4.45	0.71
題 5	4.44	0.71	4.56	0.69	4.22	0.83	4.55	0.53
題 6	4.48	0.72	4.60	0.66	4.29	0.82	4.53	0.61
題 7	4.22	1.04	4.30	0.96	4.08	1.10	4.29	1.06
題 8	4.45	0.76	4.40	0.81	4.42	0.77	4.55	0.67
題 9	4.66	0.56	4.68	0.60	4.60	0.56	4.69	0.48
題 10	4.46	0.72	4.48	0.73	4.34	0.79	4.58	0.59
題 11	4.29	0.89	4.55	0.63	4.01	1.03	4.27	0.92
題 12	4.66	0.54	4.75	0.51	4.56	0.60	4.68	0.50
題 13	4.13	0.84	4.30	0.84	3.93	0.87	4.14	0.74
題 14	4.11	0.76	4.22	0.80	3.98	0.76	4.12	0.69
題 15	4.42	0.67	4.55	0.64	4.33	0.72	4.35	0.61
總平均	4.33	0.50	4.41	0.48	4.21	0.57	4.37	0.42

護理研究倫理

一般醫學研究或護理研究的倫理考量

凡是執行與病人有關的醫學或護理研究應遵守下列倫理原則（盧，1995）：

㈠應尊重研究對象下列權利

1. 知情同意權。
2. 免於受傷害或冒險的權利。
3. 隱私權。
4. 匿名權。
5. 保密權。

㈡研究者應遵守研究之三誡

1. 完全誠實
⑴ 不可爲了個人利益或職位的晉升，而歪曲科學的眞實性，誇張地發表研究結果。
⑵ 不可爲了個人利益而不顧受試者的利益。
⑶ 應本個人的良心行事。
2. 不可以竊取他人的構想或研究的結果
強調研究應完全出自個人的創意，不可竊取他人的研究發現或研究結果。
3. 在必要時應以生命保衛科學研究與發表科學見解的自由
研究者應勇於將研究事實或研究的新發現，發表讓世人知道。

二、英國護理研究倫理指引（Research Ethics Guideline for Nurses）

英國皇家護理學院（Royal Collze of Nursing, RCN）在 1977 年即發表「護理研究人權指引」，2004 年公布「護理研究倫理指引」，並於 2009 年進行修訂。茲摘譯於下（RCN, 2009）：

(一)學生的研究

當學生執行病人、醫療服務使用者、親屬或照顧者、工作人員或英國國家衛生服務體系所屬場所的研究時，必須根據研究倫理委員會安排的要求進行審查。

(二)在發展中國家的研究

在發展中國家進行研究前，應採取防止任何不當研究行為或措施，或對研究對象的不當利用，尤其對易受傷害或弱勢族群的研究，更應加以保護。

(三)研究宜在安全及符合倫理下進行

研究必須符合健康和安全要求，儘量減少研究風險，在開始進行研究之前，必須要取得研究對象的同意，做好資料保護和保密，避免潛在傷害，維護安全。

(四)取得知情同意

知情同意是倫理實踐的核心，應在進行招募研究對象加入研究前取得。應讓研究對象充分了解研究目的和潛在益處和風險，並自願表示同意，也應告知其有權撤回同意或退出研究。

(五)善盡保密和資料保護職責

通常使用編碼和匿名方式等去識別化手法，來保護研究對象的祕密。而資料的保護通常係採儲存在上鎖的櫃子中，並具有授權使用權限的規定。

(六)涉及易受傷害族群的研究

易受傷害族群包括兒童、精神病人、學習障礙或溝通障礙者、囚犯或年輕罪犯。另外聽覺障礙、視覺受損或語言不通者，也可能被視為易受傷害的弱勢族群，上述這些人可能無法理解參與研究所涉及內容，也難以表達其個人願望和偏好，而無法做出知情或合理的決定。此外，也有可能會被研究者操控或誤導，而做出令其後悔的決定。

雖然讓易受傷害族群參與研究可能需要複雜的注意事項，耗時且在倫理上也極具挑戰性，但從長遠而言，假若他們一直不被納入研究，可能會一直處於不利地位，因為他們的觀點、經驗和需求，將不會在證據中得到體現。

所以當研究涉及易受傷害族群時，研究倫理委員可能會要求進行認知能力測試，若無法提供知情同意，通常會徵求其家屬或法定代理人的同意。

(七)讓公眾參與研究

在研究過程中若能促進公眾與研究人員間的積極伙伴關係，而不是只將大眾視為研究的「對象」，儘可能安排服務使用的公眾參與研究過程的所有階段，包括理念的發想、優先次序的安排、研究設計、資料蒐集方法、研究結果的傳播，以及研究的整體處理等，將更能展現研究結果的價值與影響力。

(八)採取穩健優質的研究設計

好的研究取決於好的研究設計，所有參與研究人員，都應確保選擇

合適的研究方法,來回答選定的研究問題。此外,研究計畫應通過同儕審查,並獲得相關倫理委員會的核准。

在英國,為了提供研究人員更多支持,已由國家研究能力發展聯合中心在各地建立同儕評審網路,以確保研究計畫具有良好的品質。

在臨床工作的護理人員可能會被要求,要促使研究順利進行或蒐集研究資料,但必須認識此角色的侷限性,當研究對象要求對研究及其設計進行更深入說明時,若無法具體正確的回答,應將其轉介給計畫主持人。

㈨ 研究治理證明的取得

英國衛生部門在 2001 年起,實施研究治理框架(the research governance framework),改進對研究的管理和監督,以增進公眾對研究的信心。此框架與設定標準有關,這些標準概述五個治理領域中具品質研究文化的關鍵原則,加上歐盟在 2001 年 4 月的法律公布,更支持研究的穩健發展,兩者併用,為公眾提供更周全的安全和品質保證,對所有機構培養高品質的研究文化助益良多。所有參與研究的護理人員,無論程度如何,都應熟悉此框架,並確保其關鍵原則,茲將研究治理標準的五個領域簡介於下:

1. 倫理

倫理領域在確保研究對象的尊嚴、權利、安全和福祉,是所有研究的首要考量要項。此外,資料保護,倫理委員會運作、知情同意和保密,則是研究過程中的關注重點。

2. 科學

科學領域強調不必要的研究複製是不符合倫理的,應該專注於高品質的原創型研究。在執行使用現有的證據資料和所有的研究計畫都應該接受同儕審查。對涉及人類胚胎、動物、基因轉殖和藥物的研究,應給予特別指導。

3. 資訊

資訊領域強調應將研究有關的發現公開發表,並將完成的研究登錄於國家研究登錄系統。不過由於臨床研究網路的發展,目前已將登錄合格研

究的責任，從國家衛生服務機構（NHS），轉移到研究人員和主題網絡系統。

4. 健康、安全和僱用

健康、安全和僱用領域則建議應遵守相關健康和安全法規，以確保研究對象和病人的安全。新的或現有的醫療儀器設備，應獲得權威機構檢測合格，以確保工作人員和病人的安全。

5. 資金和智慧財產權

此領域強調應遵守公共資金使用的法律規定，建議應對因研究而受傷害者進行賠償。此外，在研究開始之前，就應該將研究發明、專有技術、版權、資料庫、設計、商標和材料等知識財產權之獲利分配和發表排名達成共識。

(十)取得研究的倫理審查證明

在英國研究倫理委員會的委員組成，三分之一為非醫療專業人員，其他委員則為與醫學、教育和科學相關的專業人員。每個委員會都由當地行政主管機關和國家研究倫理服務機構提供支持。如果研究只在當地執行，而且不屬於新藥的臨床試驗，則由當地研究倫理委員會審查核准即可。但研究若為單一領域在多地點執行，則研究計畫可以由該領域的任何當地倫理委員會審核。若研究係在跨二個不同領域的多地點執行，研究者可以提交涵蓋這些地理區域的二個當地倫理委員會審查，取得核可證明。

(土)全球性的研究治理

目前許多大規模的新藥和療法功效研究，或蒐集流行病學數據的研究大多要跨國在多個地區進行，以便有足夠的樣本數，對直接參與此類研究的護理人員，都必須遵守研究倫理原則。

(吉)人體組織法（Human Tissue Act）

在目前英國的研究環境中，由護理人員做為主要研究者領導人體組織蒐集和儲存的研究雖然不多，但以研究護理師身分參與由醫師主持的研究

已非常普遍，因此，研究護理師必須瞭解並承擔人體組織法所規範的相關責任。

㈡ 網路倫理

近年來由於網際網路的發展，應用網路的研究，包括網頁內容分析、網路問卷調查、線上焦點團體座談、線上面試以及電子對話分析等，已經非常普遍。

許多線上的研究問題與現實世界的研究問題大同小異，一樣要維護參與者的隱私和資料的保密，以及獲得知情同意，並確定在線上參與者的身分。不過網路研究者協會在 2002 年的網路倫理報告並未提出特別的網路倫理框架，反而將其交由研究者自己承擔固有的倫理決策，而 Haigh 和 Jones（2005），則建議在將網路空間用作研究環境時，需要額外的倫理考量。

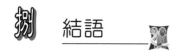

捌 結語

以人類為受試者的研究確有其必要性與重要性。主持試驗者若確信所研究的問題具有充分的價值，也能採用科學上有效的方法，誠實的進行研究，在受試者的知情同意下，保護受試者的身心安全，遵守我國和國際性有關醫學研究和人體實驗的倫理規範，並將研究結果即時而且精確的發表，讓醫界能即時獲取臨床上可能的重要資訊，應是身為醫護界每一個人的責任。

問題討論

一、林子恆今年 12 歲，因罹患白血病，醫師建議接受新藥治療（屬試驗性醫療），據研究顯示，治癒成功率為 70%，副作用發生率為 85%，請問林子恆是否應接受此新藥治療？其本人是否有決定權？理由為何？

二、蔡醫師是感染專科醫師，平時診治許多愛滋病人，其服務於某醫學中心之大學
　　同學最近正進行 HIV 感染引發失智症之相關性研究，他希望蔡醫師提供適合加
　　入這項新防治方法研究的病患名單，並且將以提供一名病患名單 3,000 元報酬給
　　他，請問蔡醫師是否應提供名單？是否可接受提供名單的酬金？請從倫理觀點提
　　出您的看法。

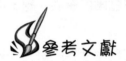

參考文獻

一、中文文獻

牛惠之、夏堪臺（2002）。由基因治療之風險性論人體試驗規範與傷害之賠償。*律師雜誌*，270，16-29。

全國法規資料庫（2020）。*醫療法*。取自 https://reurl.cc/pZkR0b

全國法規資料庫（2021.12.28）。*人體研究法*。取自 https://reurl.cc/91K9kY

林志六（2002）。人體試驗受試者保護規範措施──美國「機構內審查委員會」之規範機制。*醫事法學*，10(2)，51-57。

金象逵（2000）。*生命的過程㊀人體實驗與胚胎研究*。網路大學。取自 http://210.60.194.100/life2000/professor/chinghsiangkuei/lifeprocess1.htm。

時國銘（2001a）。人體試驗之國際倫理規範：歷史的考察。*應用倫理研究通訊*，19，12-21。

時國銘（2001b）。CIOMS/WHO 國際倫理準則之審查。*應用倫理研究通訊*，19，56-62。

陳怡安（2003）。受試者保護與人體試驗的規範。*律師雜誌*，270，30-43。

蔡甫昌編譯（2003）。*臨床生命倫理學*。臺北市：財團法人醫院評鑑暨醫療品質策進會。

盧美秀（1995）。*護理倫理學*。臺北市：匯華。

盧美秀（2022）。醫學研究人體研究與人體試驗的倫理與法律議題，於盧美秀著。*護理倫理與法律*（三版）（pp.379-402）。臺北市：華杏。

盧美秀、林秋芬、楊哲銘、鍾春枝和陳俊賢（2002）。人體實驗倫理議題的探討──比較醫護人員、宗教界和法界人士的看法。*醫護科技學刊*，4(1)，75-89。

賴志銘（2001）。以人類為受試者之生物醫學研究之國際倫理準則。*應用倫理研究*

通訊，19，31-35。

二、英文文獻

Brennan, T. A. (1999). Proposed revisions to the declaration of Helsinki: will they weaken the ethical principles underlying human research? *The New England Journal of Medicine*, 341 (7), 527-531.

Council for International Organization of Medical Science and the World Health Organization (2016). *International Etheical Guideline for Health-reluted Research involving Humans*. Genera: CIOMS/WHO.

Haigh, C. & Jones, N. (2005). An overview of the ethics of cyberspace resenrch and the implication for nurse educators. *Nurse Education Today*. 25(1), 3-8.

International organization of medical science and the world health organization (2001). *International code of ethics*. Geneva: Council for international organization of medical sciences in collaboration with the world health organization.

Levine, R. J. (1999). The need to revise the declaration of Helsinki. *The New England Journal of Medicine*, 341 (7), 531.

McNeill, P. (1997). Paying people to participate in research: why not? *Bioethics*, 11 (5), 390-396.

The World Medical Association Declaration of Helsiki (2013). *Ethical principles for medical research involving human subjects*. Washington: WMA.

第 27 章

人類基因科技的倫理與法律議題
Ethical and legalistic issues of human gene technology

壹 前言

　　近年來由於生物科技的發展，複製技術和基因工程的進展，對於醫學、農業生產技術、人類個體以及整體福祉的增進有很大的貢獻，尤其美國食品暨藥物管理局（FDA）已於 2017 年 8 月 30 日批准全球第一款「嵌合抗原受體 T 細胞（CAR-T）」免疫療法。此係利用基因工程強化病人自體 T 細胞，只需注射一次就能強化 T 細胞摧毀癌細胞。目前應用於急性淋巴性白血病具有高度療效。據研究顯示，83% 病人對此種療法有良好反應（管，2017）。不過，由於我們無法確定這些科技究竟會帶來什麼樣的後果，也不確定這些科技的後果是否能為我們所控制，其所涉及的生命倫理和人性尊嚴，可能在倫理、法律、社會及經濟層面帶來極大的衝擊，因此我們必須保持存續關注（李，2001；范，2001；陳，2017；盧，黃，2022）。

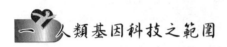人類基因科技的範圍與特性

一、人類基因科技之範圍

基因（gene）是指遺傳物質，攜帶遺傳訊息，決定生物體特質。人類基因科技包括下列五類：

1. 基因圖譜的建立（mapping of the human genome）：人類基因組的草圖已在 2000 年 6 月 26 日研發公布。

2. 遺傳基因檢測（genetic gene testing）：包括 DNA 檢測。

3. 基因治療（gene therapy）：係指利用基因或含該基因之細胞，輸入人體內之治療方法，包括生殖細胞基因治療（germ-line gene therapy）、編輯胚胎基因（CRISPR-Cas9）和修復遺傳基因。

4. 人造組織與器官（artificial tissue and organ）：包括以複製技術無限制提供移植手術所需的組織或器官以及備用組織或器官。

5. 基因改造食品（genetically modified foods）：是指透過基因改造技術，將一段遺傳物質轉移到另一個農產品中產生的新食品就叫作基因食品，又稱基因轉殖食品。

二、人類基因科技的特性

人類基因科技具有下列重要特性（許，2000）：

1. 它是以人為操控、修改或重組 DNA 或其他細胞核或細胞分子，以達到改變單獨生物體或一群生物體為目的。

2. 它具有操控遺傳或繁衍程序的技術；例如人工授精、試管嬰兒、精子銀行、基因編輯技術及其他基因操控技術。

3. 它可藉由 DNA 重組或基因複製而複製另一個人，亦即將兩個或兩個以上來源的 DNA 分子在細胞或活體外的人工環境中加以組合在一起再植入生物體中繁衍。

4. 人類基因科技可能產生極大效果與後果，且這個後果將可能因商業利益及政治因素介入而增強其影響的深度與廣度。上述商業活動和政治運作將使基因工程所引發的道德不安，衍生為倫理議題及複雜的政治哲學問題。

人類基因科技衍生的倫理問題

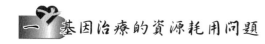 一 基因治療的資源耗用問題

基因治療是昂貴的，是否應該為某一個人耗去太多資源？用於某人身上的基因治療若會耗去巨額社會資源，而此項資源可以用來醫療更多病人，是否應該直接將此資源投入該病人身上？如此一來，是否會影響其他病人對有限醫療資源的分配權利？（許，2000）

二 備用組織（器官）與生命價值之爭論

帶有基因疾病的人需要進行諸如骨髓移植手術才能治癒，但骨髓移植需要來自組織相同或相容的人，父母是否可以為救治罹病子女，再次懷孕，以便產下與罹病子女組織相容的新生兒，作為備用組織或器官，以便提供其骨髓給罹病子女？

許多相關的爭論如下：「這是把人當成物體，這種行為剝奪了嬰兒自身的價值」、「生養孩子只是為了捐贈器官，是不道德的」、「孩子不是別人的藥品」、「基因工程使用於醫學上，涉及人的價值問題及生育後代的目的問題」。此外，促使一組細胞發展成為某一種器官的組織，以解決器官來源不足問題是否符合倫理要求等，都值得大家進一步探討（許，2000）。

三　生殖細胞基因治療係在扮演上帝的角色，是對自然以及人類尊嚴的侵犯

生殖細胞基因治療將使許多遺傳疾病，在缺陷基因帶原者接受治療之後不再遺傳給下一代，顯然可以帶給人類極大福祉，不過也可能會有相當程度的醫療風險，造成對後代子孫的傷害，例如所作的基因變更所引起的顯型變更，乃是依據當代人在其社會的價值觀，可是後代子孫在他們的社會環境之下，可能會視所作的變更為傷害而寧願不要接受（劉，2001；Dettweiler & Simon, 2001；Jones & Fallon, 2002；Pulst, 2000；Resnik & Langer, 2001；Rubanyi, 2001）。

四　人類基因科技違背自然，是一種人為操控

1. 一般皆認為自然的繁衍是道德的，而人為操控的繁衍則是不道德的。因為自然繁衍係在生物演化的軌道上進行，而以基因工程來操控一個人的出生，則使我們對於人類未來增加新的不確定性。用複製一基因工程來操控繁衍，將使人的生存和演化脫離自然的選擇機制，而改以「人為選擇」來決定。基因工程技術下的優生學，即是以人為操控方式來繁衍具有所欲求特性的下一代，基因工程因能改變或添加特定的基因在胚胎遺傳物質中，使人得到原來沒有的特性，如此一來，將可能在人類族群中繁衍出不同的基因族群，此種編輯胚胎基因，雖可預防遺傳性疾病，但等於在「設計嬰兒」（陳，2017）。不過最重要的是我們應弄清楚，以基因工程來操控繁衍，到底會造成何種足以引發我們關切的道德憂慮與傷害。例如基因工程孕育的小孩，會帶有他人所指定的人為設計成分，小孩很可能會對自我身分的形成產生懷疑，使基因族小孩，只能在被設計而沒有探索及建立自我可能的心理陰影下生活，這是基因工程對基因族小孩，在意識層面上所可能帶來的影響（陳，2017；許，2000；Salvi, 2001）。

2. 複製人的倫理爭議：

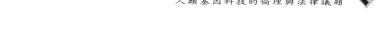

⑴ 複製人是不自然的生產方式，將使生殖成為人對人的控制，或把孩子視為一般製品，可予以商品化，是不道德的。

⑵ 人類複製技術尚未真正測試和完善化，可能產生的各種畸形風險極高，將造成對本人、家庭及社會的傷害。

⑶ 原型人或複製人彼此沒有自我的獨特性，容易在心理上產生不良反應的自我認同問題，而對自己的自我產生疏離。

⑷ 複製人與原型人的年齡相近時，兩者的關係近似兄弟；而年齡相差十年以上者則類似父子，在現行的家庭倫理關係中，將成為家庭中的另類親屬，會有法律和定位問題。（鍾、盧，2001）

 五　可能會產生「基因主義歧視」（geneticism）

目前基因研究已經辨識出與乳癌、糖尿病、阿茲海默症等相關基因，預料未來將會有更多疾病的相關基因會被找出。有些遺傳學家相信也可以找到與智力、體能、精神疾病或暴力傾向相關的基因。上述發現將帶來新的社會衝擊與倫理問題。例如保險公司或各企業機構將會利用此項科技來篩檢投保人或應徵者，不讓某些帶有潛在致病基因者投保或不予錄用，這會造成嚴重的社會歧視（李，2000）。

肆　人類基因科技的倫理思考

針對上述問題，歐洲理事會（Council of Europe）已於 1997 年限制有關基因的研究，特別禁止企圖修改人類生殖細胞基因。美國國家生命倫理諮詢委員會（National Bioethics Advisory Commission）亦於 1998 年建議應先檢討基因科技的安全問題，在疑慮消除前，應禁止將基因科技應用於人類。

一、對後代子孫的道德責任

生殖細胞基因治療可能會直接而且重大地影響下一代子孫的身心顯型及遺傳資源,因此對此結果必須承擔道德責任,此一道德責任的維繫不僅止於內心善惡層次,而應具體表現於醫療措施與過程裡。美國國家生命倫理諮詢委員會認為,體細胞細胞核轉殖的科技目前仍有無法接受的風險,因此任何以體細胞基因轉植到母體之方式來創造小孩的研究在道德上是無法接受的(National Bioethics Advisory Commission, 1998)。這樣的立場,可想而知,一定會延伸到生殖細胞基因工程以及生殖細胞基因治療,因此為免直接衝擊人種之為人種的生物特徵,以及避免與人類將來的生存時間一直伴隨下去,應加以禁止(范,2001)。

不過,生殖細胞基因治療,雖有其人種遺傳基礎上的一定風險,及增加跨代持續侵害的風險,但在另一方面,也同時具有解除跨代持續苦楚的福祉。從倫理學的立場而言,若治療的益處大於傷害,亦即遺傳疾病治癒大於醫療風險的期望值,應可視為具有倫理學上的正當性。

二、嚴格的「控制後果」,以確保生殖細胞基因治療的倫理價值

劉(2001)建議應以「後果的控制」作為生殖細胞基因治療的倫理基礎,進而確保並增進醫療接受者子孫的生命價值。

生命倫理學家英格哈特(Engelhardt, 1998)也提出實施生殖細胞基因工程的三個原則:即(1)避免對下一代子孫有惡意行為;(2)當知道生殖細胞基因工程接受者,對人類基因組的任何變更會無法接受,就不應施行;(3)審慎地行動,以求防止傷害大於益處。

為符合上述倫理規範,可朝下列方向進行:

1. 生殖細胞基因治療的過程,可以藉著交付「同業與倫理審查」的過程,經由一些判斷生殖細胞基因治療措施的思考,而增進醫療品質。同

業審查的過程應有倫理學家參與，以提供一個具體而實際的顧慮，以利醫療過程的審慎考量（例如：基因組一經改造是否有其不可回復性）。

　　2. 應審慎了解處理基因組的「側重現象」：

　　所謂「側重現象」係指基因型促進生物體在其生態棲息環境生存的一個策略，因基因失調使得生物體在某些特徵上更有對抗疾病的抵抗力。例如紅血球失調（red cell disorder）有益於抵抗瘧疾入侵、囊性纖維症（cystic fibrosis）有益於生物體抵抗霍亂（Felice, 1998）。

　　基因工程的相關人員是否應該了解基因型「側重現象」，基因型的選擇要顧慮到長處與短處之間的消長交易（trade-off），絕不能在設計基因型之優點時，忽略要去找尋是否同時造成了一些特徵顯型缺點，必須去確認因而影響到的特徵顯型缺點是否使得醫療措施符合「益處高於傷害」的原則。

　　基因型的「側重現象」可以看成一個價值選擇的現象，當生物體的演化趨向某種基因型，因而支持某種特定的特徵顯型，如果該選擇整體而言符合「益處高於傷害」的原則，則此基因型的演化過程就表現了價值取捨的審慎（劉，2001）。

三　遺傳疾病檢測之基因資訊及個人隱私權的保護

　　在人類整體上，基因組是人類的遺產，是人類的共同財富，人類基因組資訊應是可以公開和共享的，但在個別生物體，基因資訊則屬於個人，一個人的基因資訊不但可以提供有關個人的健康狀況和天賦特性，而且也顯示其親屬和後裔，甚至整個家族的遺傳資訊，可透露出個別生物體的精彩和無奈。因此，基因資訊是一個人全部隱私中最重要的隱私，應如何加以保護，也應有所規範。

　　個人的隱私權應受法律保護，侵犯一個人的隱私，就是侵犯一個人的自主權。因此，任何有關基因組的研究，都必須以尊重個人的基本權利、自由和人格尊嚴為前提，為確保個人的隱私權，應遵守下列原則（范，2001；Merz, Magnus, Cho & Caplan, 2002；Williams & Tripp-Reimer, 2001；

Jones & Fallon, 2002）：

㈠個人的基因資訊應視爲機密

若要進行人類基因組的研究、診斷與治療，必須有嚴格的事先評核，評估其可能帶來的好處和潛在的危險性，而且必須得到當事人事先自願和明確的同意。

㈡個人有權要求施測者對其個人基因資訊的準確性負責

施行遺傳疾病基因檢測、治療的機構，有義務確保個人的基因資訊準確無誤，因爲基因檢測錯誤，可能會毀掉一個人的所有機會，包括愛情、家庭、教育和工作等。例如：某一新生兒從父母親各得到一個疾病等位基因，透過基因診斷，確定這是致病等位基因的「純合子」，意味著其發病只是遲早的事，但孩子到 8 歲時卻仍未發病，後來科學家發現，原來是母親的那個孩子致病等位基因的「疾病基因」居然變正常了。若將當初檢測結果公開，則保險公司可能不會接受這位小孩投保，而孩子的雙親也可能長久生活在痛苦或焦慮之中，甚至影響這個孩子的就學、就業機會。對此疑慮，應有必要將有關基因資訊檢測的嚴重錯誤之賠償問題列入法律規範之中。

㈢個人應有權要求對其基因資訊的保密安全負責

有家庭疾病史家族的人，也許希望透過基因檢測獲知自己是否攜帶「疾病基因」，有些人可能害怕不能確保隱私權而拒絕任何基因測試，大多數人會拒絕工作單位了解自己的基因資訊。

因此，對當事人的基因資訊，測試機構應確實保密，並對基因資訊的安全負責，沒有得到當事人同意，絕不能將其基因資訊透露或轉讓。不過，例如爲了保護公衆安全，警察應有權透過基因資訊（例如 DNA）了解罪犯情況。

㈣基因研究的道義責任

從事基因研究者在研究基因的同時，應思考是否應該去作、怎麼作，以及必須擔負下列道義責任（范，2001）。

1. 尊重人權及個人隱私：

⑴世界人類基因組與人權宣言第十條規定：「任何有關人類基因組及其應用方面的研究，尤其是生物學、遺傳學和醫學方面的研究，都不應超越對每個人或對每個族群的人權、基本自由和人的尊嚴之尊重」。該宣言第十二條規定：「有關人類基因組研究的應用，均應以減輕個人及全人類的痛苦和改善其健康狀況為目的」。

⑵根據赫爾辛基宣言，在基因研究中，若存在對人體尚無法確定的巨大危險時，必須終止研究，即使這項研究結果可能會給大多數人帶來很大利益，仍然應將「對研究對象的利益關注必須始終高於科學和社會的利益」列為優先。

2. 人類基因組計畫的研究數據，應該平等、免費分享。就像英美合作研究的人類基因組計畫，將研究成果公布在網路上，讓公眾免費使用（李，2000）。

3. 在追求科學自由的同時，應保持謹慎的態度：世界人類基因組與人權宣言第五條規定：「只有在對於有關的潛在好處進行嚴格的事先評核後，並根據國家法律的各項其他規定，才能進行針對某一個人的基因組研究、診斷或治療」。「一項無法預計對有關的個人健康直接有益的研究，只能在特殊情況下才能十分謹慎地進行，而且要注意使有關的個人冒最小的風險，受最少的限制」。

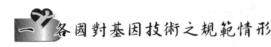伍 制定生命倫理法以規範基因技術的必要性

一 各國對基因技術之規範情形

由於人類基因科技的發展，牽涉生命倫理及人性尊嚴，所以各國紛紛立法強調絕對禁止將基因技術應用於人類（曾，2001）。

1. 德國於 1990 年制定「胚胎保護法」明文禁止對人類個體、胚胎為基因改良、混合技術，並對體外授精、人類胚胎之干擾予以限制，違反者處五年以下有期徒刑或科罰金。

2. 英國亦在 1990 年即制定「人體授精、胚胎研究法」禁止類似行為出現，違反者將處十年以下有期徒刑或科罰金。

3. 法國亦已於 1994 年制定「生命倫理法，明文禁止將未授精卵之核取出，再取出其體細胞移植到人類胚胎內，之後再將該胚胎植入母體內，違反此規範者將處二十年以下有期徒刑」。

4. 美國則在 1997 年以總統命令禁止以聯邦政府之資金對人類胚胎為基因改良技術。

5. 1997 年世界衛生組織於聯合國教育科學文化委員會發布「人類基因改良與人權之世界宣言」，禁止基因個體之產生，同年在臨時會中八國首腦亦發表以下共同宣言：「我們一致認為，為了禁止以創造胎兒為目的所為之體細胞移植，有必要採取適當之國內措施及緊密性之國際協助」。

6. 日本亦於 2000 年（平成十二年）通過生命倫理法，規範有關人類基因技術，明定禁止生產人類基因個體、人與動物基因改良、混合個體之行為，違反者處十年以下有期徒刑或併科日幣一千萬圓以下罰金。

二 世界各國對人類基因科技的看法

1. 美國《時代》雜誌於 1997 年針對複製人或動物列出三個問題的

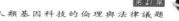
調查（Kluger & Thompson, 1997），結果顯示如表 27-1。

表 27-1　美國對複製人的訪查結果

題目	是	否
1. 如果有機會，你願意複製自己嗎？	7%	91%
2. 複製人違反上帝旨意嗎？	74%	19%
3. 聯邦政府應該對複製動物加以規範嗎？	65%	29%

2. 日本於 1998 年進行人體基因技術相關問卷調查，約有 90% 以上民眾持反對態度。

3. 鍾春枝與盧美秀於 2001 年以問卷調查醫護人員、宗教界及法界人士對複製人的看法，結果顯示各界均持反對意見，茲摘錄如表 27-2。

表 27-2　我國醫護人員、宗教界及法界人士對複製人的看法（N = 540）

題目	醫護人員 （n = 206）		宗教界 （n = 183）		法界 （n = 151）		全體 （N = 540）	
	M	SD	M	SD	M	SD	M	SD
※ 1. 複製人的科技是一種不自然的生產方式，會侵害人性尊嚴，應予禁止	1.82	1.04	1.41	0.71	1.91	1.02	1.71	0.96
※ 2. 複製科技尚未完善，複製人時會產生各種畸形，對生命具極大風險，應予禁止	1.73	1.04	1.43	0.73	1.77	0.88	1.64	0.91
※ 3. 複製技術僅對少數人有益，不應該投入大量有限資源	2.12	1.22	1.65	0.97	2.13	1.10	1.87	1.13
4. 複製科技所帶來的利益，將遠超越其他顧慮，應予以發展	2.48	1.23	1.66	0.81	2.29	1.13	2.15	1.13

（表 27-2 續）

5. 複製人科技不會造成兩性關係和單親家庭倫理問題，為使疾病治療技術提升，應予合法化	2.43	1.19	1.73	0.93	2.30	1.10	2.16	1.12
6. 對別無其他方法生育，本身又非常想要有自己孩子，不想藉助他人的卵子或精子的夫婦，可利用一方的體細胞與配偶的精子或卵子複製小孩	2.43	1.19	1.73	0.93	2.30	1.10	2.16	1.12

※ 為反向計分，滿分 5 分。

三、人類基因科技立法的必要性（曾，2001）

1. 人類基因科技行為究竟只是反倫理性還是反社會性，而應以法律禁止之，我國各界仍見解分歧。歐美各國認為以基因技術之科學方式，得使不孕夫婦生子具有其重要性。消極論者大多認為，只要醫師及科學家們為自主性制約即可，但若牽涉到遺傳性疾病的治療，則應由政府機構為行政指導。此乃為尊重醫師及科學家的專業自主性、自律性，希望透過專業團體之自主監控，有較為嚴謹、彈性的制約，以因應科技的進步、社會情勢的變化，並可以適時地修正，不必立法禁止。不過積極論者，則鑒於基因技術對人類基因個體、人與動物之基因改良，混合個體之產生等為害極大，且在醫療或研究上並非全是有用的行為，因此有立法禁止的必要。

2. 立法禁止生產基因改良或基因混合體的目的：茲以日本「規範基因技術法」之立法目的為基礎，說明如下（曾，2001）：

(1) 避免人類尊嚴受侵害：

①以基因技術產下的孩子，可能會有身體或智能上障礙。

②以基因改良或混合所誕生之生命，可能會造成親子關係、家族關係混亂。

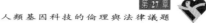

③如企圖作出與特定人有相同遺傳特質的人類，使用優生學之理由，對人類爲育種，顯然已違反憲法尊重個人理念之保障。

④上述弊害均具反社會性，且會因遺傳工程對人類之適用，助長生殖輔助醫療技術之濫用。

⑤生產人類基因複製特定個人遺傳之特質，將侵害個人尊嚴。凡人均有其獨特之人格，且只限一次存在一個，應予以尊重。以人爲方式作出與特定之個人遺傳特質相同之人的行爲，例如複製人與被複製之人，即使其形體未完全相同，但已侵害被複製之人的尊嚴。而且人類基因之作成爲無性生殖，與有性生殖不同的是有性生殖之遺傳因子乃隨機組合，存在「遺傳之不確定性」，所以複製他人時，生產人類基因個體意味著侵害人類的尊嚴。

⑥基因改良或混合個體之技術，乃爲人類與人類以外動物之界線。社會本由人類所構成，若作成人類與動物基因改良或混合個體，係一種混亂人種的行爲。

(2) 對胚胎之保護及生殖輔助醫療技術加以規範：

①基因改良、混合個體之產生，係新生人類或人類生命的誕生，是生殖輔助醫療技術的一種。所以人工授精、體外授精、生男生女之精子分離術、代理孕母、授精卵交易、遺傳子操作等均屬規範的範圍。

②日本對於上述人工生殖行爲，現在並無任何限制或規定，基本上由各學會自主性限制。不過若以不當之生殖醫療技術爲基因改良，因具有反社會性、法益侵害性，顯然亦已侵害人類之尊嚴，所以應以法律規範之。

四 日本「規範基因技術法簡介」（曾，2001）

(一)立法目的

旨在調和社會及國民生活之前提下，期待科學技術之發展。規定從事人類基因改良混合等個體之產生以不違反人類尊嚴為原則。但基於人類期待人類基因改良、混合技術之研究對於器官移植、組織之開發等有極大貢獻，法律於倫理之容許限度內允許該研究行為。

(二)禁止範圍

依規範基因技術法第三條規定，下列技術列在限制範圍內：
1. 個人基因之複製：人類基因胚胎。
2. 人與動物細胞、器官混合為基因改良：人類動物交雜胚。
3. 以人與動物受精混合基因個體之產生：人類或動物胎內移植之人類性融合胚或人類性集合胚。
4. 人類、動物所生產之胚胎的特定胚。

(三)違反者的處罰

違反該法第三條規定者，得處十年以下有期徒刑或科或併科日幣一千萬圓以下罰金。

五 我國人體生物資料庫管理條例

我國「人體生物資料庫管理條例」之規定重點摘述於下（全國法規資料庫，2021）。

(一)生物資料庫之定義

生物資料庫係指「為生物醫學研究之目的，以人口群或特定群體為基

礎，內容包括參與者之生物檢體、自然人資料及其他有關之資料、資訊；且其生物檢體、衍生物或相關資料、資訊爲後續運用之需要，以非去連結方式保存之資料庫。」（第三條）

(二)生物資料庫之設置

1. 生物資料庫之設置者，以政府機關、醫療或學術機構、研究機構、法人（以下統稱機構）爲限，並應向主管機關申請許可。（第四條）

2. 設置者應設倫理委員會，就生物資料庫之管理等有關事項進行審查及監督。

前項委員會應置審查委員九人至十五人，其中三分之一以上應爲法律專家、社會工作人員、資通安全管理人員及其他社會公正人士；並應有三分之二以上爲非本機構之人員。（第五條）

(三)生物檢體之採集及參與者之保護

1. 生物檢體之採集，應遵行醫學及研究倫理，並應將相關事項以可理解之方式告知參與者，載明於同意書，取得其書面同意後，始得爲之（第六條）。

2. 告知事項如下：（第七條）

(1) 生物資料庫設置之法令依據及其內容。

(2) 生物資料庫之設置者。

(3) 實施採集者之身分及其所服務單位。

(4) 被選爲參與者之原因。

(5) 參與者依本條例所享有之權利及其得享有之直接利益。

(6) 採集目的及其使用之範圍、使用之期間、採集之方法、種類、數量及採集部位。

(7) 採集可能發生之併發症及危險。

(8) 自生物檢體所得之基因資料，對參與者及其親屬或族群可能造成之影響。

(9) 對參與者可預期產生之合理風險或不便。

⑽ 本條例排除之權利。

⑾ 保障參與者個人隱私及其他權益之機制。

⑿ 設置者之組織及運作原則。

⒀ 將來預期連結之參與者特定種類之健康資料。

⒁ 生物資料庫運用有關之規定。

⒂ 預期衍生之商業運用。

⒃ 參與者得選擇於其死亡或喪失行為能力時，其生物檢體及相關資料、資訊是否繼續儲存及使用。

⒄ 其他與生物資料庫相關之重要事項。

3. 參與者得要求停止提供生物檢體、退出參與或變更同意使用範圍，設置者不得拒絕。參與者退出時，設置者應銷毀該參與者已提供之生物檢體及相關資料、資訊；其已提供第三人者，第三人應依照設置者之通知予以銷毀。（第八條）

4. 參與者死亡或喪失行為能力時，除另有約定者外，生物資料庫仍得依原同意範圍繼續儲存，並使用其生物檢體及相關資料、資訊。（第九條）

依本條例所為之生物檢體或資料、資訊之蒐集、處理，參與者不得請求資料、資訊之閱覽、複製、補充或更正。但屬可辨識參與者個人之資料者，不在此限。

(四)生物資料庫之管理

1. 生物檢體或相關資料、資訊遭竊取、洩漏、竄改或受其他侵害情事時，設置者應即查明及通報主管機關，並以適當方式通知相關參與者。設置者應訂定前項情事發生時之救濟措施，並報主管機關核定。（第十一條）

2. 採集、處理、儲存或使用生物檢體之人員，不得洩漏因業務而知悉或持有參與者之秘密或其他個人資料、資訊。（第十二條）

3. 設置者應依主管機關公告之生物資料庫資訊安全規範，訂定其資訊安全管理規定，並公開之。上述管理規定應經倫理委員會審查通過，並

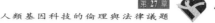
報主管機關備查。（第十三條）

4. 設置者不得將生物資料庫之一部或全部移轉與他人，但經主管機關審查核准者不在此限。（第十四條）

5. 生物資料庫中之生物檢體除其衍生物外，不得輸出至境外。生物資料庫中資料之國際傳輸及前項衍生物之輸出，應報經主管機關核准。（第十五條）

(五)生物資料庫之運用

1. 生物醫學研究以人口群或特定群體為基礎者，其材料不得取自未經許可設置之生物資料庫。設置者自行或提供第三人使用生物檢體及相關資料、資訊，應於參與者同意之範圍、期間、方法內為之。（第十六條）

2. 以公益為目的或政府捐補助設置之生物資料庫，於提供第三人使用生物檢體及相關資料、資訊時，應符合公平原則。（第十七條）

3. 設置者就其所有之生物檢體及相關資料、資訊為儲存、運用、揭露時，應以編碼、加密、去連結或其他無法辨識參與者身分之方式為之。設置者就參與者姓名、國民身分證統一編號及出生年月日等可辨識個人之資料，應予加密並單獨管理；於與其生物檢體及相關資料、資訊相互比對運用時，應建立審核與控管程序，並應於為必要之運用後立即回復原狀。參與者同意書、終止參與研究聲明書等無法與可辨識參與者之資料分離之文件，不適用前三項規定。但設置者應採取其他必要之保密措施。（第十八條）

4. 設置者之成員及其利害關係人於有利益衝突之事項，應行迴避。（第十九條）

5. 生物資料庫之生物檢體、衍生物及相關資料、資訊，不得作為生物醫學研究以外之用途。但經依第五條第三項規定審查通過之醫學研究，不在此限。（第二十條）

6. 設置者及生物資料庫之商業運用產生之利益，應回饋參與者所屬之人口群或特定群體。（第二十一條）

7. 設置者應定期公布使用生物資料庫之研究及其成果。

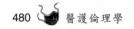

㈥罰則

違反本條件相關規定者，情況輕微者得先限期令其補正，重者將分別被處新臺幣三萬元以上一千萬元以下罰緩。其已輸出境外之生物檢體及相關資訊、資料，應立即銷毀（第二十三條至第二十八條）。

陸　結語

我國生物資料庫管理條例之立法，旨在規範人體生物資料庫之設置管理使用，保障生物資料庫參與者之權益、促進醫學發展，增進人民健康福祉。本條例之生物檢體包括自人體採集之細胞、組織、器官、體液或經實驗操作所產生足以辨識參與者生物特徵之衍生物質，也包括與基因等生物基本特徵有關之醫學研究。本條例除了有法律相關規定外，亦包含各項必須遵守的倫理原則和規則，應可做為人類基因科技之法律與倫理規範，是否有另立「人類基因科技倫理規範」之必要，大家可以繼續討論並提出具體建議。

問題討論

一、目前基因研究已經辨識出與乳癌、糖尿病和阿茲海默症等相關基因，政府是否應編列預算，作全民基因篩檢，建立全民基因資料庫，以便追蹤、診斷和預防？請從倫理觀點提出您的見解。

二、基因治療已證明可以治療某些疾病，但其花費昂貴，請問全民健保是否應將其納入保險給付範圍？請就醫療資源應用之公平正義原則提出您的見解。

參考文獻

一、中文文獻

全國法規資料庫（2021）。人體生物資料庫管理條例。取自 https://reurl.cc/mZmQK1

李尚仁（2000）。未雨綢繆：人類基因研究可能的社會倫理衝擊。醫望，32，40-44。

李瑞全（2001）。胚胎基因實驗之倫理爭議。應用倫理研究通訊，17，1-8。

范冬萍（2001）。生命天書的挑戰──人類基因組計畫的倫理思考。二十一世紀雙月刊，63，83-87。

陳正健（2017.8.4）。編輯胚胎基因可預防遺傳疾病──批評者抨擊「設計嬰兒」恐引道德爭議。臺北市：自由時報，國際新聞，A20。

許漢（2000）。基因工程的倫理思考。科學月刊，31(6)，486-491。

曾淑瑜（2001）。從日本之生命倫理法──「規範基因技術法」之訂定為相關問題之初探。法令月刊，52(8)，587-595。

管淑平（2017.9.1）。基因療法抗血癌，美 FDA 首准。臺北市：自由時報，國際新聞，A12。

劉希文（2001）。一個跨代的生命倫理思考：生殖細胞基因治療的規範形成。臺灣人文生態研究，3（1），53-76。

盧美秀、黃仲毅（2002）。人類基因科技之倫理與法律爭議。護理雜誌，49(6)，1-17。

盧美秀、黃仲毅（2022）。基因科技之臨床應用的倫理、法律與社會議題於盧美秀著。護理倫理與法律（三版）（403-416）。臺北市：華杏。

鍾春枝、盧美秀（2001）。臨床常見倫理議題的探討：比較醫護人員、宗教界與法界人士之看法。未發表之碩士論文。臺北市：臺北醫學大學。

二、英文文獻

Council of Europe (1997). *Convention for the Protection of Human Rights and Dignity of the Human Being with regard to the Application of Biology and Medicine: Convention on Human Rights and Biomedical.* London: Council of Europe.

Dettweiler, U. & Simon, P. (2001). Points to consider for ethics committees in human gene therapy trials. *Bioethics*, 15 (5-6), 491-500.

Engelhardt, H. T. Jr. (1998). Human Nature Genetically Re-engineered: Moral Responsibilities to Future Generation. In Agius et al. *Philosophy and Medicine*. Boston: Kluwer Academic Pubs.

Felice, A. E. (1998). Guardianship by Peer Review in Genetic Engineering and Biotechnology. In Agius et al. *Philosophy and Medicine*. Boston: Kluwer Academic.

Jones, S. L. & Fallon, L. A. (2002). Reproductive options for individuals at risk for transmission of a genetic disorder. *Journal of Obstetric, Gynecologic & Neonatal Nursing*, 31 (2),193-199.

Kluger, J. & Thompson, D. (1997). Will we follow the sheep. *Time*, 749 (10), 66-70.

Merz, J. F., Magnus, D., Cho, M. K. & Caplan, A. L. (2002). Protecting subjects' interests in genetics research. *American Journal of Human Genetics*, 70 (4), 965-971.

National Bioethics Advisory Commission (1998). Cloning Human Beings, In Pence, G. E. (ed.) *Flesh of my flesh: the ethics of cloning humans: a reader*. Oxford: Rowman & Littlefield Pub.

Pulst, S. M. (2000). Ethical issues in DNA testing. *Muscle & Nerve*, 23 (10), 1503-1507.

Resnik, D. B. & Langer, P. J. (2001). Human germline gene therapy reconsidered. *Human Gene Therapy*, 12 (11), 1449-1458.

Rubanyi, G. M. (2001). The future of human gene therapy. *Molecular Aspects of Medicine*, 22 (3), 113-142.

Salvi, M. (2001). Shaping individuality: human inheritable germline gene modification. *Theoretical Medicine & Bioethics*, 22 (6), 527-542.

Williams, J. K. & Tripp-Reimer, T. (2001). From ecology to base pairs: nursing and genetic science. *Biological Research for Nursing*, 3 (1), 4-12.

〔本文刊登於護理雜誌，49(6)，1-17〕

第  章

安樂死的倫理與法律議題 —— 兼論安寧緩和醫療
The ethical and legal issues of euthanasia and Hospice

壹　前言

　　安樂死在國內外一直是一個頗受爭議的議題，過去醫學倫理明確界定醫師應「絕對尊重人類生命，應以保護生命為職責，絕對不可為了減輕病患的痛苦而結束其生命，或為避免增加病患的痛苦而不予其必要的治療」，這是過去的「時代價值觀」。

　　不過隨著醫療科技的進步以及復甦術的臨床應用，使上述的傳統觀點開始動搖，「是否應將停止或不予施行復甦術視為安樂死的行為」，此觀點一直備受爭議，不論是醫師還是法界人士，都認為「復甦術的倫理議題」觸及到人類基本的生存問題，及有關生命的意義和死亡的接受等問題。荷蘭是最早由醫師、哲學家、倫理學家和律師共同組成聯合委員會進行跨學科研究的國家，也是最早對安樂死取得全國共識的國家（1998年的民調即顯示有92%的荷蘭人支持安樂死），同時也是最早通過安樂死合法化的國家。不過，法案的通過並未停止各界的爭議，因為生命的價值是無可替代的，任何錯誤的決定，勢必造成無可彌補的遺憾（陳，2001a；時，2002；Houtepen, 1998）。

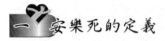

貳　安樂死的定義與類別　

一　安樂死的定義

　　安樂死一字源自希臘文「Euthanasia」，其英文意思是「好死、安祥的死、美麗的死、無痛苦的死或尊嚴死」。安樂死是對瀕臨死亡無法以醫學技術挽救其生命，正被痛苦所折磨的人，基於病人本人的意願和醫師的判斷，為除去其痛苦，停止治療，讓病人自然死亡，或以特定方式刻意提早結束病人生命的行為，它與慈悲的殺害（mercy killing）或讓其自然死亡（letting die）具有同樣意思（趙，2000；陳，2001b；盧，2022）。

二　安樂死的類別

　　有關安樂死的分類方式經彙整多位學者專家的主張（陳，2000；Mapps & Zembaty, 1992；Munson, 2000；Pojman, 1993），綜合為下列四種（參見圖 28-1）：

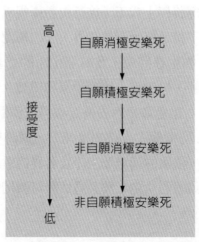

圖 28-1　各種安樂死型態在道德上被接受之程度

㈠自願消極安樂死（voluntary passive euthanasia）

病人主動提出放棄或停止各種延續生命的方法，提早結束自己的生命。

㈡自願積極安樂死（voluntary active euthanasia）

病人主動提出要求，由醫師使用藥物或其他無痛方式，提早結束自己的生命。

㈢非自願消極安樂死（non-voluntary passive euthanasia）

由病人家屬、主治醫師或代理人決定，以放棄各種延長生命的方法，讓病人提早結束生命。

㈣非自願積極安樂死（non-voluntary active euthanasia）

由病人家屬、主治醫師或代理人決定，以藥物或其他方式協助病人提早結束生命。到目前為止，各界仍認為積極安樂死是一種直接殺人的行為，是道德錯誤的行為，在道德上較難予正當化。

 # 安樂死合法化的倫理議題

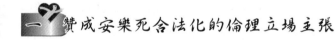
一、贊成安樂死合法化的倫理立場主張

一般支持安樂死合法化者，大多以考慮病人所受的痛苦、人性尊嚴、病人自主權以及醫療資源的公平合理分配，來支持安樂死的正當性和必要性。

1. 允許醫師協助病人自殺是一種比較適合已開發國家社會的醫療行為，因已開發國家人民平均壽命都超過 70 歲，甚至更高齡，且大多死於退化性疾病，若採取大量的治療是不人道的，也不具意義。由病人決定不

作治療或終止治療是正確的，因爲比起安樂死或醫師協助病人自殺，由疾病來殺人殘忍多了。因此，由病人冷靜、獨立的自我分析，參考家人、神職人員、醫師和大量流通的資訊，清楚的決定自己所需要的治療，由醫師協助完成，應是最保險、也最不會被濫用的做法（Battin, 1998）。

2. 協助具行爲能力之病人安樂死有很多優點（Angell, 1992, 1997; Brock, 1992, 1999, 2000）：

⑴ 尊重病人對支持生命的醫療自決權和自主權。

⑵ 拒絕不想要的治療，可避免生活品質更惡劣和破壞身體的完整性。

⑶ 正遭受極端不可忍受的痛苦或折磨的病人，只有死亡才是唯一解決方法，也是病人最大福祉。

⑷ 當病人一再強烈表達死亡意願時，快速平和地結束生命是比較人道的做法，不僅病人企盼，而且可以尊嚴的保存人們良好的記憶。

3. 目前世界各國之安寧照護都已有長足的發展，延長病人生命並非首要目標，在特殊狀況時得到舒適的照護才是最重要。因此，只要醫師有愛心和包容心，在公開、嚴謹的程序監督下，醫師協助病人自殺，讓其尊嚴地走完餘生，應給予支持（Cassel, 1996）。

4. 只要是基於病人當前的利益爲考量標準，在病人的請求下就可以決定是否終止其維生治療。因爲尊重接受治療的當事人，對病人的權益已作了充分的考量，當病人無法享受生命存在的意義時，就可以終止治療（Dresser & Robertson, 2000）。

5. 爲讓病人減少痛苦，早日脫離苦海，而且死亡也迫在眉睫，當病人有強烈意願以死亡來解決痛苦時，應可以允許醫師刻意以死亡來終止病人的生命。意即如果死亡是減輕痛苦最大的善，即使明知會帶來死亡，也可以允許醫師爲病人解除痛苦（Kamm, 1999）。

6. 醫師應該關切的是病人的生命是否有用或已成爲一種負擔，讓一個身心飽受煎熬與摧殘的病人消極死亡，是一種鄉愿行爲。事實上消極的任由病人死亡與積極的協助病人死亡，其道德動機是一樣的（Raches, 1992）。

綜合上述各專家學者對贊成安樂死的主張，皆以在病人自主決定的前

提下尊重病人自主權，為確保病人的生命品質，使病人不在遭受病痛折磨下苟延殘喘，將協助病人死亡視為使病人脫離苦海的最佳方案之一。強調死亡並非安樂死的目的，而是在情非得已情況下的選擇，它是一種道德必要的惡，而且安樂死和協助自殺及放棄使用維生治療的做法，並沒有倫理上的差別，其皆符合病人自主選擇自身死亡時間及方式的權利。在教育水準愈高，資訊流通愈普及的國家，放棄治療和醫師協助病人自殺應不會被濫用。因此若病人已罹患醫學上公認為無法救治的疾病或創傷，死亡已迫在眉睫，而且病人正遭受疾病或創傷所帶來的痛苦折磨，病人本身也有強烈提早結束生命的願望時，醫師可以協助病人提早結束生命，尊重病人對支持生命的醫療自決權，並讓病人死得有尊嚴（Humphry, 2003）。

二、反對安樂死合法化的倫理立場主張

反對安樂死合法化者大多認為刻意終止病人生命，是一違反醫學專業立場的做法，不但傷害病人生存的權益，也會不當的被濫用，並有誤導合法殺人之嫌（李，2003；金，2000；孫，2000；蔡，2003；Schwarz, 2003）。

1. 若安樂死合法化，醫師就有權利判定病人的生命是否「值得活下去」，但是醫師並無客觀方法來衡量判定病人的痛苦無法忍受。讓醫師參與別人的自殺是將自殺醫學化，讓醫師從促進保護人類健康的角色膨脹到判定人類普遍幸福和利益的領域，這只會帶來更多的不幸與邪惡（Callaham, 2000）。

2. 安樂死違反上帝的旨意和戒律，對人類生存機制暴力相向，會讓病人的尊嚴受到嚴重的傷害。此外，醫師也可能會診斷錯誤，病人未死之前，也可能發現可治癒的新方法。若輕易授權醫師施行安樂死，將減低醫師研究克服治療上困難的動機，會阻礙醫藥的發展，也可能讓病人輕易地向病魔投降（Gay-Willians, 2000）。

3. 一個意識清楚具行為能力的重症病人或正遭受嚴重的疼痛折磨以及永久失能病人，若拒絕治療包括拒絕食物和水將不被視為自殺，醫師可以提供止痛劑以減輕病人痛苦，即使有致死的效用，可不被視為醫師

協助病人自殺。但「醫師不應提供爲了加速死亡的藥物或其他結束病人生命的做法」，醫師必須信守專業倫理，不可直接致人於死（Gert, Bernat & Mogielnicki, 2000）。

4. 自願安樂死與非自願安樂死只有一步之差，即所謂的滑坡效應（the slippery slope），安樂死合法化可能會使重度昏迷者、精神錯亂者……等，成爲安樂死合法化的犧牲者，醫師將成爲殺人的工具（Potts, 1992）。

5. 終止維生治療和消極安樂死不可等同視之，應區別有意的行爲和無意的結果，並釐清病人選擇終止治療和治療對病人無益而終止的行爲，因終止治療只是一種適合病人的治療方式，並非有意終止一個人的生命，死亡有時候的確是病人最佳的利益，但是停止治療後也未必以速死爲優先考量。等待死亡雖然是一種煎熬的過程，但病人決定終止治療不必然意味著一定會疏忽病人，它可能讓病人的餘生更舒適、快樂和充滿愛。病人有權終止治療並不代表醫師有權殺人（Steinbock, 1998）。

6. 醫師協助病人自殺忽略瀕死者所需的關心慰藉和尊嚴，而且會犧牲老年人、衰弱者和重症者。事實上，上述病人應可透過安寧療護走完生命的終點（Stoddard, 2000）。

7. 只要是蓄意企圖造成一個人生命的終結就是錯誤，不論是由蓄意的行爲或惡意的不行爲所造成皆同。安樂死合法化會加重醫院和醫護人員的壓力，醫護人員雖然對病人受疾病折磨感同身受，但絕不能感情用事，以免損傷無辜病人的生命（Sullivan, 1992）。

綜合上述學者專家的看法，我們可以發現反對安樂死合法化者，大多主張拒絕治療並不等於終止病人的生命。拒絕治療和要求死亡是不同的兩件事，醫師不可爲尊重病人的自主權而蓄意讓病人死亡，因違背其應維護病人生命安全的天職。而且死亡也不是消除痛苦的唯一方法，透過安寧療護仍可讓病人走完生命的終點。若將安樂死合法化，也會誘導醫護人員和病人輕易地就向死神屈服，而且若有誤診將造成不可彌補的遺憾，違背醫學倫理的行善和不傷害原則。

安樂死的法律問題

各國對安樂死的法律規定

(一) 瑞士

瑞士聯邦法典：「對於以自殺為目的者可給予幫助，僅限於該幫助者係出於自私動機的驅使者，才給予懲罰」。

(二) 義大利

義大利威尼斯宣言：「在病人同意下對末期無法治癒之病人，可不再給予只是延遲死亡，對病人毫無助益的治療」。

(三) 美國

美國最高法院判例：「植物人家屬無權拿掉病人的維生裝置使其死亡，但若病人在意識清楚之下，曾明確表示當其遭受痛苦折磨時將拒絕包括食物和水的醫療，是受法律保障的」。美國密西根州為了阻止傑克・凱渥基恩（Jack Kevorkian）醫師發明自殺機器協助病人自殺，於 1992 年特別立法禁止安樂死（Admiraal, 1996）。

(四) 澳洲

澳洲北領地議會在 1995 年通過「臨終病人權利法案」，允許符合下列條件者，得實施安樂死（MacFarlane, 1996）：

1. 病人罹患絕症瀕臨死亡，已無法救治，或雖有救治方法但不為病人所接受。
2. 醫師必須確認對病人已無有效醫療方法可採行，目前所採行的醫療方法只是減輕痛苦，並使其能夠安祥死亡的合理可行措施而已。
3. 病人必須年滿 18 歲，而且心智健全。

4. 必須有兩位具有 5 年臨床經驗的醫師診斷，並確認病人已瀕臨死亡，其中一位必須是精神專科醫師，並證明病人確非罹患臨床上可治療的憂鬱症。

5. 病人必須已被勸告接受包括緩解疼痛以及維持生命等所有可能之醫療，而病人拒絕接受。

6. 病人必須在自由意志下經審慎考慮後自動表示願意提早結束生命。

7. 安樂死之執行必須在病人簽署意願書 48 小時後始得為之。

(五) 日本

日本分別於 1962 年和 1995 年在安樂死加工自殺之刑事案件判決書中列舉安樂死阻卻違法的條件（Hoshino, 1996）：

1. 1962 年在名古屋高等法院的判例

⑴ 病人在瀕死前已罹患當時醫學上所無法救治的疾病。

⑵ 病人無法忍受瀕死前一般人所無法忍受的嚴重痛苦與掙扎。

⑶ 已嘗試使用包括醫學在內的各種方法，但仍無法減輕病人的痛苦掙扎。

⑷ 病人在意識清醒並具有表達能力狀態下，已誠摯表達安樂死的意願。

⑸ 安樂死必須由醫師執行，如由非醫師執行，應另規定其他執行條件以求周延。

⑹ 安樂死的執行必須是在倫理與道德上，使用合理且可以接受的方式為之。

2. 1995 年橫濱地方法院的判例

⑴ 病人正遭受身體上無法忍受的痛苦與折磨。

⑵ 病人的死亡是不可避免，且迫在眉睫。

⑶ 任何可能紓解病人身體痛苦及折磨的醫療處置均已試過，已無更有效的其他選擇。

⑷ 病人有清楚明確接受安樂死的意願表示。

㈥荷蘭

荷蘭上議院於 2001 年 4 月 10 日通過「在要求下結束生命與協助自殺條例」，並同時修訂刑法第二九三條，增列「若醫師遵守上述條例中適當照護的規定，則不予懲罰」，並規定若醫病雙方符合下列五個條件，醫院就可在不觸法的情況下為病人實施安樂死（時，2002；廖、車，2003）。

1. 病人主動要求。

2. 此要求是經過審慎考慮。

3. 病人有堅定的求死意願。

4. 病人處在不可忍受的痛苦中。

5. 其主治醫師曾諮詢另一名醫師的意見，且這名醫師也同意病人安樂死。

㈦中華民國

我國自 1996 年起，立法院曾出現三次有關安樂死的連署草案，最後則通過「安寧緩和醫療條例」，使安樂死的討論暫時停止。雖然我國對安樂死並無法律規定，不過對協助自殺或自傷有明文規定。

1. 刑法第二七五條（加工自殺罪）：教唆或幫助他人使之自殺，或受其囑託或得其承諾而殺之者，處一年以上七年以下有期徒刑（全國法規資料庫，2022）。

2. 刑法第二八二條（加工自傷罪）：教唆或幫助他人使之自傷，或受其囑託或得其承諾而傷害之成重傷者，處三年以下有期徒刑。因而致死者，處六個月以上五年以下有期徒刑。

二 安樂死的刑法觀點

各國刑法專家，對安樂死合法化，到目前為止，仍意見分歧，大體分為下列三種論點（李，2001）：

(一) 違法說

醫師為病人施行安樂死，並非醫療行為，是以作為或不作為來縮短病人的生命，係一種加工自殺，當然違法。

(二) 合法說

醫師為病人施行安樂死，若基於良善動機之體貼與慈悲，並嚴格遵守下列四項條件，便不違法：

1. 病人已罹患醫學上公認為無法救治的疾病或創傷。
2. 病人的死亡已迫在眉睫。
3. 瀕死病人正遭受疾病或創傷所帶來肉體上難以忍受的痛苦與煎熬。
4. 病人本人有提早結束生命的強烈願望。

(三) 責任減輕說（折衷說）

醫師若出自善意，在病人本人強烈要求下為除去病人痛苦，而為病人實施安樂死，其行為雖然違法，但責任可以減輕。

(四) 我國法界人士對執行安樂死的法律觀點

1. 醫師若以醫療方法減輕瀕死病人痛苦，因而導致病人死亡，或只減輕病人痛苦而任由病人自然死亡，應為「醫師業務上的正當行為」，因病人既已罹患絕症，即使醫師再施予積極的治療也無法挽救其生命。

2. 醫師若應病人請求，而以醫學方法結束病人生命，應屬於「受人囑託的殺人行為」，是一種加工自殺，應負刑事責任。

我國法界人士對「消極安樂死」採取較寬鬆的態度，將它視為「醫師業務上的正當行為」，不算違法。但將「積極安樂死」視為「受人囑託的殺人行為」，是法律所不容許的。不過法界人士大多贊成為減輕或免除末期病人的痛苦，得立意願書不施行心肺復甦術，這也就是我國於 2000 年 6 月通過的安寧緩和醫療條例的重要內涵。

 伍 我國醫護人員、宗教界與法界人士 對安樂死合法化的看法

　　鍾、盧曾於 2001 年調查我國醫護人員、宗教界與法界人士對安樂死合法化的看法。

 安樂死合法化議題之問卷內容（見表 28-2）

表 28-2　安樂死合法化議題內容

1. 末期或瀕死病人發生呼吸、心跳停止時，醫師基於救人的職責，一定要施行急救。

2. 末期或瀕死病人發生呼吸、心跳停止時，為避免家屬終身遺憾，若家屬要求，醫師一定要為病人施行急救。

3. 末期或瀕死病人發生呼吸、心跳停止時，為避免急救造成病人更多痛苦，應不予施行急救。

4. 末期或瀕死病人及其家屬為減輕病人痛苦，應有權拒絕施行心肺復甦術，而讓死亡自然發生。

5. 心肺復甦術用於末期瀕死病人身上是以人為力量延長死亡過程，對病人無任何助益。

6. 當遭受難以忍受痛苦的末期病人尚有能力作決定時，應允許其有要求注射致命藥劑結束生命（積極安樂死）的權利。

7. 當末期病人已無能力作決定時，在不違背病人本意下，為除去病人的痛苦應允許家屬或法定代理人，有要求為病人注射致命藥劑結束生命（積極安樂死）的權利。

8. 當末期病人在事前寫有實施注射致命藥劑結束生命（積極安樂死）書面遺囑時，應允許照其囑咐去作。

9. 為除去末期病人身心上的劇烈痛苦，在病人的要求下注射致命藥劑，使病人結束生命之自願積極安樂死，應予合法化。

10. 注射致命藥劑，使病人提前結束生命之自願積極安樂死是一種刻意縮短生命的殺人方式，不應合法化。

11. 人的生命權是不可放棄或轉讓的，因此自願安樂死不應合法化。

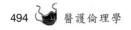

（表 28-2 續）

12. 生命是神聖、尊嚴的，所以人沒有選擇死亡的權利。

13. 長期臥床的植物人，為避免家屬及社會的負擔，在家屬的要求下，可以撤除病人的維生儀器，讓病人死亡。

14. 20 歲以上具有行為能力的成人，為使生死兩無憾，在平時就可以為自己「預立不施行心肺復甦術意願書」。

15. 20 歲以上具有行為能力的成人，為使自己獲得最大利益，在平時就可以為自己「預立醫療委任代理人委任書」。

16. 意識昏迷的末期瀕死病人，應依其事前「預立不施行心肺復甦術意願書」執行。

17. 對無法救治的末期瀕死病人使用呼吸器延長死亡期，是浪費醫療資源，違反社會公義。

二、安樂死合法化議題的調查結果

從鍾、盧（2001）調查結果顯示，宗教界對安樂死較持反對態度，醫護人員和法界人士則介於同意與勉為同意之間，詳細資料見表 28-3。

表 28-3　醫護人員、宗教界人士及法界人士對安樂死議題的看法

題目	全體 N = 558		醫護人員 N = 207		宗教界人士 N = 199		法界人士 N = 152	
	M	SD	M	SD	M	SD	M	SD
題 1	3.25	1.22	3.06	1.31	3.24	1.18	3.54	1.12
題 2	3.74	1.0	3.77	1.01	3.59	1.06	3.89	0.88
題 3	3.11	1.16	3.09	1.20	3.40	1.13	2.77	1.07
題 4	4.02	1.06	4.37	0.89	3.84	1.14	3.78	1.04
題 5	3.53	1.15	3.95	1.02	3.52	1.12	2.97	1.12
題 6	3.12	1.29	3.44	1.23	2.34	1.17	3.68	1.02
題 7	2.80	1.25	3.12	1.26	2.16	1.09	3.20	1.11
題 8	3.25	1.24	3.60	1.20	2.58	1.20	3.63	0.98
題 9	3.18	1.29	3.60	1.16	2.36	1.23	3.68	0.95

（表 28-3 續）

※ 題 10	3.0	1.25	3.19	1.18	2.26	1.20	3.70	0.88
※ 題 11	3.08	1.26	3.39	1.13	2.23	1.20	3.77	0.81
※ 題 12	3.01	1.30	3.44	1.10	2.08	1.20	3.64	0.92
題 13	2.79	1.10	2.84	1.07	2.58	1.16	2.99	1.03
題 14	3.67	1.07	3.80	1.10	3.64	1.08	3.54	1.01
題 15	3.72	1.02	3.94	0.97	3.63	1.06	3.54	1.00
題 16	3.86	0.94	4.06	0.84	3.78	1.0	3.68	0.94
題 17	2.77	1.10	2.97	1.08	2.68	1.10	2.62	1.11
總平均	3.29	0.64	3.51	0.57	2.94	0.61	3.45	0.55

註：※反向計分。

　　從上述 6、7、8、9、13 題之研究結果可知宗教界對積極安樂死較持反對態度，而醫護界和法界則介於同意邊緣，但三者大多同意「末期或瀕死病人及其家屬為減輕病人痛苦，應有權拒絕施行心肺復甦術，而讓死亡自然發生」。

　　最近，政府為了保障病人知情、選擇和決定權，促進醫病關係和諧、維護病人善終權利，已於 2016 年 1 月 6 日公布「病人自主權利法」，並將於 2019 年 1 月 6 日實施，民眾或病人在意思清楚下，可以「預立醫療決定」，對於目前已躺在床上，但過去未「預立醫療決定者」則無法適用。為此衛生福利部計畫擴大「安寧緩和醫療條例」適用對象。擬將「不可逆轉昏迷狀況」、「永久植物人狀態」和「極重度失智」三類病患開放適用安寧緩和條例，讓此三類病人亦可安寧善終（吳，2017a、2017b）。不過此三類病人已無法表示個人意願，醫界和法界人士擔心此種做法，可能會是「非志願消極安樂死」。目前有人認為別衝太快，但也有人強調應顧及人權。到底此項擴大適用是否會有共識，可能還需擴大並繼續討論（全國法規資料庫，2021a；2021b）。

陸　安寧緩和醫療

我國於 2000 年 6 月公布「安寧緩和醫療條例」，最近的修訂是在 2013 年。對於凡屬末期病人，均可根據病人個人的意願，採緩解性、支持性的醫療照護或不施行心肺復甦術，其相關內容如下（全國法規資料庫，2000；2002；2013；2021b）。

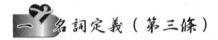

一、名詞定義（第三條）

(一)安寧緩和醫療

指為減輕或免除末期病人之生理、心理及靈性痛苦，施予緩解性、支持性之醫療照護，以增進其生活品質。

(二)末期病人

指罹患嚴重傷病，經醫師診斷認為不可治癒，且有醫學上之證據，近期內病程進行至死亡已不可避免者。

(三)心肺復甦術

指對臨終、瀕死或無生命徵象之病人，施予氣管內插管、體外心臟按壓、急救藥物注射、心臟電擊、心臟人工調頻、人工呼吸等標準急救程序或其他緊急救治行為。

(四)維生醫療

指用以維持末期病人生命徵象，但無治癒效果，而只能延長其瀕死過程的醫療措施。

(五)維生醫療抉擇

指末期病人對心肺復甦術或維生醫療施行之選擇。

㈥意願人

指立意願書選擇安寧緩和醫療暨維生醫療抉擇之人。

二、意願人之簽署及包含事項

依安寧緩和醫療條例第四條規規定，末期病人得立意願書選擇安寧緩和醫療暨維生醫療抉擇。

前項意願書，至少應載明下列事項，並由意願人簽署（如表 28-4）：

1. 意願人之姓名、國民身分證統一編號及住所或居所。
2. 意願人接受安寧緩和醫療或維生醫療抉擇之意願及其內容。
3. 立意願書之日期。

意願書之簽署，應有具完全行爲能力者二人以上在場見證。但實施安寧緩和醫療及執行意願人維生醫療抉擇之醫療機構所屬人員不得爲見證人。

三、意願書之要件及相關規定

㈠依安寧緩和醫療條例第五條規定，意願書之要件如下

成年且具行爲能力之人，得預立意願書。經意願人或其醫療委任代理人於意願書表示同意，中央主管機關應將其意願註記於全民健康保險憑證（以下簡稱健保卡），該意願註記之效力與意願書正本相同。但意願人或其醫療委任代理人依前條規定撤回意願時，應通報中央主管機關廢止該註記。

前項意願書，意願人得預立醫療委任代理人，並以書面載明委任意旨，於其無法表達意願時，由代理人代爲簽署（如表 28-5），亦得簽具不施行維生醫療同意書（如表 28-6）。

表 28-4　預立安寧緩和醫療暨維生醫療抉擇意願書

預立安寧緩和醫療暨維生醫療抉擇意願書

本人＿＿＿＿＿＿＿＿＿＿（簽名）若罹患嚴重傷病，經醫師診斷認為不可治癒，且有醫學上之證據，近期內病程進行至死亡已屬不可避免時，特依安寧緩和醫療條例第四條、第五條及第七條第一項第二款所賦予之權利，作以下之抉擇：（請勾選■）

　　　□接受　安寧緩和醫療
　　　□接受　不施行心肺復甦術
　　　□接受　不施行維生醫療
　　　□同意　將上述意願加註於本人之全民健保憑證（健保 IC 卡）內

◎簽署人：（簽名）　　　　　　　　　國民身分證統一編號：
　住（居）所：　　　　　　　　　　　電話：
　□是　□否　年滿二十歲（簽署人如未年滿二十歲，本意願書則視同安寧緩和醫療條例第四條第一項之規定，立意願書選擇安寧緩和醫療或作維生醫療抉擇）
　出生年月日：中華民國＿＿＿＿＿＿年＿＿＿＿＿＿月＿＿＿＿＿＿日

◎在場見證人（一）（簽名）　　　　　國民身分證統一編號：
　住（居）所：　　　　　　　　　　　電話：
　出生年月日：中華民國＿＿＿＿＿＿年＿＿＿＿＿＿月＿＿＿＿＿＿日

◎在場見證人（二）（簽名）　　　　　國民身分證統一編號：
　住（居）所：　　　　　　　　　　　電話：
　出生年月日：中華民國＿＿＿＿＿＿年＿＿＿＿＿＿月＿＿＿＿＿＿日

- -

◎法定代理人：（簽署人未成年方需填寫）
　簽　　名：　　　　　　　　　　　　國民身分證統一編號：
　住（居）所：　　　　　　　　　　　電話：
　出生年月日：中華民國＿＿＿＿＿＿年＿＿＿＿＿＿月＿＿＿＿＿＿日

◎醫療委任代理人：（簽署人為醫療委任代理人方需填寫並應檢附醫療委任代理人委任書）
　簽　　名：　　　　　　　　　　　　國民身分證統一編號：
　住（居）所：　　　　　　　　　　　電話：
　出生年月日：中華民國＿＿＿＿＿＿年＿＿＿＿＿＿月＿＿＿＿＿＿日
　簽署日期：中華民國＿＿＿＿＿＿年＿＿＿＿＿＿月＿＿＿＿＿＿日（必填）

資料來源：衛生福利部（2013，6 月 25 日），公告修正「預立安寧緩和醫療暨維生醫療抉擇意願書」、「不施行心肺復甦術同意書」、「不施行維生醫療同意書」、「醫療委任代理人委任書」及「撤回預立安寧緩和醫療暨維生醫療抉擇意願聲明書」等五種表單參考範例。取自 http://www.mohw.gov.tw/cht/DOMA/DM1_P.aspx?f_list_no=608&fod_list_no=794&doc_no=1937

表 28-5　醫療委任代理人委任書（參考範例）

本人＿＿＿＿＿＿＿＿已年滿二十歲，且具完全行為能力，若罹患嚴重傷病，經醫師診斷認為不可治療、且有醫學上之證據，近期內病程進行至死亡已屬不可避免而本人已意識昏迷或無法清楚表達意願時，同意由其依安寧緩和醫療條例第五條第二項之規定，委任＿＿＿＿＿＿＿為醫療委任代理人，代為簽署「預立安寧緩和醫療暨維生醫療抉擇意願書」。

立意願人

簽　　名：　　　　　　　　　　　國民身分證統一編號：

住（居）所：　　　　　　　　　　　　電話：

出生年月日：中華民國＿＿＿＿＿＿年＿＿＿＿＿月＿＿＿＿＿日

受任人

簽　　名：　　　　　　　　　　　國民身分證統一編號：

住（居）所：　　　　　　　　　　　　電話：

出生年月日：中華民國＿＿＿＿＿＿年＿＿＿＿＿月＿＿＿＿＿日

候補受任人（一）（得免填列）

簽　　名：　　　　　　　　　　　國民身分證統一編號：

住（居）所：　　　　　　　　　　　　電話：

出生年月日：中華民國＿＿＿＿＿＿年＿＿＿＿＿月＿＿＿＿＿日

候補受任人（二）（得免填列）

簽　　名：　　　　　　　　　　　國民身分證統一編號：

住（居）所：　　　　　　　　　　　　電話：

出生年月日：中華民國＿＿＿＿＿＿年＿＿＿＿＿月＿＿＿＿＿日

中　華　民　國＿＿＿＿年＿＿＿＿月＿＿＿＿日（必填）

表 28-6　不施行維生醫療同意書（參考範例）

病人＿＿＿＿＿＿＿因罹患嚴重傷病，經醫師診斷認為不可治癒，且有醫學上之證據，近期內病程進行至死亡已屬不可避免，茲因病人已意識昏迷或無法清楚表達意願，且無醫療委任代理人，特由同意人依安寧緩和醫療條例第七條第三項所賦予之權利，不施行維生醫療。

同意人：（簽名）

國民身分證統一編號：

（表 28-6 續）

```
住（居）所：
電　　話：
出生年月日：中華民國＿＿＿＿年＿＿＿＿月＿＿＿＿日
與病人之關係：

　　　　　　　中　華　民　國＿＿年＿＿月＿＿日（必填）
```

(二)對撤回意願的規定

依安寧緩和醫療條例第六條規定：「意願人得隨時自行或由其代理人，以書面撤回其意願之意思表示。」（如表 28-7）

表 28-7　撤回預立安寧緩和醫療暨維生醫療抉擇意願聲明書（參考範例）

```
本人＿＿＿＿（或由醫療委任代理人＿＿＿＿）已簽署「預立安寧緩和醫療暨維生
醫療抉擇意願書」，現聲明撤回該意願之意思表示，特簽署本聲明書。
＊意願人
簽　　名：
國民身分證統一編號：
出生年月日：中華民國＿＿＿＿年＿＿＿＿月＿＿＿＿日
地址：
聯絡電話：

＊醫療委任代理人（若無委任代理人，由意願人本人簽署則免填）
簽　　名：
國民身分證統一編號：
出生年月日：中華民國＿＿＿＿年＿＿＿＿月＿＿＿＿日
地址：
聯絡電話：

　　　　　　填寫日期：中　華　民　國＿＿年＿＿月＿＿日（必填）
```

四　對不實施心肺復甦術之規定

依安寧緩和醫療條例第七條規定，不施行心肺復甦術應符合下列規定：

　　1. 應由二位醫師診斷確為末期病人。

　　2. 應有意願人簽署之意願書。但未成年人簽署意願書時，應得其法定代理人之同意。

前項第一款之醫師，應具有相關專科醫師資格。

末期病人無簽署第一項第二款之意願書且意識昏迷或無法清楚表達意願時，由其最近親屬出具同意書代替之。無最近親屬者，應經安寧緩和醫療照會後，依末期病人最大利益出具醫囑代替之。同意書或醫囑均不得與末期病人於意識昏迷或無法清楚表達意願前明示之意思表示相反。

前項最近親屬之範圍如下：

　　1. 配偶。

　　2. 成年子女、孫子女。

　　3. 父母。

　　4. 兄弟姐妹。

　　5. 祖父母。

　　6. 曾祖父母、曾孫子女或三親等旁系血親。

　　7. 一親等直系姻親。

第三項最近親屬出具同意書，得以一人行之；其最近親屬意思表示不一致時，依第四項各款先後定其順序。後順序者已出具同意書時，先順序者如有不同之意思表示，應於不施行、終止或撤除心肺復甦術或維生醫療前以書面為之。

末期病人符合第一項至第四項規定不施行心肺復甦術或維生醫療之情形時，原施予之心肺復甦術或維生醫療，得予終止或撤除。

「不施行心肺復甦術同意書」之格式如表 28-8。

表 28-8　不施行心肺復甦術同意書（參考範例）

病人＿＿＿＿＿＿＿因罹患嚴重傷病，經醫師診斷認為不可治癒，且有醫學上之證據，近期內病程進行至死亡已屬不可避免，茲因病人已意識昏迷或無法清楚表達意願，且無醫療委任代理人，特由同意人依安寧緩和醫療條例第七條第三項所賦予之權利，在病人臨終、瀕死或無生命徵象時，不施行心肺復甦術。

同意人：（簽名）
國民身分證統一編號：
住（居）所：
電　　　話：
出生年月日：中華民國＿＿＿＿＿年＿＿＿＿＿月＿＿＿＿＿日
與病人之關係：

中　華　民　國＿＿＿＿＿年＿＿＿＿＿月＿＿＿＿＿日（必填）

倫理學家認為

不急救的決定與尊重生命的真正價值是完全一致的	在特殊情況下，不急救可被視為是對企圖控制生命及進一步運用科技死亡的拒絕

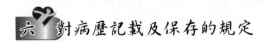

五　醫師應善盡告知義務

依安寧緩和醫療條例第八條規定：「醫師應將病情、安寧緩和醫療之治療方針及維生醫療抉擇告知末期病人或其家屬。但病人有明確意思表示欲知病情及各種醫療選項時，應予告知。」

六　對病歷記載及保存的規定

依安寧緩和醫療條例第九條規定：「醫師應將第四條至第八條規定之事項，詳細記載於病歷；意願書或同意書並應連同病歷保存。」

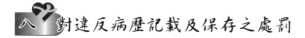 **七 對違反第七條規定之處罰**

醫師若違反第七條規定，處新臺幣六萬元以上三十萬元以下罰鍰，並得處一個月以上一年以下停業處分或廢止其執業執照。

八 對違反病歷記載及保存之處罰

違反第九條規定時，處新臺幣三萬元以上十五萬元以下罰鍰。

九 對處罰機關的規定

本條例所定之罰鍰、停業及廢止執業執照，由直轄市、縣（市）主管機關處罰之。

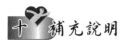 **十 補充說明**

1. 安寧緩和醫療條例在 2000 年 6 月 7 日公布實施（並於 2003 年 11 月 22 日修訂），而其施行細則在 2000 年 8 月 30 日通過。特提出施行細則中對見證人和專科醫師資格的規定如下表：

表 28-9　安寧緩和醫療條例施行細則對爭議點的說明

安寧緩和醫療條例	安寧緩和醫療施行細則
第四條中指出「實施安寧緩和醫療之醫療機構所屬人員不得為見證人。」	細則中將醫療機構人員定義為「醫療機構編制內的專業人員」，至於非醫院編制的志工或宗教人員則不在此限。
第七條第一款中指出「應由二位醫師診斷確為末期病人。」	細則中指出「兩名醫師不以在同時間診斷或同一醫療機構之醫師為限。」故只要末期病人在就醫過程中，曾由兩名專科醫師判定為末期病人即可。

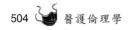

（表 28-9 續）

第七條說明中指出二位醫師其中一位應具有專科醫師資格。	細則中將專科醫師定義為「可診斷末期病人所罹患嚴重傷病之該專業領域範圍的專科醫師」，不限腫瘤相關專科醫師。
第九條說明中指出病患簽署的意願書或同意書應連同病歷保存。	細則中指出「末期病人選擇安寧緩和醫療或不施行心肺復甦術，其簽署的意願書得以正本或複製本，提示醫療機構。」所以意願書影印本亦具法律效力。

 ## 安寧緩和醫療條例與病人自主權利法相關規定之比較（28-10）（全國法規資料庫，2021a；2021b，盧，2022）

表 28-10　安寧緩和醫療條例與病人自主權利法規定之比較

	安寧緩和醫療條例	病人自主權利法
適用對象	末期病人 亦即罹患嚴重傷病，經醫師診斷認為不可治癒，且有醫學上之證據，近期內病程進行至死亡已不可避免者	1. 末期病人 2. 極重度失智 3. 不可逆轉昏迷狀態 4. 永久植物人 5. 病人疾病狀況或痛苦難以忍受、疾病無法治癒且依當時醫療水準無其他合適的解決方法
做法	給予緩解、支持性醫療照護 可不接受心肺復甦術和維生醫療	病人在完全知情下可自主選擇及決定接受或拒絕維生醫療、人工營養及流體餵養或其他與醫療照護、善終等相關之處置
同意方式	一、民眾、病患填寫書面資料 　1. 預立選擇安寧緩和醫療暨維生醫療抉擇意願書 　2. 不施行心肺復甦術同意書 　3. 不施行維生醫療同意書 　4. 醫療委任代理人委任書 　5. 撤回預立選擇安寧緩和醫療暨維生醫療抉擇意願同意書	一、民眾或病患 　1. 完成預立醫療照護諮商 　2. 簽署預立醫療決定 　3. 簽署醫療委任代理人委任書 二、需註記於健保卡

（表 28-10 續）

同意方式	二、需註記於健保卡 三、病人意識昏迷或無法清楚表達意願時，由其最近親屬出具同意書代替之，但不得與病人之前明示之意思表示相反	

捌　結語

　　安樂死或協助病人死亡，在目前各國仍有許多倫理與法律爭議，我國醫護人員、宗教界和法界人士，對積極安樂死大多持反對態度，因此，當我們在從事醫療照護過程中面對此類問題時，應審慎思考，不可魯莽行事。

問題討論

一、曾宗如今年 49 歲，一個月前因車禍造成嚴重全身性損傷，目前已出現肝、腎衰竭，並有兩下肢壓碎性骨折，已施行兩下肢之膝上截肢，意識清楚，強烈要求醫師提早結束其生命，他不願繼續忍受痛苦煎熬，請問醫師是否可答應其要求？應如何提供協助？

二、傑克‧凱渥基恩（Jack Kevorkian）1990 年 6 月 4 日，使用他設計的三段式自殺機器以「仁心怪物」之名，完成初次實驗，順利的幫助罹患失智症的珍妮，結束她最後的人生。

　　珍妮生前非常活躍，到處旅行，爬過喜馬拉雅山，也是一個網球好手，以教鋼琴為業。4 年前，當她突然無法記憶彈了一輩子的琴譜，閱讀也發生困難時，醫師告訴她，她已罹患了失智症，將逐漸喪失記憶。珍妮當時即決定要在她意識還清楚前告別人間。

　　她想過很多方法，包括跳樓，但是沒有一種能死得有尊嚴。最後她找到傑克發明的自殺機器，認為值得一試。傑克醫師的三段式自殺機器裝設在一部房車內，這

機器先由靜脈為珍妮注射生理食鹽水，然後等她按下按鈕，即會繼續流出鎮靜劑，使她入睡，繼而注入氰化鉀，心臟便會停止跳動。當一切準備就緒，珍妮請在一旁陪伴的醫師妹妹念了一段經文，在下午2點半左右，她按下了按鈕，5分鐘之後，珍妮安詳的死去。在珍妮死後4天，奧克蘭巡迴法官禁止傑克再繼續使用他的機器。請回答下列問題：

1. 您認為傑克醫師的發明在目前社會是否應予讚許？理由為何？
2. 珍妮利用此三段式自殺機器自殺是否符合倫理？請說明之。
3. 此三段式自殺機器若在國內被使用是否違法？請說明之。

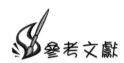

參考文獻

一、中文文獻

全國法規資料庫（2021a）。病人自主權利法。取自 https://reurl.cc/GX3YG3

全國法規資料庫（2021b）。安寧緩和醫療條例。取自 https://reurl.cc/vmZxMk

全國法規資料庫（2022）。中華民國刑法。取自 https://reurl.cc/NG7oWk

吳亮儀（2017a.8.15）。植物人等 3 類病患擬開放適用安寧條例。臺北市：自由時報 A1 焦點新聞。

吳亮儀（2017b.8.15）。植物人適用安寧善終醫界論辯。臺北市：自由時報 A12 生活新聞。

李素貞（2003）。死亡的尊嚴與本真的向死存在——安樂死與海德格的死亡觀。未發表的碩士論文。嘉義縣：南華大學。

李聖隆（2001）。醫護法規概論。臺北市：華杏。

金象逵（2000）。生命的蛻變㈠安樂死的問題焦點。網路大學。取自 http://210.60.194.100/life2000/professor/chinghsiangkuei/LifeEnuviate1.htm。

孫效智（2000）。安樂死的倫理反省。網路大學。取自 http://210.60.194.100/life2000/professor/johannes/articles/4euthanasia.hym。

時國銘（2002）。打開潘朵拉的盒子：安樂死在荷蘭。應用倫理研究通訊，21，1-12。

陳文憲（2000）。一位基督徒對安樂死合法化的看法。於黃勝雄等著。天使的眼睛，pp.59-70。花蓮縣：門諾醫院。

陳明進（2001a）。安樂死問題初探。*臺東師院學報*，12（上），211-241。

陳原風（2001b）。從安樂死談安寧緩和醫療條例。*社區發展季刊*，96，166-174。

趙可式（2000）。安樂死、自然死與安寧療護。於戴正德、李明濱編著。*醫學倫理導論*，pp.109-123。臺北市：教育部。

廖宏彬、車小蘋（2003）。試析「安樂死是一種以生命品質為依歸，對死亡狀態自主所主張的權利」。*應用倫理研究通訊*，23，68-72。

蔡甫昌編譯（2003）。*臨床生命倫理學*。臺北市：財團法人醫院評鑑暨醫療品質策進會。

盧美秀（2022）。病人自主權利法及其相關規範，於盧美秀著。*護理倫理與法律*（三版）（pp.111-114）。臺北市：華杏。

鍾春枝、盧美秀（2001）。*臨床常見倫理議題的探討：比較醫護人員、宗教界與法界人士之看法*。未發表之碩士論文。臺北市：臺北醫學大學。

二、英文文獻

Admiraal, P. (1996). Euthanasia and assisted suicide. In Thomasma & Kushnes (eds.) *Birth to death*, pp.207-217. New York: Cambridge University.

Angell, M. (1992). Euthanasia. In Mapps & Zembaty (eds.) *Social ethics*, pp.132-135. New York: McGraw-Hill Inc.

Angell, M. (1997). The supreme court and physician-assisted suicide—the ultimate right. *The New England Journal of Medicine*, 336, 50-53.

Battin, M. (1998). The way we do it, the way they do it. In Larry, M., Shari, C. C. & Kai, W. (eds.) *Applied ethics*, pp.602-614. New Jersey: Prentice Hall.

Brock, D. W. (1992). Voluntary active enthanasia. *Hastings center report*, 22 (2), 10-22.

Brock, D. W. (1999). A critique of the objective to physician-assisted suicide. *Ethics*, 109 (3), 1-20.

Brock, D. W. (2000). Voluntary active euthanasia. In Munson, R. (eds.) *Intervention and reflection*, pp.215-222. (6th ed.)Belmont, CA: Wadsworth/Thomson Learning.

Callaham, D. (2000). When self-determination runs amuck. In Munson, R. (eds.) *Intervention and reflection*, pp.225-230. (6th ed.)Belmont, CA: Wadsworth/ Thomson Learning.

Cassel, C. K. (1996). Physician-assisted suicide. In Thomasma & Kushner (eds.), *Birth *to death*, pp.218-230. New York: Cambridge University.

Dresser, R. S. & Robertson, J. A. (2000). Quality of life and non-treatment decision for incompetent patients: a critique of orthodox approach. In Munson, R. (eds.), *Intervention and reflection*, pp.233-237. (6th ed.) Belmont, CA: Wadsworth/ Thomson Learning.

Gay-Willians, J. (2000). The wrongfulness of euthanasia. In Munson, R. (eds.) *Intervention and reflection*, pp.222-225. (6th ed.) Belmont, CA: Wadsworth/ Thomson Learning.

Gert, B., Bernat, J. L. & Mogielnicki, R. P. (2000). Distinguishing between patients' refusals and requests. In Munson, R. (eds) *Intervention and reflection*, pp.238-241. (6th ed.)Belmont, CA: Wadsworth/Thomson Learning.

Hoshino, K. (1996). Four newly established legal requisites for active euthanasia in Japan. *Medicine & Law*, 15 (2), 291-294.

Houtepen, R. (1998). The social construction of euthanasia and medical ethics in the Netherlands. In DeVries, R. & Subedi, J. (eds.) *Bioethics and Society: Constructing the Ethical Enterprise*, pp.117-144. New Jersey: Prentice Hall.

Humphry, D. (2003). *A twentieth century chronology of voluntary euthanasia and physician-assisted suicide 1906-2003*. From http://www.finalexit.org/chronframe. html

Kamm, F. M. (1999). Physician-assisted suicide. The doctrine of double effect and the ground of value. *Ethics*, 109 (3), 1-20.

Mapps, T. A. & Zembaty, J. S. (1992). *Social ethics-morality and social policy*. New York: McGraw-Hill Inc.

MacFarlane, P. J. M. (1996). Death and dying in Australia—some medical-legal problems for legislation. *Medicine & Law*, 16 (1): 179-186.

Munson, R. (2000). *Intervention and reflection—basic issues in medical ethics*. Belmont, CA: Wadsworth/Thomson Learning.

Pojman, L. P. (1993). *Life and death: a reader in moral problems*. Boston: Jones and Barletl Publishers.

Potts, S. G. (1992). Objection to the institutionalization of euthanasia. In Mapps & Zembaty (eds) *Social ethics*, pp.136-140. New York: McGraw-Hill Inc.

Raches, J. (1992). Active and passive euthanasia. In Mapps & Zembaty (eds.) *Social ethics*, pp.110-115. New York: McGraw-Hill Inc.

Schwarz, J. K. (2003). Understanding and responding to patients' requests for assistance in dying. *Journal of Nursing Scholarship*, 35 (4), 377-384.

Steinbock, B. (1998). The international termination of life. In Larry, M., Shari, C. C. & Kai, W. (eds.) *Applied ethics*, pp.594-601. New Jersey: Prentice Hall.

Stoddard, S. (2000). Terminal, but not hopeless. In Munson, R. (eds.) *Intervention and reflection*, pp.241-247. (6th ed.)Belmont, CA: Wadsworth/Thomson Learning.

Sullivan, T. (1992). Active and passive euthanasia: an important distinction. In Mapps & Zembaty (eds) *Social ethics*, pp.136-140. New York: McGraw-Hill Inc.

第 29 章

病人約束的倫理與法律議題
Patient restraint: the ethical and legal issues

壹 前言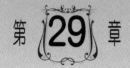

對病人的身體加以約束，早期即被應用在精神科，後來逐漸被推廣到養護機構、護理之家、甚至急性醫療機構。依據美國最近的研究顯示，在急性照護體系內外科病房的約束比率為 9-20%，加護病房為 12-43%（Minnick & Leipzig, 2001）。

約束是臨床上經常用來維護病人安全，防止病人受傷或傷及他人的方法（Watson & MIBiol, 2001）。目前醫護人員仍將約束視為確保無定向感和意識混亂病人安全的最佳方法（Brenner & Duffy-Durnin, 1998），不過，近十多年來已有很多研究證實約束不但不能減少意外事件的發生，而且也會造成病人生理、心理和社會層面的不良影響（葉、林、王、吳、林、蔡等，2000；Abrahamsen, 2001；Oriez-Pruitt, 1995；Strumpt & Evans, 1998；Watson & MiBoil, 2001）

臨床上因不當約束而造成病人傷害的例子時有所聞，根據美國食品藥物管理局（Food and Drug Administration; FDA）之統計發現，美國每年約有超過 100 位病人之死亡或受傷與約束不當有關（Lusis, 2000）。美國聯邦政府亦曾經提出呼籲，希望各急性醫療機構，應將約束當作最後的選擇，非不得已，最好不要使用（Brenner & Duffy-Durnin, 1998）。我國也規定在醫療照護過程中不可限制病人的行動，包括隔離或約束（財團法人醫

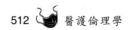

院評鑑暨醫療品質策進會，2010）。

貳　約束的定義

「約束」係指限制個人之自由活動，通常概分爲下列兩種（Froley & American Nurses Association board of directors, 2000; JCAHO, 2000）：

1. 身體約束（physical restraint）：係指使用約束物品，在沒取得病人同意下，直接將病人侷限在某一區域內，以限制其自由活動。

2. 化學性約束（chemical restraint）：係指使用藥物使病人鎮靜，進而控制其躁動不安的行爲。

參　臨床上執行病人約束的理由

臨床上常將預防傷害自己或他人視爲合法約束的理由，但事實上身體約束並無法眞正降低病人的自傷行爲，茲將各研究者針對執行約束的理由綜合彙整如下（明、孟、范，2002；Abrahamsen, 2001；Shinn, Brith, Reckling, Welsh & Sattler, 2001；Strumpt & Evans, 1988；Watson & MiBiol, 2001）：

1. 維護病人的安全：保護病人免受傷害，包括預防跌落、預防病人自我傷害、預防病人自我中斷治療，以及控制其躁動行爲。

2. 協助治療：對不合作病人先予約束，以便進行各種治療；例如各種穿刺或插管等。

3. 保護他人避免被傷害：預防病人的躁動行爲或暴力行爲造成對其他病人或醫護人員的傷害。

肆 約束可能造成的不良影響

有很多研究證實不當的約束，不但不能減少意外事件的發生，反而會造成下列不良影響（明等，2002；葉等，2000；Brenner & Duffy-Durnin, 1998；Gallinagh, Nevin, McAleese & Campbell, 2001；Minnick et al. 2007；Strumpt & Evans, 1998；Oriez-Pruitt, 1995；Watson & MIBiol, 2001）：

1. 造成病人害怕和不適以及容易被忽視。
2. 身體受傷、功能減退、肌肉質塊耗損。
3. 認知能力減退、情緒隔離、混亂不安、退縮。
4. 侵犯病人自主權，使病人自尊受創。
5. 院內感染、失禁、壓瘡之罹病率和死亡率增加。
6. 延長住院天數，增加醫療成本。

 # 伍 影響身體約束之決策因素

身體約束之決定受下列因素所影響（Jehan, 1999；Macpherson, Lofgren, Granieri & Myllenbeck, 1990）：

1. 病人特性：包括意識、疾病嚴重度、身體功能與是否有治療性措施。
2. 醫護人員特質：包括態度、臨床經驗與冒險精神。
3. 環境因素：包括行政處罰、醫師及家屬的喜好與工作人力之多寡。

 # 陸 病人約束的倫理問題

臨床上，醫護人員常基於行善和不傷害原則，以及避免陷入醫療疏失

的法律風險，而將約束視爲理所當然的醫護措施，且常以法律方面的考量優先於倫理的責任，尤其在目前重視人權的時代中，此舉常遭受家屬的質疑，也因此使醫護人員常在保護病人和專業倫理間產生衝突（盧，2019；Strumpt & Evans, 1988；Taxis, 2002）。到底在什麼情況下才可對病人施予約束？約束到底是一種醫療行爲還是一種護理措施？是否需要醫囑？是否會侵犯病人的自主權或人性尊嚴？凡此種種，都有待進一步澄清。

一、違反自主原則

在對病人執行約束時，若未向病人詳加說明，並取得其同意就貿然執行，在倫理上應違反自主原則，也是一種不尊重病人的做法。

1. 醫護人員具有尊重病人自由、人性尊嚴和病人自我作決定的義務。臨床上對病人的約束大部分均缺乏跨科際或醫療團隊的討論，也未取得病人的了解後同意，大多全由護理人員決定或由醫師以醫囑指示。

2. 在尊重病人自主權的前提下，對有自主能力的病人，應尊重其知情同意權（informed consent）：

⑴ 有自主能力的病人可能寧可冒一些安全上的風險，以維護個人的自由與尊嚴。「約束」並非正式的醫療處置，之所以採用只是爲便於醫療之執行，所以應權衡利弊得失，並取得病人的同意。

⑵ 當考慮對病人使用約束法時，跨科際醫療團隊應充分討論約束的必要性，並權衡其利弊得失，避免個人主觀決定。

⑶ 在決定約束病人之前，應向病人和家屬說明約束的理由、好處與可能的影響，以及不約束可能發生的風險，在病人完全了解下同意後才執行。

3. 若病人無自主能力，則：

⑴ 應將約束的必要性與理由、不約束可能造成的結果向家屬詳加說明，讓家屬參與決定。

⑵ 鼓勵家屬應以病人的期望和病人的最大利益爲決策依據。

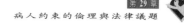
(3) 在代替病人作決定時，應能充分反映病人的價值觀。

(4) 若無自主能力病人需要約束，但其家屬又不在場時，應與醫療團隊成員共同討論，若無需要絕對約束的理由，不可任意執行約束。

4. 當病人有強烈的攻擊行為時，為預防他人遭受攻擊，發生立即性的危險，施予身體約束，限制其自主行動，應合乎正義要求，在倫理上應是被允許的。不過，應隨即探討其引發之原因，進而採取其他可行措施，避免約束時間過久。

二　行善與不傷害間的衝突

一般醫護人員在使用約束法時，均持著「約束可以預防病人受傷害的觀點」，但事實上，到目前為止並無足夠證據可以證明約束真的可以確保病人安全，已有研究指出：

1. 約束病人的自行拔管率高達 60%（Cappolo & May, 1990; Grap, Glass & Lindamood, 1995）。

2. 不當約束也會造成肢體損傷、院內感染、意識混亂加重，產生固定不動之合併症（Strumpt & Evans, 1988）。

3. 對老年、心智不健全或重症病人或病童約束，不但會造成身體和精神上損傷，也會侵犯其自主權與隱私權（Juanita, 1996）。

4. 對末期瀕死病人，為維護其營養和水分而採取約束是不適當的，是與減輕疼痛和增進舒適相違背的（Juanita, 1996）。

5. 當病人被約束時，極易陷入焦慮無助和被貶抑中，不但會加重其依賴性，也會破壞護病之間的信賴關係（JACHO, 1996; 2007; Juanita, 1996）。

6. 曾有一位醫護人員發現一位具自主能力的老年病人正用手環繞著氣切管周圍搔抓時，即約束其雙手，以防氣切管被拔脫。雖然醫護人員的父權式做法是基於行善和不傷害原則，但對病人而言，約束是否真的會帶給病人最大利益，是否違背病人期望，是否損及其人性尊嚴和個人自主權，在倫理上都值得深入探討（Beauchamp & Childress, 2001; Juanita,

1996）。

7. 大多數病人家屬當他看到病人被約束時都會有強烈的情緒反應。大多數家屬表示他們未被告知約束的必要性，或不約束的危險性和潛在的好處，在疏於與家屬說明的情況下，常使彼此間的信賴關係遭受破壞（Kanski, Janelli, Jones & Kennedy, 1996; Newbern & Lindsey, 1994）。

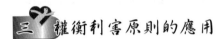

三、權衡利害原則的應用

在很多情況下，不傷害原則也可以引用「權衡利害」原則，即「兩害相權取其輕」或「兩利相權取其重」（盧，1995）。

1. 醫護人員應知道如何維護病人的權益，並提供安全的醫療環境。在決策過程中應儘量讓病人參與，提供足夠的資訊。

2. 所有約束在決定之前，都應充分評估約束與不約束的優缺點。

⑴ 若約束的必要性和優點多於不約束，才考慮採行約束。

⑵ 若不約束的理由非常充分，好處多於害處，則不應給予約束。

約束的法律問題

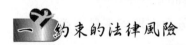

Marshall（1996）強調：

1. 醫療院所和醫護人員為避免病人因跌落或自我中斷治療招致法律訴訟，寧可使用約束法，而且通常會過分高估身體約束的價值，低估約束可能帶來的風險，忽略作好「法律風險管理的重要性」。

2. 在約束之前，往往未將約束的必要性以及不約束的危險向病人或家屬詳加說明，也未認真了解病人的意願，因此，常在未取得病人同意下，即進行約束。

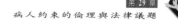
3. 在病人被約束期間，醫護人員常疏於密切監測病人情況變化，並適時矯正那些對病人的不良影響。

4. 若因約束導致病人損傷或身體功能減退，甚至發生合併症，即可能陷入醫療糾紛之中。

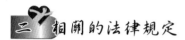 **相關的法律規定**

(一)美國法律的規定

美國法律明文規定病人有權不接受加諸在其身上的約束（Jaffe, 1996）。

(二)我國法律的規定

1. 民法、刑法之相關規定

(1) 依民法第五三五條、刑法第十四條、第二七六條及第二八四條規定之解釋：「醫師為病人診療、應盡診療上之注意義務，不得因業務之故意或過失，而使病人之身體健康及生命之安全受到損害」（全國法規資料庫，2021；2022）。

(2) 依民法第二二六條、第二二九條規定之解釋：「醫師如有診斷及治療上的過失、損害於病人時，應依債務不履行之規定，負損害賠償責任」（全國法規資料庫，2021）。

2. 醫療法的規定

我國醫療法第八十一條規定「醫療機構診治病人時，應向病人或其法定代理人、配偶、親屬或關係人告知其病情、治療方針、處置、用藥預後情形及可能之不良反應」（全國法規資料庫，2020）。

3. 精神衛生法的規定（行政院衛生署，1990；2007）

(1) 第二十一條規定：「嚴重病人如有明顯傷害他人或自己之虞，或有傷害行為時，經專科醫師診斷有全日住院治療之必要者，保護人應協助病人，前往精神醫療機構辦理住院」。

(2) 第二十四條規定：「保護人因醫療、復健、教育訓練及就業輔導之目的，得限制嚴重病人之居住場所，但不得以強暴、脅迫或其他不正當方法爲之」。

(3) 第二十九條規定：「精神醫療機構、精神復健機構非爲醫療、復健之目的或防範緊急暴力意外事件，不得拘禁病人、拘束其身體或剝奪其行動自由。前項拘禁、拘束或剝奪行動自由，不得以戒具或其他不正當方式爲之」。

(4) 第三十六條規定：「病人之人格與合法權益應受尊重及保障，不得予以歧視、虐待或非法利用」。

(5) 第三十八條規定：「住院病人應享有個人隱私、自由通訊及會客之權利；精神醫療機構非依病人病情或醫療需要，不得予以限制」。

從上述相關法律規定確知醫護人員即使面對精神病人，也不得任意加以約束，都應善盡告知說明和注意義務，以注意、關懷取代約束。

三 各醫療相關專業團體規定

㈠美國醫院協會（American Hospital Association, AHA, 1992）

第一條：「病人有權利接受關懷和被尊重的照護」。

第四條：「病人有權利在法律容許的範圍內，拒絕接受治療，同時有權利被告知拒絕接受治療的後果」。

第十二條：「病人有權利知道醫院的規則和規定」。

㈡世界醫學會（World Medical Association, 1995）

「病人於了解正確資訊後，有接受或拒絕治療的權利」。

㈢聯合國的兒童權利宣言（The United Nations declaration of the rights of the child）

第九條：「應保護兒童免於任何形式的疏忽、暴力和剝削，不管任何時候，他（她）都不應是受強迫的對象」。

㈣美國醫院聯合評鑑委員會建議

美國醫院聯合評鑑委員會（1996）特別強調醫院應確保對病人的特殊處置是安全且適當的，並提出病人約束和隔離的標準——Standard TX.7.1-TX.7.1.3.3.，且於 1998 年再次強調約束和隔離，目的在創造一個限制約束和隔離之適合身心社會和文化的醫療環境，並真正透過預防性或策略方案減少約束的使用。

㈤美國護士協會的建議

Froley 和美國護士協會理事會（2000）亦對約束發表立場聲明，特別呼籲約束病人應依據下列原則：

1. 應以實務證據為基礎。
2. 應保護病人的人權。
3. 在決策過程中應讓病人與家屬、監護人參與。
4. 保護病人和醫療照護提供者的安全，避免受傷害。
5. 使用最少的限制性措施。
6. 在決定病人是否採行約束和／或隔離時，護理人員應運用獨立的專業判斷。
7. 在施行約束前，醫療照護團隊應加強溝通，並評估病人的病情、意願，以免不當約束。
8. 在約束之後，護理人員應繼續進行適當的評估，以預防病人因約束造成傷害或導致其他合併症。

捌 結語

20 多年前，很多專家學者，即提出臨床上對病人的身體約束有其利弊得失，因此各醫療院所應制定身體約束政策，並適當宣導，讓醫護人員有所依循，使其不致過度防衛，而不當使用約束。

問題討論

李先生 69 歲，意識清楚，因痰多呼吸不暢，施行氣管切開術，每隔 1 小時抽痰一次，有時會不由自主的去觸摸氣切套管，有一次正在拉固定帶時，被其主治醫師看到，醫師即口頭指示將其雙手約束，李先生雙手被約束後情緒非常激動，大吵大鬧，要求鬆開其雙手，可是醫師見其情緒激動，更認為其已失去自制能力，應繼續約束，請問醫師的做法是否合適？是否違反倫理？是否有更合適的處理方法？

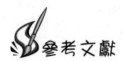

參考文獻

一、中文文獻

全國法規資料庫（2013）。*精神衛生法*。取自 https://reurl.cc/pZkRz8

全國法規資料庫（2020）。*醫療法*。取自 https://reurl.cc/pZkR0b

全國法規資料庫（2021）。*民法*。取自 https://reurl.cc/Z16oV6

全國法規資料庫（2022）。*中華民國刑法*。取自 https://reurl.cc/NG7oWk

明勇、孟祥越、范保羅（2002）。身體約束臨床之評估與應用。*慈濟護理雜誌*，1(2)，24-30。

財團法人醫院評鑑暨醫療品質策進會（2010）。*醫院評鑑標準*。臺北市：醫策會。

葉淑惠、林麗味、王興耀、吳淑如、林昭宏、蔡富棉（2000）。護理之家施行約束縮減方案之成效。*護理研究*，9(2)，183-192。

全國法規資料庫（2020）。*醫療法*。臺北市：全國法規資料庫。

盧美秀（1995）。*護理倫理學*。臺北市：華杏。

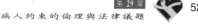
盧美秀（2019）。長期照護需求者約束之倫理問題，於盧美秀、陳靜敏編著。*長期照護：跨專業綜論*（二版）。臺北市：華杏。

二、英文文獻

Abrahamsen, C. (2001). 2002 guide to new technology－patient restraints: JCAHO and HCFA issue new restraint guidelines. *Nursing Management*, 32 (12), 69-72.

American hospital association (1992). *A patient's bill of rights*. American hospital association.From http://www.hospitalconnect.com/aha/about/pbillofrights.html

Beauchamp, T. L. & Childress, J. F. (2001). *Principles of Biomedical Ethics*. (5th ed.) Oxford: Oxford University press.

Brenner, Z. R. & Duffy-Durnin K. (1998). Toward restraint-free case. *American Journal of Nursing*, 98 (1), 16F-16I.

Cappolo, D. P. & May, J. J. (1990). Self-extubation: a 12 month experience. *Chest*, 98, 165-169.

Froley, M. & ANA board of directors (2000). *Reduction of patient restraint and seclusion in health care settings*. American Nurse Association.

Gallinagh, R., Nevin, R., McAleese, L. & Campbell L. (2001). Perceptions of older people who have experienced physical restraint. *British Journal of Nursing*, 10 (13), 852-859.

Grap, M. J., Glass, C. & Lindamood, M. O. (1995). Factors related to unplanned extubation of endotracheal tubes. *Critical Care Nurse*, 15 (2), 57-65.

Jaffe, M. S. (1996). *The OBRA guidelines for quality improvement*. (2nd ed.)Skidmore: Roth.

Jehan, W. (1999). Restraint or protection? *Nursing Management*, 6 (2), 9-13.

Joint Commission on the Accreditation of Healthcare Organizations (1996). Comprehensive Accreditation Manual for Hospitals. *Restraint and seclusion standards plus scoring: TX.7.1-TX.7.1.3.3.* Oakbrook Terrace, IL: Joint Commission on Healthcare Organizations.

Joint Commission on the Accreditation of Healthcare Organizations (1998). *JCAHO standards and reference crosswalk contents－care of patients*. Oakbrook Terrace, IL: Joint Commission on Healthcare Organizations.

Joint Commission on the Accreditation of Healthcare Organizations (2007). *Automated comprehensive accreditation manual for behavioral health care*. Oakbrook

Terrace, IL: Joint Commission on Healthcare Organizations.

Juanita, R. (1996). The ethics of physical restraints in critical care. *Advanced practice in acute & critical care*, 7 (4), 585-591.

Kanski, G. W., Janelli, L. M., Jones, H. M. & Kennedy, K. C. (1996). Family reactions to restraints in an acute care setting. *Journal of Gerontological Nursing*, 22 (6), 17-22.

Lusis, S. (2000). Update on restraint use in acute care settings. *Plastic Surgical Nursing*, 20 (3), 145-50.

Macpherson, D. S., Lofgren, R. P., Granieri, R. & Myllenbeck, S. (1990). Deciding to restraint medical patients. *Journal of the American Geriatrics Society*, 38 (5), 516-520.

Marshall, K. (1996). Physical restraint use in critical care: legal issues. *Advanced practice in acute & critical care*, 7 (4), 579-584.

Minnick, A. & Leipzig, R. M. (2001). The restraint match-up: three lessons show how nurse leaders can influence the use of physical restraints. *Nursing Management*, 32 (3), 37-39.

Minnick, A. F., Mion, L. C., Johnson, M. E., et al (2007). Prevalence and variation of physical restraint use in acute care setting. *Nurse Scholarship*, 39 (1), 30.

Newbern, V. B. & Lindsey, I. H. (1994). Attitudes of wives toward having their elderly husbands restrained. *Geriatric Nursing*, 15, 135-138.

Oriez-Pruitt, J. (1995). Physical restraint of critically ill patients. *Critical Care Nursing Clinics of North America*, 7 (2), 363-373.

Shinn, L. J., Brith, J. C. T., Reckling, J. B., Welsh, R. & Sattler, B. (2001). *Ethical issues and specific risk hazards faced by nurses in their practice*. ANA Continuing Education: ANA Nursing risk management series. From http://nursingworld.org/ mods/mod312/cerm3ful.htm

Strumpt, N. E. & Evans, L. K. (1988). Physical restraint of the hospitalized elderly: perceptions of patients and nurses. *Nursing Research*, 37 (3), 132-137.

Taxis, J. C. (2002). Ethics and praxis: alternative strategies to physical restraint and seclusion in a psychiatric setting. *Issue in Mental Health Nursing*, 23, 157-170.

Watson, B. & MiBiol, C. (2001). Restraint: its use and misuse in the care of older people. *Nursing Older People*, 13 (3), 21-25.

World Medical Association (1995). *Declaration on the rights of the patient*. Indonesia: World Medical Association.

第 30 章

精神病患強制就醫的倫理與法律議題
Forced treatment to psychiatric patients:
the legal and ethical issues

壹　前言

有關嚴重精神病人強制就醫的規定是在 1990 年 12 月 7 日精神衛生法公布後才開始實施，並於 2007、2013 及 2022 年再次修訂。

所謂「嚴重精神病人」係指病人呈現與現實脫節之怪異思想及奇特行為，致不能處理自己事務，或有明顯傷害他人或自己之虞，或有傷害行為，經精神科專科醫師診斷認定者（精神衛生法第五條）。

所謂「強制」係指法律要求行為人負擔某種作為義務，行為人毫無選擇餘地者。

嚴重精神病人如有明顯傷害他人或自己之虞，或有傷害行為時，經專科醫師診斷有全日住院必要者，保護人應協助病人前往精神醫療機構接受強制治療（精神衛生法第二十一條）。此外，警察機關於發現或接獲通知罹患精神疾病或疑似罹患精神疾病者，有明顯傷害他人或自己之虞，或有傷害行為時，應即護送前往中央衛生主管機關指定之精神醫療機構診療（精神衛生法第二十二條）。

強制就醫的意義

　　強制嚴重精神病人就醫或限制其居住場所，係基於預防造成社會危險和提供病人及時治療的理念，具有積極的社會安全和病人救治意義。不過因其採強制方式，違反憲法對人身自由之基本權利，所以產生了「維護病人人權」和「維護社會安寧」兩者間的衝突。若從精神衛生法第一條的立法宗旨「為預防及治療精神疾病，保障病人權益，促進病人福利，以增進國民心理健康、維護社會和諧安寧，特制定精神衛生法」觀之，精神衛生法的立法精神主要在保護精神病人，其次，才是維護社會安寧，因此，若對所有嚴重精神病人都採取強制住院，是否與病人人權的保障與維護相衝突？如何在病人人權的維護和社會危險的預防上取得平衡點，將是本文之重點。

 嚴重精神病人人權的維護

　　精神衛生法第五條所稱嚴重精神病人，係指精神病病人呈現與現實脫節之怪異思想及奇特行為，以致不能處理自己事務，或有明顯傷害他人或自己之虞，或有傷害行為，經精神科專科醫師診斷認定者，其範圍包括精神病、精神官能症、酒癮、藥癮及其他經中央衛生主管機關認定之精神疾病，係採概括性規定，在臨床上常造成醫師判斷與抉擇上的困難。

精神衛生法

　　在立法時為表示對精神病人人權的尊重，特別立法規定如下：

　　1. 只有需要危險防衛者，例如有明顯傷害他人或自己之虞，或有傷害行為，才需對病人人身自由予以重大限制，因為憲法第八條規定：「人

民身體之自由應予保障」。所以強制嚴重精神病人住院，應經由兩位以上專科醫師嚴謹地評估病人疾病的嚴重度後，認為有絕對必要時才執行，以免剝奪病人的人身自由。

2. 保護人得就病人醫療、復健、教育訓練及就業輔導之目的，限制嚴重精神病人之居住場所，但不得以強暴、脅迫或其他不正當方法為之（精神衛生法第二十四條）。

3. 醫療機構非為醫療復健之目的或防範緊急暴力意外事件，不得拘禁病人，約束其身體或剝奪其行動自由，若需要拘禁病人或拘束其身體，亦應由醫師認為有必要時，始得為之，並應於病歷載明其方式、理由及起迄時間。而且特別規定即使是為醫療復健之目的或防範緊急暴力意外事件，亦不得以戒具或其他不正當方式為之（精神衛生法第二十九條、施行細則第十五條）。

為維護精神病人之人權，醫師對於病患行為危險程度和嚴重程度之認定，應作嚴格審查，只有顯現嚴重的自傷或傷人行為，才納入考慮。若僅單純對第三人造成輕微的精神負擔或干擾，應先尋求諸如門診治療、藥物治療或自願住院的措施，不要輕易地以干預病人人身自由的手段介入。

二、臨床實務上遭遇的困難及建議

1. 臨床上可能強制住院治療的情況，會因是否符合強制住院、家屬是否配合，以及社會大眾是否期待病患住院而出現下列四種情況（李、周，2003）：

(1) 符合強制住院，家屬亦配合。

(2) 符合強制住院，家屬不配合，但社會大眾期待病患住院。

(3) 不符合強制住院，但有精神疾病而且家屬不配合，但社會大眾期待病患住院。

(4) 符合強制住院，病人不願住院，但家屬要求病人住院。

2. 針對強制病患住院在實務上常受到家屬及社會大眾期待的雙重干

擾，若完全將責任推給專科醫師，似乎對醫師及對病人都不盡公平，若能修法增加「遇對強制住院有爭議時送請法官裁決」，則精神科專科醫師在處理相關個案時，才不會有違反人權之虞。為此，新修訂之精神衛生法第五十三條明文規定：

1. 精神疾病強制社區治療有關事項，由中央主管機關精神疾病強制社區治療審查會審查。

2. 審查會應協助指定精神醫療機構向法院提出嚴重病人之強制住院或延長強制住院聲請，並協助法院安排審理之行政事項。

3. 由法院裁定強制住院後執行。

此外，第八十八條也規定：「本法中華民國一百十一年十一月二十九日修正之條文施行前，已依規定強制住院者，指定精神醫療機構認有繼續強制住院之必要，應於修正施行之日起二個月內，向法院聲請繼續強制住院。」

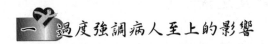

肆 過分強調尊重病人人權，是否會造成社會安寧的危害（王，2000；李，2001；張、許，1995）

一 過度強調病人至上的影響

對嚴重精神病人的強制住院治療，若過分謹慎，雖然具有保障病人人權的精神，卻可能會讓需要住院，但缺乏病識感的病人不能強制住院，進而造成社會大眾的危險。

二 倫理上應有的考量

1. 到底病人家屬或社會大眾是否有義務承擔此種風險？若如此作，對病人家屬或社會大眾是否公平？

2. 在道義上，國家應有保護其國民不受傷害的義務。

3. 就功利論觀點而言，社會是否值得冒那麼大風險？萬一病人家屬或社會大眾生命受到危害，應由誰負責？

凡此種種，均值得審慎思考，務必取得強制住院之執行與病人人權保障以及社會安寧間的平衡。

 ## 結語

對嚴重精神病人有明顯傷害他人或自己之虞時，依法應可強制其就醫，但在技術上應使用比較溫和的做法，儘量在維護病人人權和維護社會安寧之間取得平衡點。

問題討論

鄭秀花今年35歲，出生於南部某鄉村，家庭富裕，但資質不佳，只有高職畢業，其同村青年林建宗從小家境清寒，後來在鄭秀花父親資助下念完大學，並到美國進修，回國後為答謝鄭秀花父親的栽培，遂與鄭秀花結婚，婚後雖然林建宗對太太疼惜有加，但她卻有很嚴重的自卑感，夫婦共同參加社交活動時，無法與其他太太互動，久而久之，也就不再參加對外活動，並開始懷疑丈夫是否不愛她，不太與丈夫交談，也不太關心其子女（兒子10歲，女兒7歲），甚至出現對兒女的暴力行為，雖然接受精神科門診治療，情況並未改善。而且每次為了帶她去看門診，都要花很多時間和精力，眼見其暴力行為愈來愈嚴重，林建宗雖然想將她強制送醫並住院治療，但其岳父母反對。有一天晚上當林建宗應酬回家時，即指責他有外遇，並拿刀要與他同歸於盡，經林建宗百般安撫才平息下來，可是當林建宗入睡後，她即亂刀將林建宗砍成重傷，經送醫急救仍不治，請問：

1. 鄭秀花父母是否有權阻止將其強制送醫治療？

2. 採取哪些措施可預防此種結果發生？

參考文獻

王富強（2000）。強制醫療的法律觀。*醫事法學*，7(4) 及 8(1) 合訂本，p.74-83。

全國法規資料庫（1990, 2007, 2013, 2022）。*精神衛生法*。取自 https://reurl.cc/
　　pZkRz8

李俊穎、周煌智（2003）。從精神病患住院實例探討精神衛生法中強制就醫權疑義。
　　醫事法學，10(3) 及 11(1)，p.42-49。

李聖隆（2001）。*醫護法規概論*。臺北市：華杏。

張、許蓉雰（1995）。精神衛生法強制住院之知識：醫療與非醫療人員比較。*中華
　　公共衛生雜誌*，14(5)，p.426-437。

第31章

墮胎的倫理與法律議題
The ethical and legal issues of abortion

壹　前言

　　我國「優生保健法」於 1984 年 7 月完成立法，並於 1985 年 1 月 1 日施行，之後又於 1999 年、2009 年修正。當初立法係為了推動優生保健，保護母子健康，增進家庭幸福，以及提供必須墮胎的婦女合法的法源，以阻卻刑法墮胎罪、加工自傷罪等規定之適用，提供醫療院所執行相關醫療行為的合法環境（吳，2007；張、陳，2007）。

　　根據相關論述發現，臺灣近年來優生保健法有被不當誤用傾向。據估計，每年約有數十萬婦女墮胎，其中絕大多數係根據優生保健法第三章第九條第六款「因懷孕或生產，將影響其心理健康或家庭生活者」作為墮胎的理由。亦即大多並非基於危及母體健康的考量，而是胎兒性別不符合期盼、家庭經濟困難、夫妻太忙不想擁有小孩，以及擔心影響婦女事業發展等等理由。宗教團體指出目前墮胎已違背優生保健法的立意，造成浮濫而傷及無辜胎兒，是不人道的法條；但是，女性團體則呼籲社會大眾也應該尊重懷孕婦女的自主權及選擇權，也因此衍生「胎兒生命權」和「女性自主權」的爭論。針對上述爭論，女權會在 1998 年舉辦第一屆臺灣婦女健康行動會議時，要求當時的行政院衛生署正視臺灣女性生育問題，並提出女性「生育自主權」主張。宗教團體也於 2003 年合組「尊重生命全民運動聯盟」，主張維護「胎兒生命權」主張。基於上述倫理和道德上的爭

論，也造成醫護人員在面對孕婦請求墮胎時，常發生「尊重婦女自主權」和「維護胎兒生命權」的義務衝突（古，2003；吳，2007；張、陳，2007；郭，2004；釋，2004；盧，2022）。

 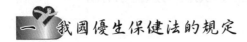

貳 墮胎的法律規定

一、我國優生保健法的規定

我國優生保健法於 1984 年制定公布，並於 1999、2009、2018 修訂部分條文，其相關內容於下（全國法規資料庫，2018）：

(一)立法目的（第一條）

1. 實施優生保健。
2. 提高人口素質。
3. 保護母子健康。
4. 增進家庭幸福。

(二)人工流產的定義（第四條）

人工流產係指經醫學上認定胎兒在母體外不能自然保持其生命之期間內，以醫學技術，使胎兒及其附屬物排除於體外之方法。

(三)對施行人工流產的規定（第九條）

懷孕婦女經診斷或證明有下列情事之一者，得依其自願，施行人工流產。

1. 本人或其配偶患有礙優生之遺傳性、傳染性疾病或精神疾病者。
2. 本人或其配偶之四親等以內之血親患有礙優生之遺傳性疾病者。
3. 有醫學上理由，足以認定懷孕或分娩有招致生命危險或危害身體

或精神健康者。

4. 有醫學上理由，足以認定胎兒有畸形發育之虞者。

5. 因被強制性交、誘姦或與依法不得結婚者相姦而受孕者。

6. 因懷孕或生產將影響心理健康或家庭生活者。

由於第六款屬「不確定法律概念」，行政院衛生署特於 1993 年以兩函，函釋如下（行政院衛生署，1993a，1993b）：

1.「在婦女懷孕後有配偶死亡、殘廢、離婚、分居、遭遺棄或避孕失敗及其他因懷孕分娩而導致婦女心理障礙、家庭負擔等情事，得依其志願，施行人工流產，以免影響其健康及家庭生活」（衛署保第 82132 號）。

2.「懷孕婦女若已成年，未受禁治產宣告，因經濟情況不好，認為懷孕或生產，將影響其心理健康或家庭生活者，得依其自願施行人工流產，此種情形應認屬符合優生保健法第九條第一項第六款規定」（衛署醫字第 8272619 號）。

㈣可合法墮胎的期限

根據優生保健法施行細則第十五條之規定如下：

1. 人工流產應於妊娠 24 週內施行，但屬於優生學或醫學上理由者，不在此限。

2. 妊娠 12 週以內者，應於有施行人工流產醫師之醫院診所施行。

3. 妊娠 12 週以上者，應於有施行人工流產醫師之醫院住院施行。

㈤施行墮胎時，同意權行使的規定

符合優生保健法第九條規定，可合法墮胎者，其同意權之行使如下：

1. 未婚之未成年人或受監護或輔助宣告之人，應得法定代理人或輔助人之同意。

2. 未婚之成年人，可依其自願，由本人填寫同意書即可。

3. 已結婚有配偶者，若以「因懷孕或生產，將影響其心理健康或家庭生活者」為由，應得配偶之同意。但配偶生死不明或無意識或精神錯亂者，不在此限。

4. 已結婚有配偶者，若以優生學或醫學之理由施行墮胎，可依其自願，由本人填具同意書即可。

二 我國刑法對「墮胎行為」之規定（全國法規資料庫，2022）

1. 自行或聽從墮胎，「處罰對象為懷胎婦女」：亦即處六月以下有期徒刑、拘役或一百元以下罰金（刑法第二八八條）。

2. 加工墮胎罪，處罰對象為執行墮胎之醫事人員；亦即處二年以下有期徒刑（刑法第二八九條）。

3. 意圖營利加工墮胎罪，處罰對象為意圖營利之執行墮胎醫人員；亦即處六月以上五年以下有期徒刑，得併科五百元以下罰金（刑法第二九〇條）。

4. 未得孕婦同意使之墮胎罪，處罰對象為未經同意而對其進行墮胎行為者；亦即處一年以上七年以下有期徒刑（刑法第二九一條）。

三 美國最高法院的判例

美國最高法院於 1973 年針對洛依訴韋德案（Roe Vs Wade），將墮胎列入憲法隱私權的保護範圍，但強調這是基本權利（fundamental rights）。不過，並不是絕對的權利。不過此法案的裁定被視同婦女有墮胎的憲法權利，以及墮胎合法化。在該判決中主要以「三階段論」（the trimester framework）為基礎，其內容如下（王，2010；Wade, 2004）：

㈠第一期（懷孕起至第 12 週）

在懷孕 12 週前墮胎的危險性小於正常分娩，胎兒也不具有體外存活性，醫師與孕婦協商後，孕婦可自行決定墮胎，不受法律限制。

(二)第二期（懷孕第 13 週至第 24 週）

在懷孕第 13 週至第 24 週之前，墮胎對孕婦的風險增加，法律可以「基於保護孕婦生命健康爲理由」限制墮胎，但限制手段只能以保護孕婦健康爲必要。

(三)第三期（懷孕第 25 週以後）

在懷孕 25 週之後，胎兒已具有母體外存活能力，法律可以禁止墮胎，除非孕婦有醫學上的原因才例外被允許。

2022 年 6 月 24 日美國聯邦最高法院，推翻上述判決，將婦女是否有權墮胎交由各州民意代表決定，密蘇里州隨即宣布全面禁止墮胎。並宣稱支持胎兒生命就是支持婦女。不過禁止墮胎不包括遭遇強姦、亂倫和挽救孕婦等特殊情況（張，2022；林，2022）。

 ## 墮胎的倫理爭議

 ### 一、墮胎侵害胎兒的生存權

反對墮胎者，尤其是宗教團體引用德國憲法之規定：「胎兒係母體內生長中的生命，爲獨立的法益，應受憲法保障，而且此項保障貫穿懷胎之全部過程，只有爲避免對懷孕婦女之生命或健康造成重大危險時，才可墮胎」。反對墮胎者強調從授精時刻起，就擁有完全的生命和道德上的權利，不應以墮胎來中止其生命，他們將墮胎視同殺害無辜的生命，是一種不道德行爲也違反不傷害原則（艾，2001；陳，2004；張，2003；釋，2004）。

贊成墮胎者則認爲一個人獲得生命權利的時刻是在出生時，在胎兒出生前都不能算是人，因此墮胎並不侵害胎兒的生存權（甘，2001）。

不過，折衷派學者則認爲胎兒雖不如成人般具有全然的道德地位，但

其道德地位是隨其成長而漸增的，因此，處在懷孕晚期的胎兒比早期胚胎或胎兒更具道德地位，應受更多的保障。因胎兒生長發育到晚期，已與早產兒無異，在懷孕晚期墮胎，是不道德的，這也是美國參眾兩院在 2003 年 10 月共同通過「禁止半生產墮胎法案（partial-birth-abortion act）」的主要依據（盧，2022；Wade, 2004）。

 婦女應有生育自主權

近年來，人權的發展影響醫學倫理甚鉅，國際社會已逐漸認同婦女的生育自主權，包括避免不想要的懷孕（張、陳，2007）。

女權主義者和婦女團體亦一再強調，生育的選擇權與決定權應屬於懷孕的婦女。他們認為婦女是否生育，其本人應有最後決定權，此種自我決定權應受尊重（李，2004；郭，2001）。不過，反對墮胎者則認為「如果每個婦女都能控制其生育權，母親的角色就變成婦女可以自由選擇的角色之一，將會破壞男女間的社會關係，也會影響傳宗接代的延續。」

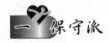 倫理學家對胎兒生命抉擇權的觀點

傳統倫理學家對女性在胎兒生命抉擇上，有三派不同論點（張、陳，2007；盧，2022；Macklin, 1998；Marquis, 2004；Thomson, 2004）。

保守派

認為所有胎兒在道德地位等同一個人，都有生存權利，除非為挽救母體生命，否則墮胎就是不合乎倫理。

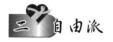

二　自由派

認為胎兒不具備位格（person hood）的特徵（例如理性和自我意識），不具任何道德地位，不必受到生命保護，認為懷孕婦女可依個人意願要求墮胎。

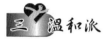

三　溫和派

溫和派認為保守派禁止墮胎，只注重胎兒的抽象權利，忽略生命的複雜性。而自由派則太強調女性自主權，忽略了胎兒生命權。因此，特別強調在作墮胎決定時，應同時將孕婦的心理和胎兒的生命列入考量。當胎兒生命與孕婦本身利益相衝突時，要考慮胎兒也是一個有生命的個體，並非只是孕婦身體的一部分。孕婦的決定權並不能包含處分胎兒的生命，不過，若懷孕生產將造成危害孕婦生命安全，或基於優生學或緊急狀況的理由，則施行墮胎，應合乎倫理要求。

伍　墮胎是宗教議題

在 2022 年 6 月 24 日美國聯邦最高法院否決女性墮胎權之後，有很多論述，其中以「墮胎是宗教議題」最值得一提：關於墮胎，性別是骨，宗教是髓，生命何去何從？意義何在？是謂宗教。根據基督教的看法，認為每個孩子都是上帝創造的，在胎兒還不能有任何意思表示就墮胎，屬罪大惡極，佛教的輪迴觀則認為「此生不是一切，死亡不是終點」。無神論者認為人死後，既無輪迴亦無審判，人生的意義只在此生此世，所以在世的「身體權」當然勝過未出生胎兒的「生命權」。美國的「羅訴韋德案」，以憲法規定各州必須墮胎合法化，有點偏袒無神論，現在被推翻，保守派欣喜若狂，自由派仰天長嘯，希望臺灣民眾將其視為「美國宗教自

由」的回歸，而非女權倒退（張經偉，2022）。

 陸　兼顧尊重婦女生育自主權和胎兒生命權的倫理與法律思考

　　行政院衛生署依據女權會之「生育自主權」和宗教團體之「維護胎兒生命權」兩大訴求，在 1998 年至 2006 年間舉辦無數次的公聽會、研商會議，斟酌各界意見，曾於 2006 年提出優生保健法修正草案，並進入立法院審查，期望能在兩者間取得平衡點。由於婦女團體和宗教團體角力激烈，雙方各自遊說立法委員支持，婦女團體擔心該會期召委比較支持思考期，在婦團反動員之下，失去法案修訂機會，茲將當時提出之修正重點與精神說明如下（吳，2007；婦團反動員，2006；張、陳，2007）：

　　一、對第六款「因懷孕或生產將影響心理健康或家庭生活者」即可依其自願，施行人工流產，為避免墮胎浮濫，傷及無辜胎兒生命，建議宜加以適當規範，並從各種角度審慎思辨婦女對胎兒生命權的抉擇問題。

　　二、針對以第六款事由施行人工流產者，應提供諮詢或諮商；包括人工流產時機、生產與手術風險、術後照護、避孕措施及心靈重健等，並使其體會生命得來不易。在諮詢或諮商過程中應注意諮詢內容、品質，負起充分告知與提供資訊的倫理責任，並尊重婦女的「告知後同意權」。

　　三、在優生保健法中增訂「墮胎前思考期」以減少墮胎率。

　　㈠ 截至 2005 年止至少有 8 個國家規定墮胎前有 1～7 天不等的思考期，並以天主教、基督教國家為主，尤其在比利時，由於有 6 天思考期，因此墮胎率減少了 60%，全國墮胎率只有 10.1%；荷蘭的思考期 5 天，墮胎率 10.5%；德國思考期 3 天，墮胎率 15.6%。皆比美國 24.4%、瑞典 25.5% 沒有思考期之墮胎率低許多（王，2005；尊重生命全民運動大聯盟，2005）。

　　㈡ 墮胎思考期降低墮胎率之理由如下：

1. 很多孕婦係在別人的壓力下選擇墮胎。

2. 許多婦女表示，如果在墮胎時有人從旁鼓勵、勸導，她們即會放棄墮胎的念頭。

3. 訂定墮胎思考期的國家，會在孕婦思考期間提供充分資訊，特別是有關胎兒的生命、生長發育、墮胎後遺症以及墮胎之外的選擇等。

4. 思考期可以讓孕婦審慎思考可能承受的風險。根據法國的研究發現，婦女墮胎後再懷孕，胎兒在 28 週以前早產的風險增加一倍，而且胎兒死亡率增加。思考期還可以讓孕婦三思，是否要承擔這些可能的風險。

㈢ 優生保健法修正之行政院版本，將思考期訂為 3 天。

國民健康局於 2002 年之調查，統計顯示 83% 民眾贊成墮胎前思考期為 3 天以上。有些學者則建議為考量婦女係懷孕或生產風險之最大承受者，建議思考期縮短為 24 小時，以降低婦女的壓力，並能在不影響婦女醫療時限需要下，尊重胎兒生命權及婦女生育自主權（吳，2007）。

四、為尊重婦女身體自主權，未滿 18 歲者始需相關人同意（吳，2007）

㈠ 依優生保健法第九條第六款施行人工流產者，需得配偶同意之規定，行政院版已採納婦女團體意見，修改為於簽具同意書前應「告知」配偶。

㈡ 原規定「未婚之未成年人施行人工流產，應得法定代理人同意」，有關未成年之年齡，亦由現行「未滿二十歲」，下修為「未滿十八歲」，解除年滿 18 歲以上未婚少女不願父母知情之困擾。

 ## 醫護人員在墮胎上的責任

在婦女要求墮胎時，醫護人員應考慮孕婦的自主權和胎兒的生命權（圖 31-1）。

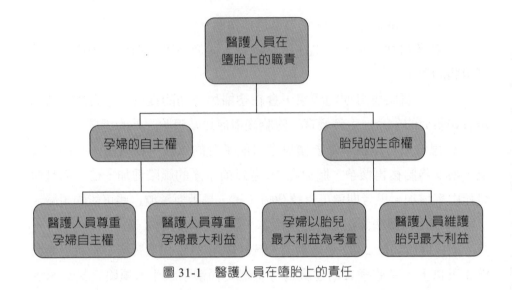

圖 31-1　醫護人員在墮胎上的責任

　　墮胎的最大倫理爭論在「孕婦自主權」與「胎兒生命權」孰輕孰重，醫護人員應理性判斷，分別從孕婦和胎兒最大利益著眼（盧，2022）。

一、尊重孕婦的自主權，重視孕婦的最大利益

　　在孕婦懷孕的早期，若孕婦遭遇到配偶死亡、殘廢、離婚、分居、遺棄或避孕失敗，或其他因懷孕分娩而導致婦女心理障礙、家庭負擔等情況，醫護人員應詳加說明墮胎的優缺點以及墮胎以外的其他選擇資訊，最後再依孕婦之自願，施行人工流產，以表示對孕婦自主權的尊重。在施行人工流產前、施行中和施行後，均應提供必要的注意及適當的醫療照護，以保護孕婦的最大利益。

二、維護胎兒生命權，也重視胎兒的最大利益

　　若孕婦懷孕已超過 24 週，一方面已違反我國優生保健法規定，若無醫學上可以墮胎的理由，應建議孕婦以胎兒最大利益為考量，勸導孕婦打消墮胎念頭，讓胎兒繼續在母體內成長，等待自然分娩，以維護胎兒生命

安全，維護胎兒最大利益。

捌 結語

據估計，臺灣近年來每年約有數十萬婦女懷孕墮胎，在全國出生率負成長情況下，應思考在「尊重懷孕婦女的生育自主權」與「維護胎兒生存權」兩者之間，如何取得平衡點，是否應比照歐洲國家的做法，在優生保健法中訂定墮胎前思考期，並以諮詢或諮商方式，協助婦女審慎思考，尤其對懷孕後期婦女，應鼓勵其以喜悅的心情，迎接新生命的誕生。身為醫護人員，不應預設立場，應本著既尊重孕婦生育自主權，也尊重胎兒生命權的倫理思維，誠懇的與孕婦討論，提供有關胎兒生命、胎兒生長發育、墮胎後遺症以及墮胎以外的其他選擇資訊，供其參考，並尊重孕婦在完全知情情況所作的自主性決定。

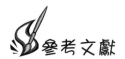

一、中文文獻

王志嘉（2010）。未成年人的醫療決策與生育自主權。*月旦法學雜誌*，181，261-278。

王慶福（2005）。*國外人工流產輔導諮商策略及相關配套措施之探討*。臺北市：行政院衛生署國民健康局委託之研究計畫。

古清華（2003）。論我國刑法墮胎罪於優生保健法之界線——從一個高等法院判處婦產科醫師墮胎有罪案件談起。*醫事法學*，10(3) 和 11(1) 合訂本，22-32。

甘添貴（2001）。人工流產與殺害胎兒。*臺灣本土法學*，19，115-124。

全國法規資料庫（2018）。*優生保健法*。取自 https://reurl.cc/ym3bZ6

全國法規資料庫（2022）。*中華民國刑法*。取自 https://reurl.cc/NG7oWk

艾力勤（2001）。*維護人性尊嚴*。臺北市：光啟。

行政院衛生署（1993a）。對因懷孕或生產將影響其心理健康或家庭生活之函釋。衛署保第82132號函。

行政院衛生署（1993b）。對因懷孕或生產將影響其心理健康或家庭生活之函釋。衛署醫字第8272619號函。

吳憲明（2007）。優生保健法風雲。護理雜誌，54(2)，12-18。

李素楨（2004）。臺灣女性的生育自主權之問題與權力分析。應用倫理研究通訊，31，15-22。

林燕（2022.6.27）。美最高法院取消墮胎權，多州限墮胎，大紀元時報，A4。

婦團反動員（2006.1.5）。優保法修正案流產。臺北市：中國時報。社會新聞A6版。

張立明（2003）。人之初──人類胚胎幹細胞的爭議。醫學教育，7，217-229。

張沛元（2022.6.25）。美最高法院否決女性墮胎權。自由時報，國際新聞，A4。

張淑美，陳慧姿（2007）。尊重生命──由優生保健法第三章第九條論胎兒生命權的抉擇與維護。生死學研究，5，1-42。

張經偉（2022.6.29）。從美國否決女性墮胎權，看臺灣墮胎合法化──墮胎是宗教議題。自由時報，自由廣場，A14。

郭素珍（2004）。護理人員對協助人工流產的倫理衝突。應用倫理研究通訊，31，7-14。

郭國斌（2001）。從美國墮胎議題的爭議論「生命權」與「自主權」的價值衝突，中國文化大學未發表之碩士論文。臺北市：中國文化大學。

陳文珊（2004）。前胚胎道德地位與母胎關係芻議──試論基督宗教的觀點。應用倫理研究通訊，31，36-47。

尊重生命全民運動大聯盟（2005.6.5）。墮胎前要有思考期是多數婦女的意見。臺北市：自由時報。

盧美秀（2022）。墮胎的倫理與法律議題，於盧美秀著，護理倫理與法律（三版），臺北市：華杏。

釋昭慧（2004）。揮之不去的父權夢魘──評述「優生保健法」修正案之爭議。應用倫理研究通訊，31，23-35。

二、英文文獻

Macklin, R. (1998). Ethical perspectives: Is abortion an insoluble moral problem? In W. T. Reich (Ed.), *The ethics of sex and genetics* (p.14). New York: Simon& Schuster Macmillan.

Marquis, D.（2004）. Why abortion is immoral. In R. F. Card (Ed.), *Critical thinking about medical ethics* (pp.145-148). Upper Saddle River, New Jersey: Pearson Prentice Hall.

Thomson, J. J (2004). A defense of abortion. In R. F. Card (Ed.), *Critical thinking about medical ethics* (pp.164-176). Upper Saddle River, New Jersey: Pearson Prentice Hall.

Wade, R. V. (2004). United States supreme court decision. In R. F. Card (Ed.), *Critical thinking about medical ethics* (pp.130-137). Upper Saddle River, New Jersey: Pearson Prentice Hall.

國家圖書館出版品預行編目資料

醫護倫理學／盧美秀著. --六版. --臺北市:
五南圖書出版股份有限公司,2023.02
面; 公分.

ISBN 978-626-343-458-5（平裝）

1.CST: 醫學倫理

410.1619   111016388

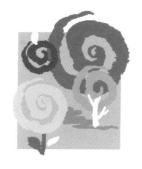

5K65

醫護倫理學

作　　　者 ―	盧美秀（395.3）	
編輯主編 ―	王俐文	
責任編輯 ―	金明芬	
封面設計 ―	王麗娟	
出 版 者 ―	五南圖書出版股份有限公司	
發 行 人 ―	楊榮川	
總 經 理 ―	楊士清	
總 編 輯 ―	楊秀麗	

地　　　址：106臺北市大安區和平東路二段339號4樓

電　　　話：(02)2705-5066　　傳　　　真：(02)2706-6100

網　　　址：https://www.wunan.com.tw

電子郵件：wunan@wunan.com.tw

劃撥帳號：01068953

戶　　　名：五南圖書出版股份有限公司

法律顧問　林勝安律師

出版日期　2004年 7 月初版一刷
　　　　　2005年10月二版一刷（共二刷）
　　　　　2007年 3 月三版一刷（共四刷）
　　　　　2013年 2 月四版一刷（共三刷）
　　　　　2018年 3 月五版一刷（共四刷）
　　　　　2023年 2 月六版一刷
　　　　　2025年 3 月六版四刷

定　　　價　新臺幣720元

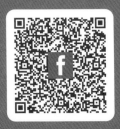
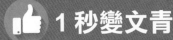
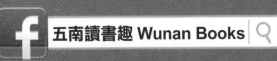

經典永恆・名著常在

五十週年的獻禮──經典名著文庫

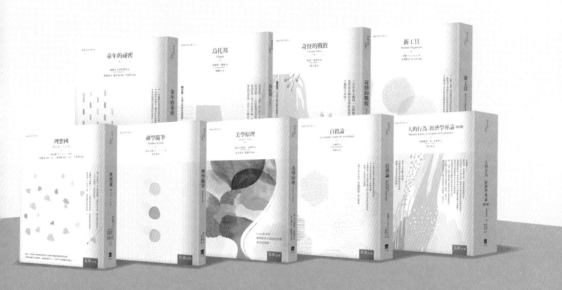

五南，五十年了，半個世紀，人生旅程的一大半，走過來了。

思索著，邁向百年的未來歷程，能為知識界、文化學術界作些什麼？

在速食文化的生態下，有什麼值得讓人雋永品味的？

歷代經典・當今名著，經過時間的洗禮，千錘百鍊，流傳至今，光芒耀人；

不僅使我們能領悟前人的智慧，同時也增深加廣我們思考的深度與視野。

我們決心投入巨資，有計畫的系統梳選，成立「經典名著文庫」，

希望收入古今中外思想性的、充滿睿智與獨見的經典、名著。

這是一項理想性的、永續性的巨大出版工程。

不在意讀者的眾寡，只考慮它的學術價值，力求完整展現先哲思想的軌跡；

為知識界開啟一片智慧之窗，營造一座百花綻放的世界文明公園，

任君遨遊、取菁吸蜜、嘉惠學子！